"心浪潮-万千"心理治疗与神经科学发展前沿译丛

译丛主编：李孟潮　王浩威　周励志　叶敏捷　郭道寰

Neuroscience for Counselors and Therapists:
Integrating the Sciences of the Mind and Brain（Second Edition）

心理咨询与治疗中的神经科学

整合心智与脑的科学　｜原著第二版｜

［美］查德·卢克（Chad Luke）　著

钱　磊　宋艾米　黄琼如　译　｜　郭道寰　审校

中国轻工业出版社

图书在版编目（CIP）数据

心理咨询与治疗中的神经科学：整合心智与脑的
科学：原著第二版／（美）查德·卢克（Chad Luke）著；
钱磊，宋艾米，黄琼如译. —北京：中国轻工业出版社，
2024.1

ISBN 978-7-5184-4344-4

Ⅰ.①心…　Ⅱ.①查…②钱…③宋…④黄…
Ⅲ.①神经科学-应用-精神疗法-研究　Ⅳ.①R749.055

中国国家版本馆CIP数据核字（2023）第170640号

版权声明

责任编辑：孙蔚雯　　　责任终审：张乃柬
策划编辑：阎　兰　　　责任校对：刘志颖　　　责任监印：吴维斌

出版发行：中国轻工业出版社（北京鲁谷东街5号，邮编：100040）
印　　刷：三河市鑫金马印装有限公司
经　　销：各地新华书店
版　　次：2024年1月第1版第1次印刷
开　　本：710×1000　1/16　印张：26.5　插页：4
字　　数：286千字
书　　号：ISBN 978-7-5184-4344-4　定价：118.00元
读者热线：010-65181109
发行电话：010-85119832　　010-85119912
网　　址：http://www.chlip.com.cn　http://www.wqedu.com
电子信箱：1012305542@qq.com
如发现图书残缺请拨打读者热线联系调换
220225Y2X101ZYW

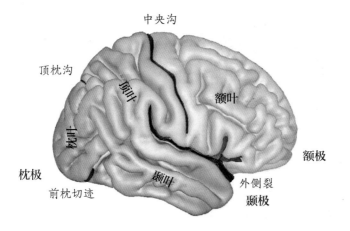

图 2.8（彩） 四个脑叶

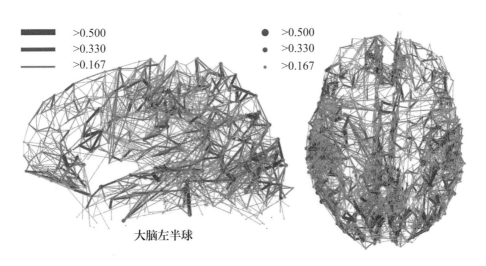

图 4.6（彩） **可塑性类型** 描绘赫布可塑性和稳态可塑性之间关系的示意图（Li et al.，2019）。

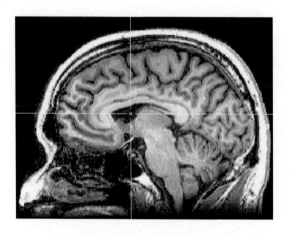

图 6.6（彩） 前扣带回

精神分裂症的大脑

精神分裂症病人的许多大脑皮质功能区和系统运行异常，包括图中介绍的那些。多巴胺分泌异常曾经被视为引发精神分裂的首要原因。但最新研究发现，精神分裂和谷氨酸这种更为常见的神经递质有关：谷氨酸信号匮乏更好地解释了精神分裂的一系列症状；或者更确切地说，与谷氨酸在神经元上的一个关键靶点（NMDA 受体）有关。

基底神经节
包括运动和情绪，以及整合感官信息。人们经常认为精神分裂症病人的功能异常会引发偏执和幻觉。（传统抗精神病药物对基底神经节多巴胺受体的过度封锁会加重药物的副作用。）

额叶
额叶对解决问题、洞察力和其他高级推理活动至关重要。精神分裂症病人的躁动不安会导致他们在计划行动和组织想法时遇到困难。

边缘系统
参与情绪过程。精神错乱被认为是精神分裂中常见的躁动原因之一。

听觉系统
让人类能够听见以及理解语言。在精神分裂症病人的大脑中，语言区（威尔尼克区）的过度活跃会产生幻听——病人的幻觉，将大脑内产生的想法认定为来自外部的真实声音。

枕叶
处理肉眼可见的视觉信息。精神分裂症病人很少有完全幻视症状，但大脑该区域的异常会让他们在描述复杂图像时遇到困难，并且难以识别动作，也难以理解别人呈现在脸上的情绪。

海马
调解大脑的学习和记忆功能，但精神分裂症病人的这些交互功能会受损。

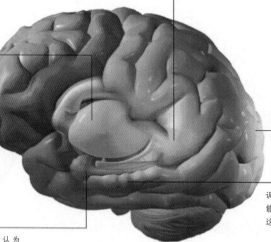

ALFRED T. KAMAJIAN

图 6.8（彩） 大脑中的精神分裂症

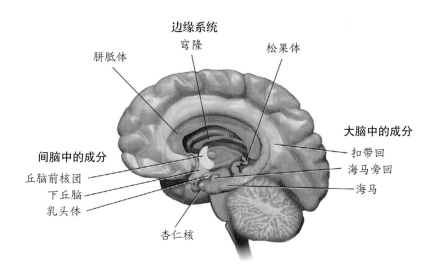

边缘系统

胖胝体

穹隆

松果体

大脑中的成分

扣带回

海马旁回

海马

间脑中的成分

丘脑前核团

下丘脑

乳头体

杏仁核

图 7.2（彩） 边缘系统

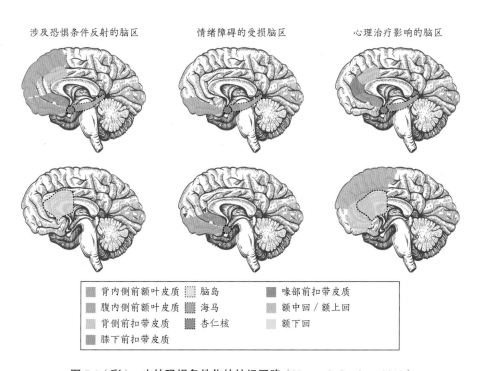

涉及恐惧条件反射的脑区　　情绪障碍的受损脑区　　心理治疗影响的脑区

背内侧前额叶皮质	脑岛	喙部前扣带皮质
腹内侧前额叶皮质	海马	额中回 / 额上回
背侧前扣带皮质	杏仁核	额下回
膝下前扣带皮质		

图 7.4（彩） 支持恐惧条件化的神经回路（Young & Craske，2018）

3

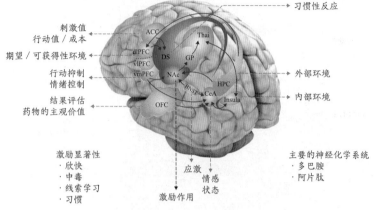

（a）狂热/中毒阶段

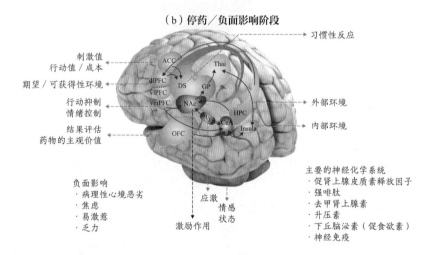

（b）停药／负面影响阶段

图 10.2（彩） **成瘾三个阶段的神经模型以及相关的神经回路** （a）狂热／中毒阶段：药物的强化作用可能参与了伏隔核的壳和核内的关联机制以及奖赏神经递质，然后参与了依赖于背侧纹状体的刺激－反应习惯。（b）停药／负面影响阶段：戒断期的消极情绪状态可能参与了对延伸的杏仁核的激活。（c）先占观念／预期阶段：该阶段涉及基底外侧杏仁核的条件强化加工和海马的情境信息加工（George & Koob，2017，p. 222）。ACC ＝ 前扣带皮质（anterior cingulate cortex），BNST ＝ 终纹床核（bed nucleus of stria terminalis），CeA ＝ 杏仁核中央核（central nucleus of the amygdala），dlPFC ＝ 背外侧前额叶皮质（dorsolateral prefrontal cortex），DS ＝ 背侧纹状体（dorsal striatum），GP ＝ 苍白球（globus pallidus），HPC ＝ 海马（hippocampus），Insula ＝ 脑岛（insula），NAc ＝ 伏隔核（nucleus accumbens），OFC ＝ 眶额皮质（orbitofrontal cortex），Thal ＝ 丘脑（thalamus），vlPFC ＝ 腹外侧前额叶皮质（ventrolateral prefrontal cortex），vmPFC ＝ 腹内侧前额叶皮质（ventromedial prefrontal cortex）。

（c）先占观念/预期阶段

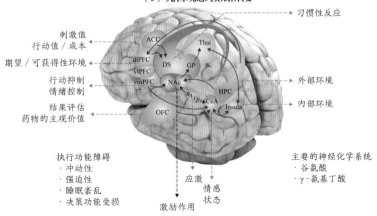

图 10.2（彩）（续）

推 荐 序
浅论心理咨询的科学化

李孟潮

精神科医师，心理学博士，个人执业咨询师

科学在很多人眼中，就像炼金术士心中的哲人石，在幽暗中闪烁着墨绿的神秘之光，是生存的核心，心智的焦点，不朽的信仰。

科学当然也是不少心理咨询师的职业理想。他们对科学产生了如下心理需求：被科学看见、被科学欣赏、被科学承认、被科学纳入、被科学肯定，从而变得像科学一样理想和高尚，最终成为科学永远不可分割的一部分（李孟潮，2007）。

弗洛伊德本人就对"科学"充满了渴求和依恋，为了让精神分析被承认为一门科学，他不断地和宗教划清界限。虽然他自己在早期就是催眠疗法的践行者，但是因为催眠起源于宗教仪式，所以他总是强调精神分析和催眠的微小差异；并对自己的爱徒荣格醉心宗教的行为痛心疾首（Jacobson，2009）。

这种"科学崇拜"广泛存在于从 19 世纪中后期到 20 世纪初的欧洲知识分子阶层。之后，科学和政治"混搭"的革命激情之风也吹到了美国。美国的心理学家也期望把心理学建构成科学的分支（Black，2011；Di Chiara，1981）。

但当时的心理学家在大学里面的"英雄座次"离物理学家很远，中间还隔着化学家、医学家和哲学家，等等。直到第二次世界大战之后，出于为退伍老兵提供治疗和维护社会稳定的需要，美国对心理治疗进行了大幅度投资和基础建设，使临床心理学作为实用学科的地位得到快速提升。在大规模投资的拉动下，美国一众心理学院改名为"心理与认知科学学院"，日以继夜地研究认知心理学。临床心理学家当然也不能闲着，反正院系里的磁共振成像仪闲着也是闲着，趁着认知心理学的同行下班，不如也赶快安排上几个实验，发一点论文（Norcross，2011）。

如今，各国的心理咨询师写作了大量以神经科学为名的书籍，这股科学大潮当然既打湿了我作为"心理咨询青年"的自尊之鞋，也给我作为中老年人日渐稀疏的自恋来了个醍醐灌顶。七八年前，郭道寰老师找我商量，要翻译一套有关心理治疗与神经科学发展前沿的丛书，我们搜索后居然找出了30多本这方面的书。让人非常高兴的是，这套书中的第一本——《心理咨询与治疗中的神经科学——整合心智与脑的科学（原著第二版）》——终于要出版了。和其他30多本书相比，本书的特色和优势在于它非常基础、非常整合、非常实用。下面详细说说这三个"非常"。

第一，非常基础。它介绍了神经科学的基础内容，有些内容让我依稀回忆起30年前在医学院学习的神经内科知识。它们的确是神经科学的基础知识，但我们也不能假设，全国130万心理咨询师都学习过这些内容。的确有必要借此复习一下。当然，这本书也概括了从20世纪90年代到如今，神经科学中有关心理治疗的研究，这一点从每章后面那一连串长长的参考文献就可以看出。

第二，非常整合。作者意图使用神经科学来整合心理治疗的各大流派。在我们的美国同行中，主流的观点还是使用共同因素和特异因素模型来整合数百种心理治疗。这是从疗效上来说的，它背后的认识论是实用主义只以疗效论英雄。但是要从底层改造各个流派的心理病理学理论，神经科学的确是一个选择，它的认识论大部分还是逻辑实证主义的。我们在本书中看到，在把各个流派的传统术语转换为神经科学术语后，的确整齐划一了很多，而且神经科学也许可以成为一种疗效指标。

第三，非常实用。作者不单单用神经科学的术语整合了各种传统理论，他还配上了具体的对话，让人们了解如何使用这些术语进行心理教育，表达支持和共情。从这一点来看，这本书不仅仅是入门书，它还适用于已经专精于某一理论流派术语的咨询师。比如，精神分析流派的治疗师要向来访者介绍潜意识和无意识，但若来访者才看了一些所谓科普视频，认为弗洛伊德错了，精神分析是伪科学，就难免出现众多难以推进治疗工作的阻抗。但是把潜意识和意识这套术语改成内隐记忆和外显记忆，精神分析的旧酒，被装进了神经科学的新瓶，马上就焕然一新了。

考虑到本书的大多数读者都是心理咨询师和相关专业研究生。我觉得有必要从防御机制的角度，讨论一下科学对心理咨询师的积极作用和消极作用。

科学的自我理想是理性思考的科学家，它的禁忌当然就是迷信权威、不假思索的愚昧者。它的防御机制是以理智化和升华为主的一整套防御机制。我们可以把这套防御机制结构命名为"科学化"。作为咨询师，我们应该遵循对防御机制进行工作的三部曲：识别防御—分析利弊—用好防御。这样方能组织安排心理咨询的科学化部分，其好处有四个方面。

第一，它可以防御非确定性，给治疗师和来访者一种心理暗示，即这是确定有效的、经科学验证的心理咨询，从而提升了咨询师和来访者努力按照科学治疗手册工作的确信感。通过皮格马利翁效应，最终往往能形成自我实现的预言。

第二，它可以提升咨询师和来访者的理性功能，尤其和认知行为疗法是绝配。这种以理性化为核心应对方式的疗法和语言，对于沉浸在情绪苦海中不可自拔的个案来说是莫大的福音、莫大的救赎。它尤其可以减少病耻感，促进家庭和谐。把疾病当作神经心理障碍进行心理教育，会让有些来访者产生这样的领悟："所以这一切都是我的脑功能出问题了，不是我自己愚蠢无能，不是我的道德底线有问题，也不是我童年时的父母太过邪恶"。这样一来，他就不太容易自卑自责，也不太容易怨天怨地怨父母。

第三，它可以增加心理咨询师的归属感、主流感，克服职业自卑。我们看到，弗洛伊德的后人——美国的精神分析师也开始试图通过神经科学一统江湖，不但把神经科学当作基础理论，甚至尝试把磁共振成像这种脑影像学工具当作疗效指标（Kernberg，2015；Normandin，Ensink，& Kernberg，2015；Perez，Vago，Pan et al.，2015）。我们本来以为荣格的后人大概会遵循祖师爷的训导，坚持自己的核心是灵魂、巫术与宗教，但实际情况是，荣格派也有人开始悄悄地走向了神经科学（Durchslag，2021；Blandin，2012；Alcaro，Carta，& Panksepp，2017；Petchkovsky，Petchkovsky，Morris et al.，2013）。

第四，它可以带来真正的、现实的利益。对于私人执业的心理咨询师来说，这有助于宣传自己的形象，增加"科学范儿"；对于公立机构的咨询师来说，这有助于申请科研基金，和整个医院及大学的认识论比较匹配。

但是，也要警惕心理咨询一味地科学化会带来的一些问题。

第一，把心理咨询师的工作内容界定为科学，本身是不够"科学"的，因为心理咨询本身涉及医学、科学、哲学、艺术、宗教、政治等方面，是多学科综合的产物。心理咨询的很多内容是没有办法固定其规律的，甚至没有办法用"真假"来判断。如果一个不够"科学"的东西大力宣传自己特别科学，反而会让人怀疑它是"伪科学"。就像一款药物，过于用力地宣传它的疗效，恰恰会让人怀疑这位商家在卖假药（李孟潮，2017）。

第二，有一大部分心理咨询的问题并不属于科学研究的范畴，也不是科学可以提供答案的。比如，爱情关系中的婚外情和无性婚姻。比如，生命的意义是什么？这些问题有无数种答案，有众多的选择，没有任何一个可被证明为真，也没有任何一个可被证伪。我们没有办法秉承科学的精神来做随机对照实验。

正如鲍曼（Bowman，2002）在《最后的阻抗——科学这个概念作为对精神分析的防御抵抗》（*The Last Resistance: The Concept of Science as a Defense against Psychoanalysis*）一书的书名中提示的，精神分析吊诡的命运就像电影《美国丽人》（*American Beauty*）和《革命之路》（*Revolutionary Road*）中所展示的，男人在追求到梦寐以求的女人之后却发现，这个千辛万苦追到手的老婆成了自己最大的敌人。弗洛伊德奋斗终身，就是在追求精神分析能够跻身科学的朝堂。结果，人们正以科学的名义拒绝精神分析，反对精神分析，对精神分析展开"猎巫行动"（Bowen，2002）。

说到底，还是精神分析师在下丘脑一念无明，动则化象如雷；于前额叶一劫晦昧，滞而成境似云；从而躯体记忆和情绪记忆于天造草昧中盈满交作，相续流传；在建构自体的自传记忆与客体的情境记忆间奔波建侯。让我们祝愿神经科学可以帮助今天的咨询师就路还家，经纶人生，从自新新人，走向助人自助和自利利他。

参考文献

李孟潮，2007. 认知疗法中的科学、哲学和父爱［M］//韦夏，等. 认知治疗学派创始人——贝克. 廖世德，译. 上海：学林出版社：1–5.

李孟潮，2017. 温尼科特能否于母性毁灭阴火中熔炼出哲学 – 科学 – 艺术 – 神学之四大合金？——《成熟过程与促进性环境》中文版读后感［M］//温尼科特. 成熟过程与促进性环境——情绪发展理论的研究. 唐婷婷，等译. 上海：华东师范大学出版社：1–5.

ALCARO A，CARTA S，PANKSEPP J，2017. The Affective Core of the Self：A Neuro-Archetypical Perspective on the Foundations of Human（and Animal）Subjectivity［J］. Front. Psychol.，8：1424.

BLACK D M，2011. Why Things Matter：The place of values in science，psychoanalysis and religion［M］. New York：Routledge.

BLANDIN K C，2012. Brain，psyche，and self：a dialectic between analytical psychology and neuroscience［D］. San Francisco：Pacifica Graduate Institute.

BOWMAN M，2002. The last resistance：the concept of science as a defense against psychoanalysis［M］. New York：State University of New York Press.

DI CHIARA G，1981. Psychoanalysis as a Science：The Contribution of W. R. Bion［J］. Rivista Psicoanal，27：459–465.

DURCHSLAG H B，2021. The collective unconscious in the age of neuroscience：severe mental illness and Jung in the 21st century［M］. New York：Routledge.

JACOBSON K，2009. Freud's Foes：Psychoanalysis，Science，and Resistance［M］. New York：Roman & Littlefield Publisher.

KERNBERG O F，2015. Neurobiological correlates of object relations theory：the relationship between neurobiological and psychodynamic development［J］. International Forum of Psychoanalysis，24（1）：38–46.

NORCROSS J et al.，2011. History of Psychotherapy：Continuity and change［M］. Washington：American Psychology Association.

NORMANDIN L，ENSINK K，KERNBERG O F，2015. Transference-focused psychotherapy for borderline adolescents：a neurobiologically informed psychodynamic psychotherapy［J］. Journal of Infant Child & Adolescent Psychotherapy，14（1）：98–110.

PEREZ D L，VAGO D R，PAN H et al.，2016. Frontolimbic neural circuit changes in emotional processing and inhibitory control associated with clinical improvement following transference-focused psychotherapy in borderline personality disorder［J］. Psychiatry and Clinical Neurosciences，70（1）：51–61.

PETCHKOVSKY L，PETCHKOVSKY M，MORRIS P et al.，2013. fMRI responses to Jung's word association test：implications for theory，treatment and research［J］. The Journal of Analytical Psychology，58（3）：409–431.

审 校 者 序

"科学的主要目的是阐明事物，教育的目的是培养好奇心。"

——博物学家约翰·亚瑟·汤姆森（John Arthur Thomson）

"我没有特殊的天赋。我只是好奇而已。"

——物理学家阿尔伯特·爱因斯坦（Albert Einstein）

我们的好奇心

好奇心是人类的一种独特品质，我们对自己和自己身边的物、事、现象都充满好奇心。为什么人要睡觉？为什么天上会打雷？为什么太阳从东边升起？我是怎么来到这个世界的？从孩提时代开始，我们脑海中就充满了各式各样的问题。埃里克·H. 埃里克森（Erik H. Erikson）发现，虽然言语表达能力尚不足，三四岁处于学前期的儿童就已经开始通过控制自己的身体四肢，勇敢地向外探究周遭的世界了。50 000 年前，好奇心让智人（*Homo sapiens*）走出了非洲大陆；今天，好奇心则为现代人铸就了科技盛世。在医学领域，人们一直都对大脑和它的功能充满好奇。因为这种好奇，20 世纪初的西班牙神经解剖学家圣地亚哥·拉蒙－卡扎尔（Santiago Ramón y Cajal）从静态的神经元细胞看出了动态的神经信号传导，发现了神经突触，并启发了人们对神经元发挥作用的生理机制的认识。很快，人们进一步对神经系统如何承载心智活动感到好奇。于是，在跨越了将近一个世纪之后，美国神经科学家埃里克·R. 坎德尔（Eric R. Kandel）通过研究海蜗牛向世人揭开了记忆的神秘面纱。

神经科学研究

当我们对某个事物感到好奇时，我们就会提出一些问题，并且试图找到这些问题的答案。寻找答案让我们拥有知识和文明，而科学研究就是一种寻找答案的过程。人们都想知道精神分裂症的真相是什么，有人认为这是被外星生命力量附身了，有人则怀疑这可能是平行世界的一种现象。精神病学家认为，如果可以找到精神疾病的发病机制，人们就有办法治愈它。不仅如此，精神病学家还相当沉迷于寻找"更好的"治疗手段，否则氯丙嗪（chlorpromazine）早就成了统治精神药物治疗的"沙皇"。在精神疾病治疗的竞赛中，"二号选手"当属心理治疗。人们在寻求心理治疗帮助的同时，也在好奇心理治疗是如何发挥作用的。然而，从精神分析开始，在相当漫长的岁月里，心理治疗理论的构建和技术的发展，绝大部分都基于临床心理学家对于临床现象富有想象力和创造力的观察、理解和总结归纳，显然这是有局限性的。即使到了 20 世纪末，循证医学思想抬头，许多临床研究者也只是通过随机对照研究去证明某种心理治疗方法的有效性；或者一种心理治疗方法优于另一种；又或者通过心理测量工具对某项心理功能（如反思能力）的实验前测与后测，来证明特定心理治疗技术与该项心理功能改进的相关性。这类研究无助于帮助人们了解心理治疗如何作用于神经系统，并最终影响和改变特定的心理功能或现象。

神经科学研究人类大脑和神经系统的结构与功能，是一门交叉学科。它与数学、语言学、工程学、计算机科学、化学、哲学、心理学和医学等学科密切相关。最早的神经科学研究可以追溯到古希腊时代，当时的人们认为，心脏是心理功能的载体。现代神经科学对心理功能的研究则始于 19 世纪，著名的研究来自法国医学家和人类学家皮埃尔·保罗·布罗卡（Pierre Paul Broca），他发现大脑特定区域的损伤会影响言语功能。到了 20 世纪 90 年代，神经科学迎来了爆发式蓬勃发展，功能性磁共振成像技术被大量用于绘制大脑活动图谱。此外，神经科学家还可以综合细胞和分子生物学、解剖学和生理学、人类行为和认知等学科绘制出大脑的神经机制图谱。人类拥有上千亿个神经元，神经元与神经元之间通过突触建立联系，而每个神经元都有大量突触，这些突触把不同的神经元连接在一起，构建了极为复杂的神经回路。这些回路处理人类的想法、情感和行为。神经科学绘制这些回路并研究它们如何工作，同时也研究这些回路与特定心理现象之间的关系。不难推理，当科学家发现某些神经回路跟特定的心理病理现象有关时，干预这些神经回路将有可能起到治疗作用。同样，在心理治疗领域，通过观察治疗前后大脑神经图谱发生的变化，我们就有机会发现心理治疗的作用靶点，并因此总结出心理治疗在神经生物学水平上的作用机制。

神经心理治疗

实际上，经颅磁刺激治疗正是基于类似思路发展出来的一种干预技术，通过使用磁场对大脑特定部位的神经细胞进行刺激，来取得精神症状的改善。经颅磁刺激是一种非侵入性治疗手段，目前已被广泛应用于治疗抑郁症、强迫症等精神障碍。另外一项正在急赶直追并有望超越传统治疗方式的干预手段就是脑机接口。经由脑机接口实现大脑与外部电子设备之间的信息交换，并结合人工智能的运算，在神经病学领域，人们已经可以通过输出意念来控制机械手臂了。机器学习已被用于侦测和分析生物信号以了解个体的心理状态，在临床中被应用于精准诊断医学和情感计算。可以想象，当机器学习结合脑机接口被应用于精神病学领域时，人们将有可能通过外部电子设备来直接干预个体的心理状态。而随着神经芯片的开发，也许未来的治疗场景就是只要有一台移动设备加上一个应用程序，病人就随时随地可以启动植入的设备实现自我疗愈。

回到心理治疗领域，我们不禁好奇，把神经科学研究运用于心理治疗会是怎样的呢？难道真的可以利用言语直击大脑的特定神经元，进而使异常的神经回路发生改变？我们需要确定自己是在讨论神经科学，而不是神奇科学或者科幻电影。德国心理治疗研究专家克劳斯·格拉韦（Klaus Grawe）提出了神经心理治疗的概念，并认为，"神经心理治疗的目的是改变大脑，但它并不直接以大脑为主要的靶目标，而是关注病人的生活经历。大脑专门处理生活经历。生活经历的意义在于满足每个人大脑结构中蕴含的需求。神经心理治疗致力于使大脑进入一种能够充分满足这些基本需求的状态。因此，改善大脑健康的最佳方法就是确保基本需求得到满足。"神经心理治疗是一种以神经科学研究为重点的整合疗法，它考虑心智、身体、社交互动和外周环境之间的动态交互作用对人类健康的影响。神经心理治疗师通过了解病人的神经生物学机制、心理过程、社交互动的影响和外部环境信息来发展或增强他们的心理治疗手段，目的是达到理想的治疗效果。他们不会受某一种治疗流派束缚。对于那些忠诚于某一流派的治疗师而言，更多地了解病人的神经生物学内涵其实有利于优化他们原有的治疗方案。

引进译丛

2016 年，我在温州康宁医院心理培训部担任学术总监。作为一名精神科背景的临床心理学从业者，我一直非常关注精神病学领域的神经科研发展。然而我发现，当时国内极少出版这类专著，偶有一两本也主要聚焦神经科学的基础研究，几乎不见涉足临床心理干预的神经科学书籍。市面上绝大部分的心理治疗书籍主要集中于关于各个流派的理论介绍和操作指导。对此现象我感到相当好奇。为此曾与一些同行进行讨论，发现不少人对神经科学的了解匮乏且毫无兴趣，其中还有把神经科学当作异类并敬而远之的，仿佛将神经科学思潮引入国内心理治疗行业是一种相当"政治不正确"的想法。为了改变这种状况，我当时就萌生了引进一套心理治疗结合神经科学译丛的想法。我跟康宁医院副院长叶敏捷医生讨论了这个想法，很幸运地获得了他和院方的支持。为了更加慎重，我们邀请了孟潮兄、王浩威老师和周励志医生一起参与选书。其中，孟潮兄除了推荐了书籍，还特意邀请他的好友对候选书籍进行了评选。最后，我们一共选出了6本书，《心理咨询与治疗中的神经科学——整合心智与脑的科学（原著第二版）》（*Neuroscience for Counselors and Therapists: Integrating the Sciences of the Mind and Brain,* Second Edition）被选为本译丛的第一本出版物。考虑到希望可以更好地推广本译丛和我们的理念，于是我找到了心理学书籍出版界的翘楚"万千心理"来合作出版本译丛。之后，由于管理岗位的变迁，我来到了"心浪潮"平台，本译丛也更名为"心浪潮－万千"心理治疗与神经科学发展前沿译丛。

致谢

出版书籍是一项既非常消耗时间和精力，又盈利不高的工作，尤其是非主流书籍的出版。从选书到取得版权，再到翻译和书籍最终成功发行，没有参与者的众志成城和坚持，计划随时都可能"烂尾"。本书最终得以翻译出版，是幸运的。感谢一起携手经历了这个过程的朋友们。首先感谢叶敏捷院长对出版计划的支持，感谢中国轻工业出版社"万千心理"的阎兰女士在早期接洽和策划的工作中做出的贡献，感谢孟潮兄、王浩威老师和周励志医生在选书过程中给予的大力支持。本书从取得版权到如今可以出版发行，各种原因导致时间跨度超过 5 年。在我们的翻译团队完成了英文原著第一版的翻译之后，本书在 2019 年又出版了第二版。于是我们的翻译团队不辞劳苦根据原著第二版进行了补译和校译。在此感谢三位专业的译者钱磊先生、宋艾米女士和黄琼如女士，他们都是专业的临床心理工作者。尤其感谢钱磊先生协助我完成了对全稿的初步校对。最后要感谢中国轻工业出版社"万千心理"的孙蔚雯编辑，她在我们完成机构交接工作的过程中做出了很大的贡献。此外，她不仅为我们的译稿提供了宝贵的校对意见和帮助，还耐心地包容了我们慢工出细活。

关于本书

本书的作者查德·卢克（Chad Luke）的写作风格条理清晰、深入浅出，让本书非常适合作为一本心理治疗结合神经科学的入门读物。作者还在第二版中更新了许多神经科学的前沿文献和内容，我们相信经验比较丰富的临床工作者也能够从中受益。

作者对本书章节的编排是花了心思的。在前两章中先概括地介绍了神经科学和大脑的结构与功能，帮助读者对相关知识有一些基本的认识和熟悉。接着用四章的篇幅分别对四种主流心理治疗学派（当代心理动力学取向、认知行为取向、人本主义取向和建构主义取向）与神经科学之间的关系进行了介绍和梳理，帮助读者从神经科学的视角重新认识各种治疗手段。最后，作者再用了四章逐一讲解关于四种常见精神疾病（焦虑、抑郁、应激 / 创伤、成瘾）的神经科学发现，并且结合前面四章的内容，比较了不同治疗学派对同一问题的处理方式及其背后的神经科学思考，非常有利于帮助临床工作者从别的学派吸取营养并整合地运用到自己的日常治疗工作中。作者的立场是中立且整合的，他不为任何一种流派站队，更没有想要为神经科学"平反"的心思。诚如作者在前言中所说，他只是想邀请临床心理工作者为神经科学睁开好奇的眼睛。也许，人们在面对新生事物的时候，当好奇心与不安全感同时萌生之时，不安全感总是容易占上风，导致人们对新生事物产生抗拒心理。就像近期在 ChatGPT［Chat Generative Pre-trained Transformer（聊天生成式预训练转换器）］横扫千军、风靡全球的时候，心理治疗界都集中焦虑于自己是否会被 ChatGPT 的一记扫堂腿踢出心理服务业。随着 ChatGPT 的更新迭代和更加虚拟人像化，并加入言语发声功能，谁知道未来会怎么样呢？人工智能无法建立情感联结、缺乏自主创造力……确定吗？人工智能聊天机器人和真人提供的心理谈话究竟会有什么区别？人类身上有什么是机器人无法代替的呢？我们是要与 ChatGPT 为敌，还是为友？神经科学研究可能有你想要的答案！

好奇心不仅能推动我们对世间万物进行探索，寻找真相，好奇心也能触发和增进人与人之间的联结，提高人们的愉悦感。或许有一天，我们可以好奇一下，"好奇心"的神经科学本质是什么？是一种与人联结的人性本能，抑或一种对抗原始无聊感的防御操作？

最后，希望本书可以满足读者们的好奇心，祝愿大家在阅读的过程中可以收获满满的愉悦感！

郭道寰

2023 年暑期

于杭州

前　言

当读到科学、生物学、解剖学和生理学这类术语时，你的脑海里会想到什么？神经学、神经科学和神经生物学会让你想到什么呢？再来想想神经语言学、神经眼科学、神经肿瘤学和神经精神病学。最后，神经营销、神经健康和神经商业又会让你想到什么？这样的例子不胜枚举。当你阅读这些术语的时候会发生什么？你的心率、焦虑程度或注意力会有什么变化吗？任何一个称职的科幻作家都知道，如果你想描述未来，就应该在普通的词语前加一个强有力的前缀——比如，把来复枪叫作等离子来复枪，把维生素叫作纳米补充剂，或者把间谍叫作神经间谍。之所以做这些改动都是有原因的。这些前缀虽然现在越来越常见，但仍然能引起人们的共鸣；当它们出现时，你会有所感受和体会。

在表 P.1 的第一列中，你可能已经注意到这个表以一个相当无害的术语开头：科学。这是一个我们在日常生活中相当熟悉的词，它的意思很宽泛，并且几乎没什么威胁性。但是大多数读者读到第二列的神经学术语时，便会有一些微妙的感受了。第二列词语暗示了一些更加神秘的东西，但它们在普通用语中使用的频率比不上"科学"这样的术语，因此带有更多的神秘色彩（Lacoboni，2009）。在某种程度上，这是一种真实的反应。现在，再想象一

表 P.1　语言的力量

科学	神经学	神经语言学
生物学	神经科学	神经眼科学
解剖学	神经生物学	神经肿瘤学
生理学		神经精神病学

下我们对第三列术语的本能反应吧。我们可以在一定程度上读懂这些术语，并能感觉到它们各自的腔调，但其中仍然有些难以解开的谜团。这些力量就藏在"神经"这个前缀中。如果我们找来一些日常使用的词语，仿照上面列出的专业术语，在词前添加"神经"这个前缀，那么会发生什么变化呢？突然间，普通的笔记本电脑变成了一个神经处理器［提示：《太空漫游2001》（2001：A Space Odyssey）的片头曲］。我们都知道，任何前缀都可以改变被修饰词语的形态、本质或某项含义。但"神经"这个前缀很特别。我们直觉地知道它与神经元、神经系统和神经有关，但是当我们面对它的时候，便会产生一些感受："神经"一词似乎是敬畏和反感——吸引和拒斥——的结合体；它能通过我们的好奇心吸引我们，同时又因我们的不确定性、不安全感以及我们觉得只有专家才会用它的反应而令我们连打退堂鼓。但与此同时，"神经"顶着平庸的名声步履维艰，因为它已经是一个被过度使用的营销工具了，目的是制造深刻的印象，并暗示使用者的学识渊博和可信度。然而，事实并非如此。恐怕我们忘了，"神经"是和神经系统相关的，简单来说就是和大脑相关。可即便是简单来说，这个词语也包含了许多人类行为中尚未被发现的秘密。

本书的目标

这本书的目标很明确，正如它所包含的信息一样：神经科学与现有模型的整合可以发挥巨大的潜力，从而为咨询师所用。但也有一些需要注意的地方。这本书以读者为本，着眼于应用，深入浅出地讨论了这种整合的优点和缺点。作为一个有20年经验的咨询师，我以应用实践为出发点，写了这本书，字里行间都在持续讨论神经科学中关于"那又怎样？现在怎么办？"的问题。咨询师不能过于期待抽象的或技术性的方法在治疗中起显著作用。因此，这本书在尽量保证通俗易懂和传递学术知识之间进行了平衡。

本书是临床治疗方向的，面向心理治疗从业者，包括心理咨询师、婚姻和家庭治疗师以及其他相关人士。但本书既不是一本解释大脑秘密的技术手册，也不能代表对于以脑研究为关键的"神经科学范式"的新尝试。理解所有涉及人类行为、动机和社会互动等的系统固然重要，然而这本书的立场是：虽然对人类的进步和健康非常有价值，但对某些现象的纯生物学和物质解释有其自身限制，有时甚至是有缺陷的。虽然这不是什么新观点，但肯定会引起争议。

最后，本书并不是要通过神经科学来"证明"一种理论胜过另一种理论，并借此验证现存的任何心理学理论。本书的宗旨是帮助咨询师在他们所拥护的理论和神经科学之间建立联系。或者在某些情况下，咨询师所拥护的理论和神经科学在特定实践和临床风格上的关系，可以让他们更有动力涉猎其他理论学派。

本书的特色

这本书作为给当下和未来咨询师的指南，设计了一些特色内容，来加强读者的体验。

文化考量

在第二版中，每章开头新增了"文化考量"这部分内容，从而为读者审视各章内容提供了一个文化的镜头。这部分可以帮助读者关注群体多样性和个人文化经历给整合带来的挑战。

会谈中的神经科学

为了更清晰地呈现整合和应用实践，这本书引用了许多临床个案。这些个案的片段展示了来访者在不同理论模型之间进行的各种形式的整合。这些都在支持读者对材料的理解，使理论整合从抽象逐渐变得具体。这本书没有提供很多不同的个案，而是在每一章中围绕一个个案，从不同的角度进行讨论。

解释你的大脑

这个标题下的内容给每一章中提到的神经学元素和现象提供了更科技、更科学的解释。本书并没有把"解释你的大脑"这部分内容放在每一章的主体部分中，而是把它放在各章临近结尾的地方，这是为了在不打断读者的流畅阅读的同时，给读者提供更详尽的资料。

临床应用

这本书的一个显著特点是比较四种主要的理论范式（当代心理动力学取向、认知行为取向、人本–存在主义取向和建构主义取向）在治疗四种常见的临床疾病（焦虑、抑郁、应激、成瘾）上的应用。这让读者有机会对比神经科学与不同理论范式之间的整合，同时也探索每个理论范式如何应对临床症状。

本章总结

每一章的总结部分归纳了这一章的内容和接下来要讲的内容。第二版新增的"本章总结"旨在引导读者反思每一章的重点和要点，并对每一章的开篇问题进行了补充。

第二版更新的内容

神经科学文献的变化速度很快。虽然新的模型和理论需要较长的时间来发展，但对大脑结构和功能的无数研究结果正在加速呈现。要跟上这些前进的步伐并非易事，但在本版中，所有参考文献都已更新。这方面的例子之一就是咨询师关注的神经科学领域，有时被称为神经咨询或神经信息咨询。在编写本书第一版之前，有一些关于整合的书籍和文章，但都是零散的。5 年后，已有稳步增长的研究基础来指导整合。这些变化都反映在本版中。第二个例子——并非神经科学的新领域——是对系统或神经网络在人类经验中所起作用的理解也增加了。我们也在继续深入理解个体的结构，相关新结果在快速涌现，但对神经系统的研究也许会达到更高的程度。例如，在理解恐惧和压力时，咨询师可能不再只考虑杏仁核了，而是更多地从下丘脑—垂体—肾上腺轴和交感神经—肾上腺—髓质轴的角度进行思考。为此，第二章增加了有关理解大脑功能的关键大脑网络的内容，因为它们与人类的功能息息相关。

本书的结构

我们致力于探索神经科学和心理治疗理论的整合和应用，却发现这件事需要辩证地看待。一方面，或者更恰当地说是从狭义上看，我们所谓的纯粹的神经科学在本质上指的是神经生物学，由特定科学家群体研究。这些科学家从分子、原子和量子层面研究大脑和神经系统是如何工作的，如何最终产生显性行为、动机、想法和感受等。也许，我写的书会让这些科学家感觉不舒服，因为治疗师和咨询师与其说是神经生物学家，倒不如说是教育者。而神经科学始终被认为仅仅与化学和生物学联系紧密。另一方面，从神经二元论（neuro-dualism）的角度看，我们寻找着跨学科的、哲学的范式，基于各种各样的学科和背景来研究神经科学，我们也想知道如何利用神经科学的研究成果解决意义、思想和崇高目标等宏大深刻的问题。

这两种表述都是非常有价值的，但如果表达不充分，就会显得愚蠢和鲁莽。所以在这个过程中，我们会遇到什么问题呢？我到底能为这场思辨提供什么呢？我选择了第三种方式。作为从业多年的临床医生、临床督导师、管理者和咨询教育家，我认为，我的角色和任务是搭建科学的桥梁，将哲学的晦涩理论和心理健康治疗实践结合起来。为了实现这个崇高的目标，我将本书的方向定位在临床应用上，并且将所掌握的材料与之整合。正是在这种背景下，我们想带着以下目的来讨论神经科学这个话题。

1. 对这个话题以及术语感到恐惧或敬畏，因而要抑制想退出或回避这个话题的冲动。
2. 为了更好地开展临床治疗实践，要抑制想过度依赖哲学理论的冲动。
3. 这是一个发展迅速的学科，我们要勇敢而谨慎地将该学科的研究成果与我们在各自领域帮助他人的心得领悟结合起来。

为了达成这些目标，书中有一章专门介绍大脑的结构和功能，读者可以把此章作为参考。四种主要的理论范式有各自独立的章节，每个章节都整合了神经科学的研究，并将这种整合应用到来访者的个案中。最后，书中列举了在治疗中经常出现的四种主要疾病，并将它们的治疗模式进行了有比较的、综合的概括总结。

参考文献

Iacoboni, M. (2009). *Mirroring people: The science of empathy and how we connect to others.* New York, NY: Picador.

目　　录

第二部分 理论的整合

第五章 **人本主义取向与神经科学** ·················· 151

第三部分 应用的整合

第一部分

概　　览

第一章

神经科学导引

· 开篇问题 ·

◇ 神经科学是什么？将其与咨询实践整合起来，又意味着什么？

◇ 当咨询师接触到心理治疗的前沿研究结果（如神经科学）时，应该怎么做？若要成为合乎伦理的实践者，应至少具备多少相关知识？

◇ 咨询师应如何吸收并整合这些研究结果？用认知发展理论的术语说，如何才能分别做到对研究结果的同化及顺应？

应用基础：伦理、文化和专业的考量

本书第一版于 2014 年年底成稿，在那之后的 5 年里，该领域发生了显著的变化。许多有关整合、神经咨询和基于神经咨询的文章与书籍相继出版。在如今的心理咨询领域发展轨道上，神经科学就像一列急速奔驰的列车，令人兴奋不已；在面向来访者时，它也极富潜力。在这一片繁荣中，尽管出发点都是好的，但也有一些知识被误用了（Luke, in press）。如果本书第一版是一个提醒，那么第二版就在试图放慢或至少框定前进的道路。在别处，我已将心理咨询的人文基础描述为第二条并行轨道，第一条并行轨道就是神经科学（Luke, Miller, & McAuliffe, 2019）。第二版建立在第一版奠定的发展标准之上。我的希望仍然是令读者将经过充分验证的神经科学发现有效地应用于临床实践。此外，第二版还提供了更具体的应用实例，结合伦理、文化和专业考量，保持以来访者为中心、以人为本的导向（Luke et al.，2019）。为落实这一点，本书将向读者介绍一些关键性的研究发现，可以直接且具体地应用于与来访者的工作中。在其他时候，我们将简明地使用大脑和中枢神经系统的知识作为语言工具（例如，隐喻、类比、明喻），以便理解导致从健康到精神异常的人类行为。第二版的每一章都新增了标题为"文化考量"的模块，这是进行伦理整合的一个重要的组成部分（见 Luke，Redekop，& Moralejo，in press）。

在写作本书时，我已经成了某研究团队的一员。我们探索着咨询师所假设的主要整合方法或过程，并研究了这些假设和整合实践本身的伦理内涵。结果表明，关于整合最常见的假设包括咨询师与来访者分享了一些关于大脑及其功能的知识或信息（Luke，Beeson，Miller，Field，& Jones，unpublished manuscript）。我们称之为神经教育（Miller，2016），将在后续具体介绍。但首先，图 1.1 展示了本书采用的整合模型，它强调了该领域在整合和理解方面应具备的深入程度；最重要的是，将其应用于临床实践（Luke et al.，in press）。本书将对模型的每一部分进行具体阐述，在这里仅先进行简要的概括，并指出读者可在本书的哪些章看到进一步阐述。

1. 初始考量（第一章）：我们为理解自身而提出的假设很重要，包括我们希望对神经科学的整合为我们和来访者做什么。

2. 解释水平（第二章）：神经科学研究并不都在同一水平上。解释水平取决于我们目前在该领域的专业知识储备，及它们在与来访者工作上的临床可用性。

3. 应用水平（第一章）：并非所有应用都有同样的可行性，实践范围和侵入范围只能存在于兼顾可实践性和安全性的连续体之内。

4. 应用伦理（第一章并贯穿所有章节）：寻求整合的人必须知悉整合的潜在风险。咨询师在接触新的理论与技术时，必须遵循咨询工作的伦理标准。

5. 应用基础（第一章及每一章的"文化考量"部分）：咨询仍然是一份个人的事业，来访者必须被视为存在于独特社会文化背景中的独特个体。

6. 临床应用（第七—十章）：当聚焦以不同诊断类别为代表的治疗需求时，整合是有用的。这四章展示了我们朝着这个方向迈进的脚步，也承认还有许多内容有待拓展。

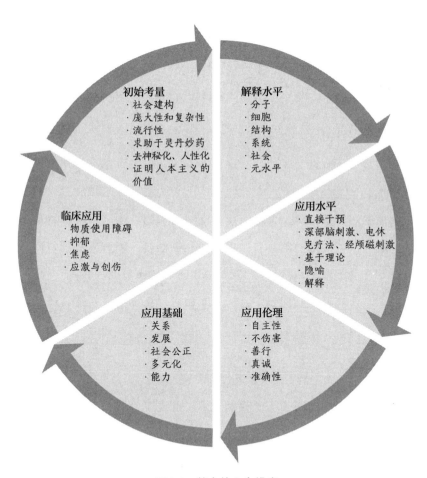

图 1.1 整合的六个维度

神经教育

米勒（Miller，2016）将神经教育定义为"一种以教导或体验为基础的干预，旨在通过帮助来访者理解潜在心理功能的神经过程，从而减少其痛苦并达到效果"（p.105）。神经教育的目的是促进来访者对自身担忧的潜在神经生物学过程的认识和觉知。此外，教他们认识自身的痛苦可以增进来访者对韧性和健康的理解，在绝望中注入希望。在某个临床模拟实验中，我询问来访者，按照现实疗法和社会学习理论的模式，"你是从哪里学到你所说的无效的行为方式的？"或"是谁教你这样对待自己的？"。这些干预问题的目的是让来访者了解到，生活中的许多非适应方面是习得的；因此，如果这些模式曾经被习得，就也可以再忘掉或重新进行学习。同样地，神经教育建立在心理教育的基础上，或可被看作一种特殊形式的心理教育，帮助来访者理解大脑在学习和遗忘中扮演的角色。

与其他干预措施一样，这种方法并非没有风险。为了有效且合乎伦理地进行神经教育，咨询师必须具备边界感或知识储备。随着咨询师对神经科学信息咨询和神经教育的兴趣持续高涨（Miller，2016），他们可能会高估自己的知识储备，在无意中歪曲科学，误导来访者。正如前文所述，还有可能产生意想不到的后果。当咨询师见到脆弱的易受影响的来访者时，至少咨询师这一方通常都迫切希望以什么方式提供帮助。其中，许多咨询师认为，神经科学都是一直以来缺失的一环（Luke et al.，in press）。为了以一种有益的方式进行神经教育，咨询师必须随时权衡技术上的准确性和易懂性。例如，即使投入了时间、精力以及视觉辅助去描述某个神经元的功能，也只能做到足够准确。作为咨询师，我们必须考虑，提供多少科学精准的神经学知识对于来访者而言是适量的，且易于理解从而真正发挥作用。只有在不盲目自信或过度信赖这些知识的前提下，才能做到这一切。

神经咨询：以人为本的应用

在将神经科学整合到咨询中的早期实践里，有一个未经验证的假设，即这种方式至少无害，并且极有可能产生预期的效果。但是迄今为止，我们已了解到的一点是，将神经科学纳入精神卫生专业实践中可能会导致意想不到的后果。一组文献指出了四个关键领域，主要涉及来访者和咨询师的人性特点。许多研究表明，将神经生物学的解释纳入来访者的体验可能会产生意想不到的负面影响，且与预期的积极结果相反。这些负面影响至少包含三个方面：本质主义思维、"悲观预测"以及与在本质上有所不同的他人保持社交距离（Haslam & Kvaale，2015）。来访者往往在心理社会治疗中会更加确信他们的大脑生物状态（如抑郁症）是自身导致的错误，也因此变得失控（Lebowitz & Applebaum，2017）。换句话说，这些生物学解释反而使来访者确信只有基于生物学的治疗（如精神类药物）才能发挥疗效。心理健康服务的提供者似乎也受到这些偏见的影响，对基于神经生物学的个案表现出的共情明显更少（Lebowitz & Ahn，2014）。勒博维茨、安和诺伦－赫克西马（Lebowitz, Ahn, & Nolen-Hoeksema，2013）的研究表明，这些负面影响可以通过心理教育得以缓解，但哈斯拉姆（Haslam）和克沃勒（Kvaale）认为，这尚不具备足够的说服力，"生物遗传解释的所有负面影响不太可能在诸如此类的生物科学教育下就轻易缓解，根本问题也不太可能源于来访者欠缺神经可塑性和表观发育方面的知识"（Haslam & Kvaale，2015，p.402）。

若考虑美国的众多群体因他们的种族、民族、性别和许多其他特征而被边缘化并遭受歧视，我们就会意识到制造更多偏见是不理智的。事实上，来访者与临床工作者都很容易受到还原论解释的影响，为了简化而牺牲人性的尊严和复杂性。但是，咨询师在为人的痛苦寻求更切实的解释时，必须保护来访者免于自我压迫。来访者在生命中最脆弱的时候寻求咨询，因此极易受影响。这些在灵魂上被留下鞋印的人比任何人都真实，他们都承受了主流文化的踩踏。若再给他们加上一层科学的压迫（尤其是在不知情的情况下），绝对违反了我们作为专业人员与来访者之间的神圣契约。

纵然如此，我们还是保有希望的火种。早先引用的许多研究都聚焦于特定的心理健康专业人员，却多数都忽略了心理咨询师（别急，这当然不是可以点燃希望的那部分）。希望在于，读到这些研究时，我们很容易想见后续的研究及实践能够获得或多或少的调整，包括如何对来访者进行概念化，如何通过神经生物学交流对心理障碍进行理解，如何预测和减少来访者滥用这些知识的方式。心理健康服务提供者也应切记，在谨慎地治疗易感人群时，需要保持警惕。

神经侵害

并非所有消息都充满希望。人类间互相伤害的方式可能比我们想象的更加隐秘。神经侵害这一术语即将出现在一篇待刊的文章中（Luke et al., in press），描述了人类及其大脑是如何预判和排斥异己的，这类现象在关于群体内或群体外偏见的研究中都有体现［可以追溯至穆扎费尔·谢里夫（Muzafer Sherif）的强盗洞穴实验］。后续的研究也表明，这类偏见可能还包括地位偏见。例如，美国欧裔人就在神经生物学层面对非欧裔人有偏见，甚至达到了这类地位威胁会破坏人们的成功和福祉的程度。当你读到这里时，可能会感到不适甚至痛苦；其实我在写作时也很痛苦。然而，这确实对咨询中的情形有所启示。咨询师和来访者各为一方，咨询师因制定日程和收取酬劳而在关系中占据主导地位，从而使他们的角色本身就更强大。在大多数情况下，咨询师往往是这一对关系中受教育水平更高的一方。换句话说，在咨询情境中，咨询师是高地位群体，来访者在该群体外。有地位的人会为维持地位而努力，甚至为此对不如自己的人横加评判。虽然咨询师可能会进行否认或不予理睬，但是我们从历史、经验、文化和文献中知道，这就是事实。然而，这还不是问题所在。这毕竟是一种生物预设的生活方式，属于一种较早的生物进化程序。咨询师在自我和职业中必须面对的问题是：我们会相信且表现得像是可以借由治疗过程中的真实性来伪装自己。然而，事实表明，当咨询师有这些不一致、没有给予真正的关注、没有清除内在生命的这些内隐偏见和基于地位的外群体评判时，来访者往往会有所察觉。不断发展的关于人际生理学（Kleinbub，2017）、人际自主生理学、生理同步（Palumbo et al.，2017）乃至内感觉（Khalsa et al.，2018）的研究都表明，在意识觉察到之前，身体已经对他人有了体验。

在每一章，我们都将更详细地讨论与多元群体进行工作的方法有哪些局限性。这里有一些指导方针能够帮助我们形成思路，使咨询师理解常规的咨询及整合神经科学的咨询中涉及的文化动力。拉茨等人（Ratts，Singh，Nassar-McMillan，Butler，& McCullough，2016）讨论了多类别或多元化特征的交汇点。这些交汇点在个体来访者身上创造了除了一种混杂的复杂性，并与咨询师身上混杂的复杂性相互作用。在这些交汇点上，咨询师其实很可能误解和侵害来访者个人体验的尊严。

本书会结合一些活动和案例进行讲解，并将通过对这些案例的个案概念化（如下面的案例所示）展示如何应用神经科学。

会谈中的神经科学

胡安妮塔（一）

作为一名新手心理咨询师，胡安妮塔在开展专业实践的第二年服务于当地的一家社区精神卫生诊所，正接受专业认证所需的督导。她主要与儿童、青少年及他们的家庭工作，并于最近参加了一个"儿童神经社会障碍

的治疗"工作坊。在学习期间，胡安妮塔因神经科学的专业术语和新概念而备感头疼。工作坊的两位讲师（一位临床心理学家和一位神经生物学家）主要关注在脑科学前沿研究的启发下，《精神障碍诊断与统计手册》（第五版；*Diagnostic and Statistical Manual of Mental Disorders*，DSM-5；American Psychiatric Association[①]，2013）如何进行逻辑延伸；他们相信，这些研究能够说明，心理动力学疗法对于神经社会障碍的治疗有效且符合伦理。胡安妮塔的督导师深感支持循证治疗的必要性。她们事后讨论了工作坊的内容。她认为，虽然胡安妮塔未曾受过心理动力学疗法的训练，也暂未充分认同这一流派，但是她需要向它过渡，从而更好地服务于来访者，并将它运用于后续的工作中。胡安妮塔期待开始将这个新观点整合到下一次咨询会谈中。之所以省略来访者的具体信息，是为了把握更为重要的大框架，而非具体又琐碎的应用。

反思问题 1.1

我们将在本章回顾胡安妮塔的咨询工作，并在后续章节回顾一些来访者的具体案例。现在请回答下列问题。

- 如果你身处胡安妮塔的位置，你会做何反应？
- 你将如何从伦理和神经科学的角度对你的督导师做出回应？
- 假设你接受了这个新观点，你会从何处着手开始应用呢？你将如何与目前及未来潜在的来访者沟通这种变化？会是通过知情同意环节吗？

---

① 美国精神医学协会。——译者注

你的期待

有多重系统和功能都与大脑和神经系统有关，本书主要探讨与心理咨询治疗相关的大脑及神经系统的多重系统及功能。我们会简要地介绍这些内容，帮助读者分门别类，理解本书采用的方法，并通过这些内容表达整合的动机。在后面的章节中，你将会读到以下内容。

- 探索神经网络"用进废退"功能的奥秘：同步激发的神经元强化了它在其中发挥功能的回路或系统；未被使用的神经元或回路则被修剪掉。
- 现代科学的观察表明，大脑远比我们想象的更具可塑性及长期发展性。这就意味着，大脑在衰老前能在更大程度上被改变。
- 记忆的点点滴滴正如我们想象般复杂，但并非绝对精确。人类以筛选、选择性注意、建构（而非回忆）以及歪曲的方式加工与情绪内容及过往经历有关的"事实"。
- 就如同记忆无法重播真实发生的事件一样，视觉也无法目睹确切的存在。视觉实际上是对视神经接收的视觉刺激的解释，而目睹则是大脑视觉皮质对这些刺激的加工。
- 镜像神经元这个名字就是在描述大脑运动皮质神经元的行为，当观察到另一个人的行为时，它们的激发模式会模仿这个人执行相同行为时的激发模式。那么，人类天生就能共情吗？
- 在某种意义上，咨询师努力帮助来访者"以心智改变大脑"仍是在追寻心智与大脑的哲学问题。意识以及它在大脑中的实际定位也是心理咨询与治疗绕不开的话题。
- 近期研究中关于大脑整合的概念探索了大脑的整合方式：（1）纵向的——通过原始的、情绪的、高阶的加工；（2）横向的——在左脑（逻辑、文字和语言）和右脑（创造性、直觉性和情感性）之间；（3）一个人如何将自己的大脑和周围人的大脑加以整合。

- 创伤之所以会留存在大脑和身体中，部分原因是大脑和身体是相互联系的。它们通过诸如微生物－肠道轴等系统相连，并在某些理论［例如，波格斯（Porges）的多重迷走神经理论］中得以体现。

我们需要一些背景知识来理解上述内容。首先是提出假设，然后通过理论的镜头来看待整合。我们每个人都带着自身对世界的独特视角，来理解生活中已知或未知的现象。在大多数情况下，我们的理论世界观是静默、含蓄而静止的。我们需要直面这一现象：通常，我们不会在与他人的聊天中明确而强烈地表达个人的世界观。但是，通过充分地探讨大脑和视觉系统，我们将会发现，人无法从纯粹的观察中看到任何绝对客观的现象。我会在下面提及一些假设，以丰富我的观点，并展开交流。

假设

正如所有学心理治疗的学生反复听到的，我们都是带着自身的假设与来访者相遇的。但我们也知道，想要减少这些假设对于心理咨询与治疗的负面影响，就需要始终留意这些假设。这也适用于本书的内容，下面我将进行详细的列举。

1. 我带着怀疑与批判精神对相关信息进行了浏览，这些信息可以转化为知识，并引导我们的信念与行为。知识会不断更迭的事实要求我们在确信地得出特定结论时也要保持谦卑和持疑的心态。

2. 关于意识与物质的辩论（哲学中关于心身的问题）远比机械唯物论倾向所主张的更为复杂。它要求人们以对话的立场，去拥抱实际应用中的动态张力，而非教条主义。

3. 心理咨询与治疗的根基以健康为导向，然而，"健康"人并不一定对咨询与治疗有需求；因此，我们必须在来访者体验痛苦时与之工作。

4. 神经科学虽令人赞叹，但并非万能的。它并不能迅速地为来访者的所有痛苦答疑解惑。我们对大脑的了解也尚不足以成为可以直接指导实践的知识体系或智慧。

5. 就如当代心理动力学疗法的咨询师和治疗师［包括弗洛伊德（Freud）自身，虽然这一点不为大众所知］总结的，洞察虽然很有必要，但不总是能促发持久的改变。撇开神经科学研究的价值而言，我们仍需协助来访者在行动上进行探索和尝试。

6. 要将神经科学与心理治疗进行整合并加以运用，我们并不需要掌握关于生物学、化学或神经生物学的全方位知识。但这确实需要我们在实际行动中牢牢掌握某些概念，并以严格的标准加以运用，包括理解神经生物学的第一手研究资料与转化和／或应用工作（此书就是例子）之间的区别。

会谈中的神经科学

胡安妮塔（二）

现在，让我们在脑海中带着本书的目标，回看关于胡安妮塔的故事。胡安妮塔的不适是很自然的，这标志着她正在发展伦理指南针。在她的专业成长历程中，若要整合这种新的治疗取向，就需要解决伦理、文化和专业带来的影响，尤其是她需要评估自己对于服从权威的态度（例如，她可以在多大程度上不遵循督导师的指示，她自身的舒适度处在哪个水平）。对于胡安妮塔和她的督导师而言，我们可能会首先发出提示并警告，包括卢克等人

（Luke et al.，in press）及卢克和雷德科普（Luke & Redekop，2016）补充的告诫。卢克等人（Luke et al.，in press）描述了神经咨询的一种以人为中心的取向，我们将以此指引后续的工作。

咨询师并非神经科学家

没有愧疚的意思，因为这已经超越了咨询师的职业范围。我们之所以阅读此书，并非想成为神经科学家。我们中的大多数人也未曾接受过正规的神经科学训练（例如，攻读高级学位或接受实验室训练）。走在整合乃至应用的路上，我们只是站在了巨人的肩膀上。打个比方，裁缝要想制作一件合身的衣服，则需要将裁剪好的布料缝在一起做出一件完整的衣服，但是他并不需要了解棉花生长与种植的确切条件或掌握农业技术与工具。同样地，我们也可以先了解一些神经科学的常识性知识。

神经科学并非万能的

相关的书籍、手机应用程序和广告可能给你留下了这样的印象："疗愈大脑"能够全面改变来访者的人生，点燃他们的希望；神经科学能解锁心智与大脑的奥秘，激活人类的疗愈潜能。然而，神经科学并不包治百病（Bott，Radke，& Kiely，2016）。它确实能解释关于人类思维、感受与行为的奥秘，开启理解人类苦难和潜能的大门，但也因此引发了更多尚未得到解答的疑问；它也不是奇迹般的疗法或神奇的解药（Luke，2018）。

想要好好地运用这些研究结果，我们需要付出时间和精力，就像人类的成长与疗愈过程，没有捷径可走。因此，对于胡安妮塔和她的督导师来说，仅靠现有的不完整的新信息就去追随一个不同的理论流派，为时过早。相应地，卢克等人（Luke et al.，in press）"建议咨询师只能以一种关系的、具身的、非还原论的且以人为中心的方式整合神经科学"（见 Hansen，2005）。

神经科学并不能彻底改变治疗的走向

胡安妮塔的督导师正在努力提高来访者的生活质量，这一点毋庸置疑。我写本书时的顾虑之一便是有意或无意地宣扬求新求异。虽然很多书籍已经记录了脑科学研究前沿令人瞩目的成果，但是心理咨询与治疗并不能对理论知识刻意地求新求异。它是一种严格的继续教育，我们要在其中对伦理与技术进行恰当的反思。因此，我建议胡安妮塔和她的督导师在现有的基本咨询技术和理论的基础上运用这些新知识，而不是将其作为新的咨询理论。在探索如何将神经科学的研究结果运用于实践时，她们需要检验这些成果如何与自己平时使用的主要咨询理论相联系，而不是去肯定或否定这些理论。

神经咨询是一种社会建构

咨询师在试图将神经科学整合进咨询时，可以提出的一个关键假设是，咨询中的神经科学咨询元素（神经心理咨询、神经导向的心理咨询、神经心理治疗）是试图描述与人类经验相关现象的人类建构。因此，无论是隐性还是显性的假设，都应灵活把握，而不是执着于最新、最终的真相。相反，咨询师必须以健康的怀疑态度开展神经咨询（Dewell & Foose，2017）。图 1.2 凸显了观点的局限性。

图 1.2 盲点 请举起此书，放至距面部 30 ~ 45 厘米处。现在闭上右眼，看着图 1.2 中的圆圈，接着慢慢把书朝面部靠拢。观察一下，当你持续聚焦于圆圈时，加号会发生什么变化。

你也许已经在图 1.2 中观察到了，加号似乎消失了。这种错觉的原理很简单：在人类的视觉系统中存在一个盲点，它位于眼睛的背侧，那里的视神经缺乏感受细胞，就造成了人类视觉的盲点。我们并不经常有这种错觉，因为在同一平面上的双眼可以弥补彼此的盲点。

虽然这是心理学的常识性原理，但是作为受训中的咨询师，我们的工作便是把这些原理转化为实践，帮助来访者改善生活。视觉盲点的概念可用来比喻心理咨询与治疗工作：所见并不总如所想，我们也无法总能看清事物的全貌。类似地，咨询师每天的工作首先便是扮演来访者的"另一只眼睛"，而后进一步帮助来访者寻找扮演他们"另一只眼睛"的人，以此来调节他们所处环境中的视觉盲点。

神经科学的文献众多、复杂且令人敬畏

我们可以毫无疑问地认为，神经生物学和相关领域的文献艰深难懂。像大多数领域一样，该领域有颇具挑战性的专业术语（Hansen，2012），并因其科学性和医学性而令人备感复杂。然而，有一些方法可以解读这些文献。例如，有关大脑的主要术语由两部分组成。一部分是脑地形图，另一部分是脑术语。以"腹外侧前额叶皮质（ventrolateral prefrontal cortex）"为例，大脑组织的外层是"腹侧（ventro）"的，意为底面；"外侧（lateral）"意为侧边；"前额叶（prefrontal）"，即前面的前面或额叶的前部；最后是"皮质（cortex）"（Jones，2017）。换句话说，腹外侧前额叶皮质是位于大脑外层（外皮）前面的前部之底面和侧边的脑组织区域。虽然这个句子很烦琐，但它说明了，初听起来很唬人的科学术语实际就是方位和脑术语的结合。重点是，虽然神经科学的语言和内容可能令人生畏，但是不加批判地运用信息也是有问题的，因此我们鼓励寻求整合的咨询师在应用神经科学之前尽可能多地阅读相关资料。最后，卢克、雷德科普和琼斯（Luke，Redekop，& Jones，2018）建议，无须将原始文献视为高深莫测的，而应鼓励咨询师结合自身的

掌握水平，以个性化的方式研究文献。

神经科学具有大众文化吸引力

神经科学具备广泛的吸引力，但对该领域的某些主张很难加以限制。其中一些观点对咨询师而言是有问题的，原因在于这些内容会引起来访者和咨询师的期待，却超出当下可有效验证的范围（见 Gruber，2017；Schultz，2015）。"神经胡话（Neuro-Bunk）"（Crockett，2012）是指媒体会夸大神经科学研究的主张，坑害那些迫切需要帮助或只想走捷径的人。媒体的许多说法听起来太美好，以致大部分无法成真（Gruber，2017）。事实上，费尔南德斯－杜克、埃文斯、克里斯蒂安和霍奇斯（Fernandez-Duque，Evans，Christian，& Hodges，2015）指出，受过良好教育的人在接收信息时也可能更轻信花里胡哨的神经科学信息！

神经科学可揭秘来访者的体验并使之人性化

卢克对神经科学与心理咨询的人文基础在很大程度上无法相融的说法提出了质疑（Luke，in press）。与此同时，咨询师也有滥用神经生物学的风险，从而把对来访者的治疗当作医疗问题或大脑谜题进行处理。神经科学确实能支持咨询师的工作，但是咨询的根基以及当下的创新必须时刻根植于关系（Badenoch，2008；Miller，2016；Miller & Barrio-Minton，2016；Siegel，2012）。来访者可以通过理解身心挣扎的过程被赋能，以重述他们的生命故事和经历（Prendiville，2017）。

神经科学证明人本主义咨询的价值

咨询是一项人与人之间的事业，包含了由治疗关系的核心条件产生的联结性（Rogers，1942；Prochaska & Norcross，2018）。基于神经的咨询取向强调了人类倾向于联结的潜在生物学机制。人类大脑约 1/3 的皮质被称为社会脑（Cozolino，2017），证明了联结的需要和能力。最近的研究结果也表明，对大脑单独进行研究时，脱离关系背景会影响研究结果（Palumbo et al.，2017；Ramachandran，2000）。

一定背景下的神经科学——挑战与机遇

无论咨询师自身的理论取向如何，他们都需要定义如何处理咨询中的八要素（可以说不止有八个要素，还有更多的元素、迭代和排列。但结合我们所讨论主题的复杂性，这八个作为最基本的要素，应已足够）。八要素包含了社会文化背景、关系、生物 / 遗传、经历、环境、思维、感受和行为（Luke，2016，2018）。在其核心，神经科学与咨询的整合必须遵循这八要素或有关人性的方方面面（图 1.3）。正如前文所述，我们都是通过显性或隐性的假设来理解这个世界的。本书将之简化为了一个对思维、感受和行为进行概念化的镜头。在心理学和教育学研究中，这可以作为理论框架，从中得出操作定义——解释特定语境中术语的含义。这个镜头就像脚手架，你可以根据自身的理论方法附加个性化的详细说明。在进行回顾时，你可以这样思考："经历对神经和行为发展的影响取决于刺激的时机、持续时长、强度以及生物易感性、韧性、增加的风险因素和保护效应"（Jokić-Begić，2010，p.238）。正如我们将在第二章"一个大脑"的部分读到的：对个体要素的检验不能脱离整体环境。

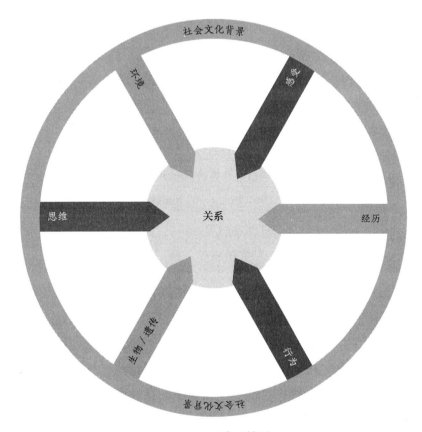

图 1.3 八要素元模型

要素 1：关系

人类功能的核心是关系。神经科学已清楚地表明，大脑体积的 80% 由大脑皮质构成（Herculano-Houzel，2009），这在很大程度上是因为有复杂的社会和认知任务需求（见 Clark-Polner & Clark，2014）。这也意味着，人类大脑与非人类动物大脑的主要区别之一在于与复杂的社会互动相关的皮质的绝对体积。人类婴儿出生时并没有完整的功能或独立性，并且无助地渴望着向照料者发送和接收信息。在人的生命历程中，这种建立关系的能力仍在持续发展，包括找到配偶和养育后代。所以，关系位于八要素元模型的核心位置，且是其他七个维度的中心枢纽。正如我们将看到的，不同于其他维度，关系既塑造了其他要素，也被其他要素塑造着。前沿研究阐明了神经过程如何引发了关系行为，同时关系又是如何塑造神经生物学的（Beckes，Ijzerman & Tops，2015；Clark- Polner & Clark，2014）。正因如此，与药物治疗或仅仅阅读自助书籍相比，咨询在使人恢复健康功能方面的重要性就凸显出来了。事实上，一直以来，都有越来越多的循证研究表明，咨询师与来访者影响着彼此（Freud，1961/1995；见 Redekop, Luke & Malone，2017；Rogers，1961/1995），其中的神经生物学变化可以直接或间接地观察到和测量到（Palmieri et al.，2018；Voutilainen et al.，2018）。

会谈中的神经科学

胡安妮塔（三）

　　胡安妮塔对她经调整后的治疗取向感到焦虑是可以理解的，至少在她意识到神经咨询其实并不算一种新的治疗取向之前。如此，她最应强调的是"如何滋养一个个体"以及与来访者的治疗关系。通过这段关系，她将了解来访者是如何处理及呈现其他关系的。与来访者建立联结对后续工作的成效至关重要（Woodside & Luke，2018）。若我们不反思在来访者的生活中，有联结的、真实的及有意义的关系是多么罕见，就很容易低估甚至忽视关系在咨询中的作用。无论胡安妮塔与来访者的工作基于的理论有多少细微的差别，治疗关系总是发挥着路标或指南针的作用。

要素 2：社会文化背景

我们是谁，我们的所为、所思和所感，以及所经历的一切，都依存于文化背景和社会环境。文化包含了何谓健全（与不健全相对）、宗教、集体创伤和语言（见 Pedersen, Lonner, Draguns, Trimble, & Scharron-del Rio, 2016），即个体人生经历的"主观个人文化"（MacDonald，1997，p.199）。也正是有关文化的多层面描述定义了框架内其他要素在社会文化中的位置（图 1.3）。这是迈向包容、认同和尊重个人文化的重要一步（见 Luke et al., in press）。这在所谓的人际生理学中已经得以体现，其中，个人只能在与他人的关系中被理解（Kleinbub，2017）。文化的各个层面都规范影响着个人的思维、感受和行为，也塑造着人际关系的本质。这是社会文化背景成为模型外环的原因，因为它为进出系统的所有信息和相互作用进行了渲染。限于篇幅和内容范围，此处不展开讨论，但凡有成效的咨询都依赖对来访者所处的整体历史和背景的认同。正如我们将通篇探索的，神经科学既可以促进文化平等，也可被作为加剧不平等的说辞。同时，这些方面如何对神经生物学造成影响也不言而喻（Farah，2018）。

会谈中的神经科学

胡安妮塔（四）

在胡安妮塔与来访者进行工作时，有哪些社会和文化因素是值得我们思考的？简单的回答就是"一切"和"看情况"。在这种临床背景下，这两种回答都有一定的正确性。我们需要进一步细致地进行思考。从文化的角度看，我认同来访者的种族、性别、宗教信仰和性取向是潜在的主要因素，但除此之外，个体间的文化差异（或称为组内差异）往往比组间差异更大

（MacDonald，1997）。对于这一点，我们该如何看待呢？对于创伤史、暴力经历、男子气－女子气上的位置、认知以及其他能力等，我们又该如何看待呢？这些都是咨询师应当关注的因素，它们堆叠在一起，增加了来访者的个体及文化复杂性，并塑造了下列层面。

在社会层面，我们需要进一步了解文化和其他因素在来访者身上产生的相互作用。他们的家庭和所处社区的社会经济水平如何？他们在哪里就读？他们在学校里适应得如何？他们拥有哪些资源？这样的问题数不胜数，每位读者都会提出自己认为比较重要的心理社会因素。关键在于，来访者的成长和行为并不局限于某一个特定的空间。社会和行为间的相互反馈是持续存在的，这是临床蓝图中的重要方面。

胡安妮塔将会在咨询的推进中进一步了解来访者的社会文化世界是如何与他们目前的行为和总体功能产生相互作用并影响它们的。无论是否具有神经社会属性，来访者都是作为社会人而存在的，他们的行为及其生命中的其他人对来访者的行为都是有意义的。来访者的文化和社会环境及其对神经功能的影响密不可分（见 Farah，2018）。

要素 3：生物 / 遗传

在 2003 年的人类基因组计划之后，遗传学不仅在科研领域呈爆发式发展，在大众文化中也被热烈讨论，并产生了可明确用于心理咨询与治疗的成果。首先是遗传研究对于先天和后天之争的贡献，它们以循证且明确的方式表明两者都很重要。有人称："无论先天还是后天，都是父母的错。"这一朴实的结论对于临床工作者有独特的意义。关于先天部分的论述，我们都知道，出生伴有基因遗传性，这形成了个体特定的倾向、优势和易感性（Kalat，2019）。见过小宝宝的人都会承认小宝宝身上有着独特的气质，这属于先天的客观事实；关于后天部分，我们对于基因表达达到了前所未有的了解，即行为和环境是如何使基因信息被激活或潜藏的，这被称为表观遗传学（Berger，Kouzarides，Shiekhattar，& Shilatifard，2009；Lin，Chen & Shen，2017）。在这方面，有许多值得研究的内容。但是，若某些来访者（例如，有酗酒家族史）得知遗传并非必然的，会得到不小的安慰；但稍后会讲到生物决定论。

生物学关注的是每时每刻发生在每个人身上的生物及化学过程。除了个体间惊人的相似性，我们也应强调个体间系统运作的差异性（见 Panksepp，2016）。比如，糖在体内的代谢（转化为能量、储存为脂肪）（见 Schmidt et al.，2018）；疼痛信号的刺激与加工（此处，疼痛作为一种神经冲动，而非大脑对于神经冲动的解释）（Elman & Borsook，2018；Tabibnia & Radecki，2018）。再比如，个体的大脑发送、接收和加工电化学信号时的基本电化学功能。就像只需不到 2% 的基因序列变异就足以区分人类与黑猩猩，两个人的大脑在电化学动态中的微小差异就能导致悲伤与重性抑郁障碍的区别（Yee，Hsu，& Chen，2017）。

会谈中的神经科学

胡安妮塔（五）

与儿童和青少年工作的心理咨询师在进行生物心理社会评估时，会充分地评估来访者的遗传史。其家族成员有什么躯体和精神疾病？虽然不是必然的，但是家族遗传性疾病加上环境的影响，会增加一个人罹患某些精神疾病的风险。生物性因素对来访者躯体健康的这种总体影响类似于其身体应对压力和其他环境刺激的方式（Russell-Chapin，2017）。胡安妮塔须谨记，来访者的行为与他目前的生物进程和功能密切关联。从某种程度上讲，个体就是遗传史的产物。遗传因素会影响来访者对环境因素的易感性。虽然遗传因素并不起决定作用，但它们会对来访者的行为施加影响。如果胡安妮塔看到了这种相互作用，会对她的咨询有帮助。

要素 4：环境

　　这是与社会文化背景联系得最紧密的一个要素。环境目前有两种定义：个体的早期环境，塑造了早期大脑发育和思维、感受及行为的模式；至于当前环境（Suleiman & Dahl，2017），来访者可借此发现自我，它是早期环境的缩影，能强化其他要素的影响，或改善早期环境带来的不和谐（Sweatt，2016）。正如艾伯特·班杜拉（Albert Bandura，1977）以及后来的学者所认为的，早期环境为我们提供行为的榜样，我们会将它整合进自己的行为模式，从而塑造了我们自身。

　　当前环境包括居住条件、关系、工作背景以及来访者占据或被占据的其他生活"空间"。这一要素高度强调了社会经济地位在塑造人们的思维、感受和行为（Smith & Brewster，2016）乃至神经生物学（Farah，2018）上的意义。居住在城市、郊区和农村的家庭遭遇的犯罪类型、居住环境和教育条件差别很大，这会塑造不同的世界观。此外，当前的环境——甚至是直接环境——可以影响我们的情绪（Prochazkova & Kret，2017）。

会谈中的神经科学

胡安妮塔（六）

　　在养育、关系和发展性技能（交流、问题解决、冲突化解）的培养上，来访者的早期成长环境如何？他如何形容自己的早期成长经历，最早的记忆是什么？从主观及客观的角度讲，他目前所处的环境如何？胡安妮塔应重视这一点，即来访者的思维、感受和行为都是在所处的环境中产生的。所处的环境会激发某些思维、感受和行为模式；类似地，来访者的思维、感受和行为也会影响他所处的环境。

要素 5：经历

早期经历塑造了往后积极、消极或中性的认知与现实，这一点已得到了普遍认同（Young & Craske，2018a，2018b）。雄科夫（Shonkoff）和菲利普斯（Phillips）曾于 2000 年受美国国家科学院、美国国家研究委员会、儿童与家庭委员会以及医学研究所的委托主编了一本书，题为《从神经元到邻里——儿童早期发展的科学》（*From Neurons to Neighborhoods: The Science of Early Childhood Development*）。该委员会在推进政策、研究和实践的文献中报告了四个主题："（1）所有儿童天生对感受敏感，且乐于学习；（2）早期环境很关键，关系培养亦至关重要；（3）在持续变化的社会中，儿童的需求并不总能得到满足；（4）儿童科学、政策和实践之间的相互作用是有问题的，需经深刻地再思考"（pp.4–11）。这项里程碑式的工作在学术和专业期刊上被引用了成千上万次，说明了早期经历对于个人发展的重要性（Park et al.，2017）。

当前的经历对来访者的功能也至关重要。应当清晰明确的是，当前艰难的、创伤性的经历可能会破坏发展进程或使其倒退至过去的某个节点（Ramamurthy & Krubitzer，2018）。此外，应结合过去的经历来理解当前的经历。需谨记，来访者经常进行某种形式的"时间旅行"（我们还会回顾这一概念），他们的躯体在咨询的当下，但内心（例如，想法、情绪和记忆）可能已在另一个时空。换句话说，来访者是具有历史属性的，他们有着当下、近期和遥远过往的经历。仅仅在当前遇到了他们，且了解了他们的这些经历，并不意味着这些经历就会活现。通过对来访者的经历表现出尊重和好奇，我们可以对他们以及他们走来的这一路表达敬意。

会谈中的神经科学

胡安妮塔（七）

胡安妮塔认可经历和经验会改变大脑的观点。如此，个体对经历的感知就能改变大脑。对于胡安妮塔的来访者而言，经历可指早期（远端）的发展经历和近期（近端）经历。经验会以两种方式呈现：自发经验和外部经验。自发经验包括个体对于事件明确的选择以及对他人所触发的体验的感知。外部经验指环境事件施加于个体的影响。例如，儿童会以一种或多种方式体验父母的离异。从外部经验看，这是父母选择的行为；从自发经验来看，儿童会觉得自己需要为父母的离异承担一定的责任，或是以非适应性行为对父母的离异做出反应。不同的情况会造成不同的结果，并且需要在心理咨询与治疗中得到处理。

生物／遗传、环境和经历的相互作用

虽然这三要素各不相同，但它们持续地发生着相互作用。三要素间的联系表明，整体大于部分之和。我们的基因遗传性始终存在，影响着环境和经历，并被它们所影响（Lin et al., 2017）。观察两个个体对于同一事件的反应，我们就可以清晰地看到，除去事件本身，某些因素也在塑造着他们的反应。有趣的是，这三要素已在健康数据和疾病治疗领域出现，作为促进健康而非疾病管理的基本原理（见 Shen et al., 2017）。

例如，在一次密集的门诊病人团体治疗会谈中，一位病人描述了最近和已成年的女儿发生的一次争吵，这次争吵和以往的模式无异。在描述她和女儿的角色与行为时，这位病人一直把自己形容为一位高尚的家长，为女儿提供无私的帮助。而她形容女儿的动机为充满防御、指责及不敬。是什么塑造了这位病人的观念，让她感到自己是一名受害者，而无法觉察自己的行为对他人的影响？甚至在团体中，她也无法意识到自己"讲故事"的行为对团体

活力的影响。当咨询师看到此刻行为之外的内容时，就可以描绘行为形成的图景了。这涉及生物学（在该案例中可能是内源性抑郁）、经历（在受害的经历中，她内化了受害者的角色）以及环境的影响（缺乏能自我反思的同伴及伴侣，无法为她的行为提供真诚的、支持性的反馈）。这样的三元背景可以描绘临床图景，帮助临床工作者在此时此地形成治疗和干预方法。与这位来访者工作时，我考虑到团体并不是一个挑战她即刻行为和有限视角的合适场所，因此会邀请她进行片刻的反思。

> 利用片刻时间，想象一下，在此时此刻，你的女儿正在参加自己的治疗团体，她复述着同样的经历。你觉得，她会怎么形容当时发生的事情，她会怎么形容你的行为？

这种反思的作用几乎立竿见影。她睁大双眼，停了一下，叙述道："我不知道会怎么样，我也不知道她怎么觉得！"在接下来的时间里，她能够体验到，治疗中的挑战不针对她个人，而是她多年以来由生物、环境和经历相互作用所塑造的视角（虽然她没有用这些术语去形容）。

会谈中的神经科学

胡安妮塔（八）

当胡安妮塔思考来访者由内在引发和由环境诱发的经历时，她应该如何进行界定呢？换句话说，咨询师应如何界定，在所有最突出的经历中，哪些是最紧密联系的呢？每位咨询师基于自身的理论流派和咨询中的人际交往方式会做出略微不同的反应。无论如何，来访者既往及目前所处的环境对其自身与胡安妮塔的治疗会谈都有重要影响。正如我们稍后将更详细地探讨的那样，无论来访者的经历来自何处，他们的大脑都会对这些经历做出反应。胡安妮塔必须保持觉知：这些经历如何塑造来访者的思维、感受和行为，同时也应对于这三部分的神经关联受到了怎样的影响保持觉察。

要素6：思维

思维的主题并不单一。在某些情况下，思维被视为行为（Skinner，1974；Wolpe，1973）。其他学者把思维看作其他体验（行为、感受和经历）的中介和通道（Bandura，1977）。特别是在和本章所讨论的其他要素相结合时，认知（或思维）变得很复杂。

给想法或思维下操作定义是颇具挑战性的事情。虽然想法或思维是日常用语中经常使用的表述（例如，"我记得你说过……"或"你在想什么？"），但是如果不使用这一术语本身，就很难对其下定义。例如，牛津在线词典将思维定义为"通过思考产生的或是突然在头脑中出现的想法或意见"。相较之下，词典网提供的定义也差不多，"思考（think）"一词有两种主要用法及随后增加的近30种微妙的定义和用法。一些更有价值的定义包括，"具备一个有意识的头脑，在一定程度上进行推理，记住经历，做出理性的决定，等等"，以及"在头脑中形成想法和概念等"。

从神经科学的角度看，这些"思维"的定义和术语是不充分的。更常用的术语是"认知"，囊括了语言、知觉、注意、记忆和其他方面（Pulvermüller，Garagnani，& Wennekers，2014）。至少从基于神经的角度看，"思维"这一领域在邀请咨询师反思他们自身在与来访者的工作中对这些术语的使用。我猜想，神经生物学和认知神经科学领域就快认识到了，认知（我们常称思维）与情感、情绪或感觉并不是截然不同的过程，而这是心理学和咨询领域长期以来就持有的观点。

会谈中的神经科学

胡安妮塔（九）

同上述关于环境的简要讨论一样，思维、感受、行为和其他要素也存在着神经关联，这便在一定程度上说明了思维、感受和行为是切实存在的、可直接观察的现象，它们是神经网络和神经过程的产物。来访者的思维模式由大脑模式衍生、发展，并影响大脑的结构。思维并非转瞬即逝的，它们会为神经打上烙印。撇开胡安妮塔的理论流派不谈，她需要关注来访者的思维及其对大脑和其他系统的影响。更重要的是，来访者对于思维的思维（元认知）在大脑功能和后续行为中，也扮演着至关重要的角色。

要素 7：感受

在心理咨询和治疗的众多理论中，感受、情绪和情感一直以来被划归为反应功能，是对思维、行为或情境的反应，但也有例外（比如，精神分析把情绪看作理解他人的有效方式）。然而，我倾向于把感受和情绪视为通往和知晓真理或事实的独立而有效的方式（在特定的背景下，基于主观的局限）（Hansen，2012；Luke，in press）。由理性和体验共同衍生的感受，创造了一种强有力的认识论。就像我经常对来访者和学生讲的，即使感受并不总能准确而客观地反映事实，它们也确实是真实存在的。

从基于神经的角度看，感受具有适应性，因为它们能发出某些生物方面（如饥饿、疲劳、疾病）或环境方面（如陌生人、袭击、悬崖）的威胁信号。通过更复杂的大脑皮质的进化发展，感受或情绪有了额外的目的（Panksepp & Biven，2012）。潘克谢普（Panksepp）开发了一个情绪模型，描述了七种核心情绪："寻求（强烈的兴趣）、发怒（愤怒）、恐惧（威胁引起的焦虑）、欲望（激情的性唤起）、关怀（专注地养育）、恐慌（与分离困扰相关的心理痛苦）以及玩耍（亲社会的快乐）"（Panksepp，Lane，Solms，& Smith，2017，p.190；见 Panksepp，1998a，1998b）。同时，潘克谢普坚持认为，初级加工层次的情绪单词应该用大写，从而凸显它们的基础地位；潘克谢普和比文（Panksepp & Biven，2012）更进一步声称，心理治疗的作用是将情绪置于认知的控制之下，但这些并不是心理咨询师及其来访者喜闻乐见的。考虑到感受和情绪在日常生活中所起的关键作用，我也顾虑这些观点在临床上并无太大用处。在个人生活中，情绪可能强大到需要调动认知进行调控。但在这本书里，我们将看到情绪被利用、挑战以及被导向产生良好临床效果的案例，而非单纯使情绪服从认知。

在当下这个恰如其分的时间点，你可以反思自身对思维和感受的观点。传统观念认为，男性被视为更注重认知和理性的，而女性则被视为情绪化的、更不理性的。这一模型由具有影响力的富裕的欧裔男性提出，难怪它会如此塑造关于情绪作用和咨询目标的文化语境。

会谈中的神经科学

胡安妮塔（十）

感受是自然而然产生的。就像物质滥用的来访者知道，对抗酒瘾的时机往往是在酒瘾发作之前，而非发作之时。因此，当感受产生的时候，也极难改变。来访者是如何做到情绪管理的？他们是如何回应感受的？胡安妮塔需要在咨询中处理这些重要的议题。因为来访者的感受是真实的，而且感受到的一切也是真实的。基于上述资料，对来访者的情绪进行精细而共情式的分析，能够完善临床图景：他们的情绪体验以及伴随的行为是否正常？这些情绪体验的神经性影响如何？大脑对情绪的管理是如何影响临床表现的？

就目前神经科学和临床应用的发展而言，很显然，胡安妮塔不可能在来访者的情绪被激活时通过功能性磁共振成像检查其边缘系统的代谢活动。然而，她能够协助来访者及其家庭成员理解大脑活动是如何促进或妨碍其自身功能的。

要素 8：行为

行为即行动（Wolpe，1973），或简单，或复杂，这取决于人们的视角。行为包含了我们所做的任何事情。行为就是行动中的我们。行为是想法和感受的外延和结果。根据你自身的世界观，结合心理咨询与治疗的视角看，在客观现实中，行为是来访者身上唯一可以直接观测的现象。因此，无论心理咨询与治疗的焦点以思维为主（如认知行为疗法）、以行为为主（如行为疗法）、以感受为主（如精神分析），还是以社会因素为主（如多元文化和女权主义疗法），在大多数案例中，目标之一都是使来访者做出一些行为改变。

从神经的角度来看，行为包含几个方面，并有必要加以留意和区分，以便形成共识。第一方面是特定行为功能的神经控制，即运动控制。这涉及控制神经冲动的脑区，引导肌肉收缩和机械运动。第二方面是涉及运动前区和运动皮质的激活前兆的行为，包括构成反应模式的环境和心理刺激。出于第二方面的原因，关于行为的讨论必然错综复杂，导致对行为的沟通和理解模糊不清。例如，邦内特等人（Bonnert et al.，2018）讨论了如何把握斯金纳（Skinner）激进行为主义的成果以及斯金纳认为行为主义独立于神经学的观点。对于咨询师而言，应考虑是相信行为主要是对刺激的反应（行为主义），还是相信在行为这种心理现象之中，有一些中介变量（例如，意志与认知）可以影响特定刺激的结果。我们将了解回避的概念，它是一种与焦虑、恐惧或其他环境威胁相关联的逃避行为（LeDoux，Moscarello，Sears，& Campese，2017）。

> **会谈中的神经科学**
>
> *胡安妮塔（十一）*
>
> 　　比起其他因素，胡安妮塔的来访者的行为始终是：（1）客观存在的、最便于直接观察的；（2）最具个人和社会影响的；（3）最易于理解的。因此对行为的干预就显得非常必要。前面介绍过的其他要素无法取代行为，它们对于理解行为来说非常重要。胡安妮塔首先应该做的就是调整来访者的行为。他们的行为表现决定了他们的同伴和家人如何看待并评判他们。虽然这可能有失公允，但这就是现实。行为也是治疗计划的主要目标。无论胡安妮塔在治疗的其他方面怎么做，她都有责任调整来访者的行为。

思维、感受和行为的相互作用

　　思维反映了感受，感受进一步影响行为——这一点是认知行为流派在很长一段时间内坚信的。阿伦·贝克（Aaron Beck）和唐纳德·梅肯鲍姆（Donald Meichenbaum）最先提出了这一理论，之后，他们和其他人也详细阐述了这三者之间的内在复杂关系。例如，思维、感受和行为相互影响，因此在心理咨询与治疗中，仅仅聚焦于单一方面与来访者工作是很难达到效果的。

　　当我们探索这三者之间的相互作用、它们各自的神经关联以及伴随的临床症状时，这三者之间的联系将变得既清晰又模糊。这使人很不安，而认知行为疗法的清晰特性让人感到安心并能激发信心。与此同时，这三者的相互作用及其情境模型使咨询师能够自由地与来访者探讨他们的感受、想法和行为背后的意义，而不是过度关注抽象的东西，如焦虑。换句话说，咨询师可以更多地关注来访者的各种感受在其生活中发挥的作用，而不是专注于某种特定的感受。例如，约瑟夫·勒杜等神经学家就花了大量时间和精力细分焦虑和恐惧［参见其 2015 年的著作《焦虑》(*Anxious*)］，以及神经生物学角度的解释。对于来访者而言，痛苦可能是他们的终极焦点，而讨论他们的经验应被称为恐惧还是焦虑只会适得其反（需要指出，勒杜并没有声称这种术语的区别既是咨询问题，也是研究问题）。

会谈中的神经科学

胡安妮塔（十二）

在咨询环境中，像胡安妮塔这样的咨询师需意识到并准备好应对与来访者相关的思维、感受和行为，以及这三者间的相互作用。我们还需检查和讨论来访者的思维、感受和行为以及咨询师的思维、感受和行为之间的相互作用！

两个系统的相互作用

这个简明扼要的框架并不复杂，这两个系统的相互作用也非常有意义。基于两者间的关联，这种相互作用有助于我们澄清在两个系统相互关联的基础上，为何要分别深入地探讨它们。例如，行为从来不只是行为。无论行为是否看得见（多数看不见），它总是以一种不可见的方式与思维和感受彼此关联，进而影响了基因表达，或者成为环境因素、过往经历等的结果。这种系统式相互作用拓展了某些心理学理论模型（例如，班杜拉的理论）。三元相互作用（或称为"交叉决定论"）就是用来形容学习过程的理论术语，它包含三个关键要素［环境、行为和个人因素（包括认知）］间的动态相互作用和相互影响。班杜拉（Bandura，1977）和与他同时期的行为主义者不同，他把行为视为多重影响（而非简单的刺激—反应）的结果，即认知作为环境刺激和行为反应的中介变量。类似地，上述模型中的八要素也发生着相互作用，并调节、放大了每一个单独的因素或因素集的影响。

在先前描述的八要素模型中，有两个关键点。第一个关键点是，当我们接触到以神经科学为基础的咨询时，应该非常清楚——即使目前尚不清楚，但是到读完这本书时也应非常清楚——先前描述的每个要素都有神经关联。这意味着，对于每个要素——社会文化背景、关系、经历、环境、生物/遗传、思维、感受和行为——都有相应的神经生物学定位、系统和过程。这一事实被认为是所有人类经验都可以简化为（神经）生物过程（唯物论）的证据［见埃里克·坎德尔（Eric Kandel）的工作和约瑟夫·勒杜的观点］。这超出了本书的范畴，即探索精神作为一个在大脑之外运作并影响大脑的实体的论证（二元论）（见 Luke，in press；关于一元论和二元论的扩展讨论和含义）。

第二个关键点是，神经科学是人类存在于其中的诸多因素和背景之一。无论你对神经科学在咨询中的作用持何种立场［赞成（如 Beeson & Field，2017）或反对（如 Wilkinson，2018）］，神经生物学都是人类功能的一个主要因素，但它不是唯一或最重要的因素。这就是为什么某些学者（例如，Luke，2018；Luke，in press）拒绝使用神经咨询这个词，因为它会给人一种咨询师是在给神经元或大脑做咨询而不是在给人做咨询的印象。当然，这不是这个词的本义，但随着以神经为基础的咨询作为一个新兴领域进一步发展，咨询师们就得明智地将全人纳入考量了（Russell-Chapin & Ivey，2016）。

解释你的大脑

在塔比布尼亚和拉德基（Tabibnia & Radecki，2018）的文章中，有一张名为"韧性的 15 种潜在路径"的表。这张表相当长，就不在本书中展示了，但图 1.4 对它进行了总结。图中的每个分类（来自前面提到的那张表）都与神经科学文献相关联。图和表相结合，突出了在咨询中整合神经科学的重要方面。首先，大脑生而具备韧性，这种韧性有多种形式，涉及大脑的多个区域。此外，还涉及转化神经科学，简而言之，即探索人类经验的神经生物学基础。无论如何，人所经历的每一种思维、感受或行为都与神经系统相关。最后，健康和疗愈有很多途径，神经科学与咨询的整合为咨询师提供了帮助来访者

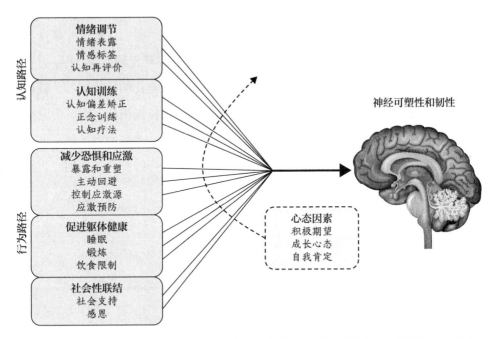

图 1.4 韧性 实线方格展示了能提升韧性并能长期改变神经系统的 15 种策略。虚线方格展示了三种心态因素，有助于韧性策略的学习和实施。策略的细线汇总至粗箭头，描述了这些策略对神经系统和韧性的附加效应（Tabibnia & Radecki，2018，p.63）。

的多样化方法，这些方法没有理论教条。

本章总结

随着我们在讨论中不断前进，本书也将不断地温故而知新。所谓故，在于几十年以来，理论家、咨询师和治疗师都在通过将最前沿的知识和智慧融合到实践中，来拓展对如何治疗人类痛苦的理解。有些时候，这些成果是具有启发性的，例如，弗洛伊德对约瑟夫·布罗伊尔（Josef Breuer）的工作的拓展；在另一些时候，有些成果非常卑劣（就算当初出于良善的意图），例如，颅骨环锯术。与此同时，我们的工作也有新颖之处，足以令人肃然起敬，部分原因在于心理咨询与治疗工作的庄严性与神圣性。我们希望带着尊重和敬意为与来访者的工作获得更前沿的信息。这也是我目前正践行的目标。

随着神经科学知识的获取途径越来越广泛以及商业化的持续推动，咨询师和治疗师必须在对研究的导向保持乐观的同时，保持谨慎的态度。研究结果必须通过严格的临床训练、实践、研究和伦理考验，才可加以运用。本书正是出于此意，将研究结果加以筛选，供咨询师和治疗师有效地使用，为来访者提供至少无伤害的、尽可能优质的服务。

本章概要

在本章中，我们实现了以下目标。

● 展示本书的框架，使读者有更明确的期待。此刻你的期待是什么？

- 从咨询师的视角出发，明确在引用神经科学的研究结果时，可能出现的机遇与挑战。你会如何总结这些机遇与挑战？

- 概述与神经科学研究结果相关的临床框架，使之扎根于心理咨询与治疗，确保临床工作的合理性。在伦理上开始将神经咨询纳入你的工作，你准备好了吗？

参考文献

Badenoch, B. (2008). *Being a brain-wise therapist: A practical guide to interpersonal neurobiology.* New York, NY: W. W. Norton & Company.

Bandura, A. (1977). *Social learning theory.* Englewood Cliffs, NJ: Prentice-Hall.

Beckes, L., IJzerman, H., & Tops, M. (2015). Toward a radically embodied neuroscience of attachment and relationships. *Frontiers in Human Neuroscience, 9*: 266.

Beeson, E. T., & Field, T. A. (2017). Neurocounseling: A new section of the *Journal of Mental Health Counseling. Journal of Mental Health Counseling, 39*(1), 71–83.

Berger, S. L., Kouzarides, T., Shiekhattar, R., & Shilatifard, A. (2009). An operational definition of epigenetics. *Genes & development, 23*(7), 781–783

Bonnert, M., Olén, O., Bjureberg, J., Lalouni, M., Hedman-Lagerlöf, E., Serlachius, E., & Ljótsson, B. (2018). The role of avoidance behavior in the treatment of adolescents with irritable bowel syndrome: A mediation analysis. *Behaviour Research and Therapy, 105,* 27–35.

Bott, N. T., Radke, A. E., & Kiely, T. (2016). Ethical issues surrounding psychologists' use of neuroscience in the promotion and practice of psychotherapy. *Professional Psychology: Research and Practice, 47*(5), 321.

Clark-Polner, E., & Clark, M. S. (2014). Understanding and accounting for relational context is critical for social neuroscience. *Frontiers in Human Neuroscience, 8,* 127.

Cozolino, L. (2017). *The neuroscience of psychotherapy: Healing the social brain* (3rd ed.). New York, NY: W. W. Norton & Company.

Crockett, M. (2012). *Beware neuro-bunk.*

Dewell, J. A., & Foose, K. (2017). Marginalizing humanism, a preference for the objectifiable, and moving on. *Journal of Humanistic Counseling, 56*(2), 111–126.

Elman, I., & Borsook, D. (2018). Threat response system: Parallel brain processes in pain vis-à-vis fear and anxiety. *Frontiers in Psychiatry, 9*: 29.

Farah, M.J. (2018). Socioeconomic status and the brain: Prospects for neuroscience-informed policy. *Nature Reviews Neuroscience, 19*(7), 428–438.

Fernandez-Duque, D., Evans, J., Christian, C., & Hodges, S. D. (2015). Superfluous neuroscience information makes explanations of psychological phenomena more appealing. *Journal of Cognitive Neuroscience, 27*(5), 926–944.

Gruber, D. R. (2017). Three forms of neurorealism: Explaining the persistence of the "uncritically real" in popular neuroscience news. *Written Communication, 34*(2), 189–223.

Hansen, J. T. (2005). Postmodernism and humanism: A proposed integration of perspectives that value human meaning systems. *Journal of Humanistic Counseling, Education and Development, 44*(1), 3–15.

Hansen, J. T. (2012). Extending the humanistic vision: Toward a humanities foundation for the counseling profession. *Journal of Humanistic Counseling, 51*(2), 133–144.

Haslam, N., & Kvaale, E. P. (2015). Biogenetic explanations of mental disorder: The mixed-blessings model. *Current Directions in Psychological Science, 24*(5), 399–404.

Herculano-Houzel, S. (2009). The human brain in numbers: A linearly scaled-up primate brain. *Frontiers in Human Neuroscience, 3*: 31.

Jokić-Begić, N. (2010). Cognitive-behavioral counseling and neuroscience: Towards closer integration. *Psihologijske teme, 19*(2), 235–254.

Jones, L. K. (2017). Neurophysioloogy of development across the lifespan. In T. Field, L. Jones, & L. Russell-Chapin (Eds.), *Neurocounseling: Brain-Based Clinical Approaches*. pp. 27–44. Alexandria, VA: American Counseling Association.

Kalat, J. (2019). *Biological psychology* (13th ed.). Belmont, CA: Cengage.

Khalsa, S. S., Adolphs, R., Cameron, O. G., Critchley, H. D., Davenport, P. W., Feinstein, J. S., … & Meuret, A. E. (2018). Interoception and mental health: A roadmap. *Biological Psychiatry: Cognitive Neuroscience and Neuroimaging, 3*(6), 501–513.

Kleinbub, J. R. (2017). State of the art of interpersonal physiology in psychotherapy: A systematic review. *Frontiers in Psychology, 8*, 2053.

Lebowitz, M. S., & Ahn, W. K. (2014). Effects of biological explanations for mental disorders on clinicians' empathy. *Proceedings of the National Academy of Sciences, 111*(50), 17786–17790.

Lebowitz, M. S., Ahn, W. K., & Nolen-Hoeksema, S. (2013). Fixable or fate? Perceptions of the biology of depression. *Journal of Consulting and Clinical Psychology*, *81*(3), 518.

Lebowitz, M. S., & Applebaum, P. S. (2017). Beneficial and detrimental effects of genetic explanations for addiction. *International Journal of Social Psychiatry*, *63*(8), 717–723.

LeDoux, J. E. (2015). *Anxious: Using the brain to understand and treat fear and anxiety.* New York, NY: Viking.

LeDoux, J. E., Moscarello, J., Sears, R., & Campese, V. (2017). The birth, death and resurrection of avoidance: A reconceptualization of a troubled paradigm. *Molecular Psychiatry*, *22*(1), 24.

Lin, Y., Chen, J., & Shen, B. (2017). Interactions between genetics, lifestyle, and environmental factors for healthcare. In B. Shen (Ed.) *Translational Informatics in Smart Healthcare* (pp. 167–191). Singapore: Springer.

Luke, C. (2016). *Neuroscience for counselors and therapists: Integrating the sciences of mind and brain.* Thousand Oaks, CA: SAGE.

Luke, C. (2018). *Career focused counseling: Integrating theory, research and neuroscience.* San Diego, CA: Cognella Academic Press.

Luke, C. (in press, July 2019). Response to Wilkinson: A neuro-informed humanistic perspective. *Journal of Humanistic Counseling.*

Luke, C., Redekop, F., & Jones, L. K. (2018). Addiction, Stress, and Relational Disorder: A Neuro-Informed Approach to Intervention. *Journal of Mental Health Counseling*, *40*(2), 172–186.

Luke, C., Miller, R., & McAuliffe, G. (2019). Neuro-Informed Mental Health Counseling: A Person-First Perspective. *Journal of Mental Health Counseling*, *41*(1).

Luke, C., & Redekop, F. (June, 2016). Integrating neuroscience into counselor education: Nine key considerations. *Counseling Today*,

Luke, C., Redekop, F., & Moralejo, J. (in press). From microaggressions to neural-aggressions: A neuro-informed counseling perspective. *Journal of Multicultural Counseling and Development.*

MacDonald, G. (1997, May). Issues in multi-cultural counseling supervision. In B. Evraiff and L. Evraiff (Eds) *Caring in an age of technology. Proceedings of the Sixth International Conference on Counseling in the 21st Century*, Beijing, China.

Miller, R. (2016). Neuroeducation: Integrating brain-based psychoeducation into clinical practice. *Journal of Mental Health Counseling*, *38*(2), 103–115.

Miller, R. M., & Barrio-Minton, C. A. (2016). Experiences learning interpersonal neurobiology: An interpretative phenomenological analysis. *Journal of Mental Health*

Counseling, 38(1), 47–61.

Palmieri, A., Kleinbub, J. R., Calvo, V., Benelli, E., Messina, I., Sambin, M., & Voci, A. (2018). Attachment-security prime effect on skin-conductance synchronization in psychotherapists: An empirical study. *Journal of Counseling Psychology*, 65(4), 490–499.

Palumbo, R. V., Marraccini, M. E., Weyandt, L. L., Wilder-Smith, O., McGee, H. A., Liu, S., & Goodwin, M. S. (2017). Interpersonal autonomic physiology: A systematic review of the literature. *Personality and Social Psychology Review*, 21(2), 99–141.

Panksepp, J. (1998a). *Affective neuroscience: The foundations of human and animal emotions*. New York, NY: Oxford University Press.

Panksepp, J. (1998b). The periconscious substrates of consciousness: Affective states and the evolutionary origins of the SELF. Journal of Consciousness Studies, 5, 566–582.

Panksepp, J. (2016). The cross-mammalian neurophenomenology of primal emotional affects: From animal feelings to human therapeutics. *Journal of Comparative Neurology, 524*(8), 1624–1635.

Panksepp, J., & Biven, L. (2012). *The archaeology of mind: Neuroevolutionary origins of human emotions*. New York, NY: W. W. Norton & Company.

Panksepp, J., Lane, R. D., Solms, M., & Smith, R. (2017). Reconciling cognitive and affective neuroscience perspectives on the brain basis of emotional experience. *Neuroscience & Biobehavioral Reviews, 76*, 187–215.

Park, H., Rhee, J., Park, K., Han, J. S., Malinow, R., & Chung, C. (2017). Exposure to stressors facilitates long-term synaptic potentiation in the lateral habenula. *Journal of Neuroscience, 37*(25), 6021–6030.

Pedersen, P. B., Lonner, W. J., Draguns, J. G., Trimble, J. E., & Scharron-del Rio, M. R. (Eds.). (2016). *Counseling across cultures* (7th ed.) Thousand Oaks, CA: Sage Publications.

Prendiville, E., & Howard, J. (Eds.). (2016). *Creative psychotherapy: Applying the principles of neurobiology to play and expressive arts-based practice*. New York, NY: Routledge.

Prochaska, J. O., & Norcross, J. C. (2018). *Systems of psychotherapy: A transtheoretical analysis*. New York, NY: Oxford University Press.

Prochazkova, E., & Kret, M. E. (2017). Connecting minds and sharing emotions through mimicry: A neurocognitive model of emotional contagion. *Neuroscience & Biobehavioral Reviews, 80*, 99–114.

Pulvermüller, F., Garagnani, M., & Wennekers, T. (2014). Thinking in circuits: Toward neurobiological explanation in cognitive neuroscience. *Biological Cybernetics, 108*(5), 573–593.

Ramachandran, V. S. (2000). Mirror neurons and imitation learning as the driving force behind "the great leap forward" in human evolution. *The Third Culture*.

Ramamurthy, D. L., & Krubitzer, L. A. (2018). Neural coding of whisker-mediated touch in primary somatosensory cortex is altered following early blindness. *Journal of Neuroscience, 38*(27), 6172–6189.

Ratts, M. J., Singh, A. A., Nassar-McMillan, S., Butler, S. K., & McCullough, J. R. (2016). Multicultural and social justice counseling competencies: Guidelines for the counseling profession. *Journal of Multicultural Counseling and Development, 44*(1), 28–48.

Redekop, F., Luke, C., & Malone, F. (2017). From the couch to the chair: Applying psychoanalytic theory and practice in counseling. *Journal of Counseling & Development, 95*(1), 100–109.

Rogers, C. R. (1942). *Counselling and psychotherapy* (Vol. 298). Boston, MA: Houghton Mifflin.

Rogers, C. R. (1961/1995). *On becoming a person: A therapist's view of psychotherapy*. New York, NY: Houghton Mifflin Harcourt.

Russell-Chapin, L. A., & Ivey, A. E. (2016). *Your supervised practicum and internship* (2nd ed.). Belmont, CA: Thomson Brooks/Cole.

Schmidt, L., Tusche, A., Manoharan, N., Hutcherson, C., Hare, T., & Plassmann, H. (2018). Neuroanatomy of the vmPFC and dlPFC predicts individual differences in cognitive regulation during dietary self-control across regulation strategies. *Journal of Neuroscience, 38*(25), 5799–5806.

Schultz, W. (2015). Neuroessentialism: Theoretical and clinical considerations. *Journal of Humanistic Psychology, 58*(6), 607–639.

Shen, L., Ye, B., Sun, H., Lin, Y., van Wietmarschen H., Shen B. (2017). Systems Health: A Transition from Disease Management Toward Health Promotion. In B. Shen (Ed.), *Healthcare and big data management. Advances in experimental medicine and biology*, vol 1028., pp. 149–164 Singapore: Springer.

Shonkoff, J. P., & Phillips, D. A. (2000). *From neurons to neighborhoods: The science of early childhood development*. Washington, DC: National Academies Press.

Siegel, D. J. (2012). *The developing mind: How relationships and the brain interact to shape who we are*. New York, NY: Guilford Press.

Skinner, B. F. (1974). *About behaviorism*. New York, NY: Knopf.

Suleiman, A. B., & Dahl, R. E. (2017). Leveraging neuroscience to inform adolescent health: The need for an innovative transdisciplinary developmental science of adolescence. *Journal of Adolescent Health, 60*(3), 240–248.

Sweatt, J. D. (2016). Neural plasticity and behavior–sixty years of conceptual advances. *Journal of Neurochemistry, 139(2)*, 179–199.

Tabibnia, G., & Radecki, D. (2018). Resilience training that can change the brain. *Consulting Psychology Journal: Practice and Research, 70*(1), 59–88.

Voutilainen, L., Henttonen, P., Kahri, M., Ravaja, N., Sams, M., & Peräkylä, A. (2018). Empathy, challenge, and psychophysiological activation in therapist–client interaction. *Frontiers in Psychology, 9*, 530.

Wilkinson, B. D. (2018). The limits of neuroscience in counseling: A humanistic perspective and proposed model. *Journal of Humanistic Counseling, 57*(1), 70–78.

Wolpe, J. (1973). *The practice of behavior therapy*. New York, NY: Pergamon Press.

Woodside, M., & Luke, C. (2019). *Empowering the practicum students: A developmental guide*. San Diego, CA: Cognella Academic Press.

Yee, A. X., Hsu, Y. T., & Chen, L. (2017). A metaplasticity view of the interaction between homeostatic and Hebbian plasticity. *Philosophical Transactions of the Royal Society B: Biological Sciences, 372*(1715), 20160155.

Young, K. S., & Craske, M. G. (2018a). Survival circuits in affective disorders. *Current Opinion in Behavioral Sciences, 24*, 83–88.

Young, K. S., & Craske, M. G. (2018b). The cognitive neuroscience of psychological treatment action in depression and anxiety. *Current Behavioral Neuroscience Reports, 5*(1), 13–25.

图表版权信息

图 1.4a：Golnaz Tabibnia and Dan Radecki, *Consulting Psychology Journal: Practice and Research*, vol. 70, no. 1. Copyright © 2018 by American Psychological Association.

图 1.4b：Copyright © 2015 Depositphotos/Megija.

第二章

结构、系统与功能

· 开篇问题 ·

◇ 一名咨询师掌握多少关于大脑的知识是最理想的？或者说，掌握多少关于大脑的知识是必需的？掌握多少关于大脑的知识就足够了？

◇ 在会谈中，咨询师应如何把这些知识传授给来访者？

◇ 来访者需要多少关于大脑的知识，才能在治疗中更好地应用这些知识？

有一句话说得不错：要想开车，你并不一定要成为一名汽车修理工。但当这辆车出问题时，修理工就能派上用场了。一本汽车用户手册会帮助你保养汽车及应对小型维修。在某些情况下，咨询师就像一个汽车修理工，帮来访者修理他们自己的"车"；但在大多数情况下，通过把神经科学整合进临床实践，咨询师是在帮助来访者理解自己的用户手册。本章不仅仅是一本关于大脑和中枢神经系统的用户手册，更是一本专业词典或百科全书，供读者回顾在书中提到的结构和系统。本章的某些内容可能会显得过于简单，某些内容的知识点密集——这是由该主题本身的性质决定的。

会谈中的神经科学

桑德里娜（一）

桑德里娜因情绪失调和人际冲突而寻求心理治疗的帮助。她今年 27 岁。

在过去的 10 年里，她不间断地接受治疗，并获得了一定的改善。她一直在混合服用情绪稳定剂和抗焦虑药物。在第三次会谈中，她哀叹："药物、心理治疗、应对技巧，统统没有用。我上周又和丈夫吵了两次，和儿子吵了一次。我的脑子已经乱七八糟了，没办法修好了。"

　　大多数咨询师在临床实践中都碰到过像桑德里娜这样的来访者。你会如何回应她的哀叹？为了进行下一步咨询，你接下来想要知道什么？哪些理论会在你的脑海中涌现？你会如何衡量她的大脑是否"乱七八糟"？许多新手咨询师会运用认知行为疗法开展他们的专业工作，这在一定程度上得益于该疗法明确的性质。怀着对理论和实践工作的热情，我的治疗方式就包含了试图把认知行为模型教授给来访者。但是来访者并不会非常积极地学习这个模型。问题出在哪儿呢？毕竟，这是一个伟大的模型；毕竟，很多人受益于认知行为疗法，并发生了积极的改变。后来，我渐渐明白，我的许多来访者之所以获得了成长，得益于牢固的治疗关系中真诚的促进性反馈（Rogers，1942；Sommers-Flanagan，2015）。我的来访者并不希望我教授他们某个理论，或者类似的东西。他们需要相信我理解这个理论，我可以在这种促进性关系中运用它（Wampold，2015）。离身的、脱离语境的数据和事实无法被整合进咨询，只会与咨询分离（见 Kim, Ahn, Johnson, & Knobe, 2016；Lebowitz & Ahn，2014；Luke, Beeson, Miller, Field, & Jones, in press）。

　　随着我们沿基于神经咨询的路径前行，将有更多层次的数据和越来越复杂的事实需要探索。在会谈中，我们会强烈渴望消化和反复咀嚼这些信息，仿佛这样能引发改变，可是遏制这些冲动非常重要。为了始终在"整合至应用"的正轨上行进，有必要对本书所提及的数据和事实的类别进行限定。图 2.1 说明了基于神经的咨询在工作中的解释水平。

　　分子水平涉及细胞层次的加工过程，这略微超出了本书的范围，但会在"解释你的大脑"部分进行探讨；微生物学家在这一水平上工作，他们试图在微观的水平上理解物理属性和功能。细胞水平包含了脑细胞（神经元）及其

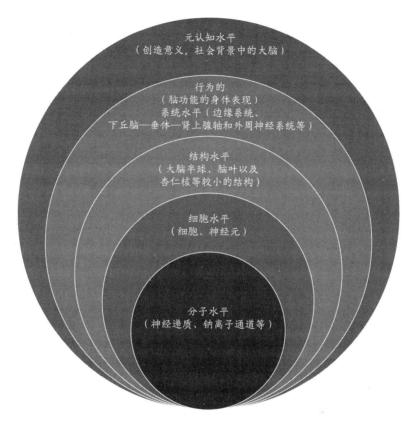

图 2.1　研究神经科学的五个水平

功能，这是神经科学以及本书的重点；神经科学家试图阐明这些细胞的结构和功能，及其与其他细胞的关系。因为在过去的两个世纪里，理解特定结构的功能似乎是解开大脑之谜的关键，所以神经科学的结构水平长期以来一直是该领域的研究焦点。系统水平涉及大脑各种结构的连接功能。随着神经生物学研究越来越多地涌现并带来启发，我们对大脑运行系统（不仅仅是结构）的理解也越来越透彻。正如前文提到的，结构除了在组成大脑系统的神经网络中有所涉及，还参与了大脑和神经系统内部系统的建构。行为和认知水平亦非常重要，但会在本书中用一种不同的方式进行阐述。这一领域尤其受心理学家关注，他们试图理解想法、情绪和行为的神经基础。元认知水平对于咨询师的工作有重要提示。元认知水平是一个更高层次的、意识层面的、自主功能系统和过程，包含了对思维的认知、对行为的认知和对感受的认知。这些都是我们将在本书中探讨的。

大脑的组织和概观

在此加以重申，我们的目标是在生物学基础以及主要的临床相关材料之间找到平衡。例如，正如目前所理解的，若要将神经科学的发现整合进咨询实践，就要掌握关于左右大脑功能间平衡的基本知识。然而，要做到这种整合，并不一定要记住双侧大脑半球内的结构和相关的功能。咨询师也没有参与大脑半球特异化和专门化之争的必要。最重要的是，咨询师必须明白，除了一些极端情况，例如半球切除（通过手术切除整个大脑半球），"左脑型"或"右脑型"这样的表述不仅用词不当，也曲解了大脑对侧的共生功能。每个半球负责特定的任务和功能。最重要的是，理解半球间的沟通是整合日常功能的关键。回顾第一章，有关脑的术语大部分是由表示方位的部分和表示脑结构的部分组成的。使用图 2.1 所示的解释水平，以及卢克（Luke，2016）首次引入的扩展性 1-2-3-4 启发式结构层次，我们将试图回答本章开篇提出的第一个问题：咨询师掌握多少关于大脑的知识是最理想的？

分子水平：神经递质

让我们首先从大脑最小的组成部分——化学物质——开始讲起。神经递质是大脑和中枢神经系统中的化学物质，协助神经元之间的传导，引导动作电位通过突触间隙，传导至突触。这个定义旨在特别说明两个事实：（1）神经递质不仅仅存在于大脑中，也在肠道中被发现了；（2）神经递质的化学功能并不仅仅是作为"神经递质"——例如，内啡肽具备两种肽的功能，即兼具神经肽和神经递质的功能。神经元之间的化学传递并不简单依靠某一种神经递质。为了使神经元连接在一起，最多会有四种神经递质共同发挥作用（Garrett & Hough，2018）。表2.1总结了几十种常见的神经递质及其已知功能。

表 2.1　神经递质及其相关功能

1. 5-羟色胺（血清素）协助信号的传送，从而调节情绪、记忆、学习和食欲
2. 多巴胺调节愉悦感和疼痛
3. 去甲肾上腺素与对专注和警觉的调节最为相关
4. 乙酰胆碱在中枢神经系统和记忆功能中扮演了最主要的角色
5. γ-氨基丁酸（gamma-aminobutyric acid，GABA）抑制神经元的动作电位
6. 内啡肽抑制疼痛，促进愉悦感
7. 褪黑素辅助睡眠调节
8. 谷氨酸，既是一种氨基酸，又是一种神经递质，主要作用于投射神经元以及激发神经元的动作电位

神经递质的重要性

大多数神经元之间并不存在直接的、实际的及持续的连接。假如它们以这样的方式连接，就失去了可塑性（灵活可变性）。神经元之间发生的化学过程意味着大脑非常善于自行改变并形成新的连接（Kalat，2019）。对于来访者而言，这些细小的化学递质代表着希望，说明人们长久以来的思维、感受和行为并没有定式。神经元之间的即时联系可以说明，大脑的进化是为了改变和适应。我们依稀记得，电话的连线虽然稳定，但其使用范围和灵活性都有限。而手机的出现，使我们受益于通信信号的灵活可塑性，并摆脱使用电话时的束缚。这虽然是一个类比，但也能说明人类神经生物学的灵活性以及由此带来改变的希望。积极期望（Wampold，2015）和希望（Yalom，2005）是心理咨询成功的基础，正因如此，神经传递在神经咨询中的意义就显得很重要了。

细胞水平：神经元

神经元（见图 2.2）是大脑的基本构造单元（在细胞水平上）。现在，回到驾驶汽车的比喻上。人们可以了解许许多多关于汽车的知识和操作，但就实际驾驶的目的而言，没什么必要了解内燃机的微观工作原理，更不用说混合动力技术了。同样地，对于在咨询室里面对来访者的心理咨询师而言，在分子水平上了解脑功能也没太大帮助。

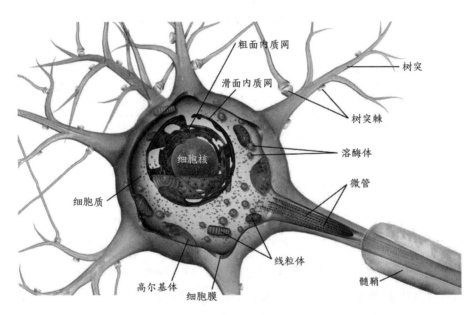

图 2.2　神经元的解剖图

我们在更多时候会关注大脑功能的最小单元，即细胞水平的神经元。生物学专业的学生很容易理解神经元是由更小的系统和物质构成的。在电化学信号的产生和传递过程中，神经元起重要的作用，即大脑神经元之间、脊髓神经元之间以及两者之间的交流。事实上，我们能在神经元的结构、功能和相互交流之中发现人类所有的想法、感受、动机和冲动等。

结构

一般来说，神经元的基本组成包括：轴突、树突、神经胶质细胞、髓鞘、细胞体、突触和突触间隙。当然，为了清晰起见，这些是简化后的神经元组成部分，它们都是我们要关注的。在这里，我将使用一份已经达成共识的、简洁的、术语表一样的定义或描述来介绍神经元——它们是大脑的组成部分，负责（在神经元内部）传输和接收电信号以及（在神经元之间）进行化学传递（见图 2.3）。

- **轴突**——通常是神经元中最长的部分，每个神经元通常只有一个轴突。轴突主要负责传导从细胞核到轴突末端的电信号。在大多数情况下，它以化学方式与另一个神经元的树突连接。
- **树突**——分布在细胞体周围的分支结构，接收轴突发送的化学信号。
- **神经胶质细胞**——神经胶质细胞是与神经元并列的结构，构成大脑中剩余 90% 的细胞，主要对神经元起结构、绝缘和支持作用。
- **髓鞘**——覆盖在神经元轴突上的脂肪组织，与轴突绝缘以改善其导电性，因此提高了信号的速度和强度。
- **细胞体**——就直径而言，细胞体是神经元中最大的一部分，包含了细胞核。
- **突触**——可以被描述为一个事件或一个实体。简单地说，它负责神经元之间的化学连接。
- **突触间隙**——轴突末端和树突分支之间的空隙，神经递质在这里被释放，传递至突触。
- **末端**——也称轴突终末，是轴突分支的终端，含有神经递质。
- **囊泡**——轴突末端包含神经递质的囊袋。当轴突受到电脉冲刺激时，这些小泡会将它们的神经递质释放到突触间隙，传递至突触。

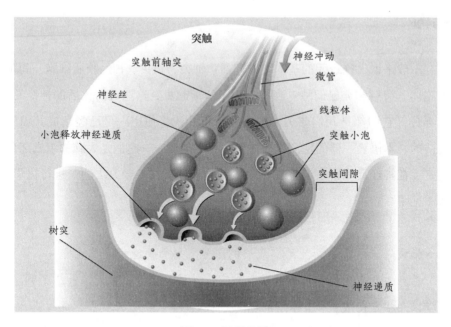

图 2.3　神经传递

与神经元相关的功能或机制

梅金森和扬（Makinson & Young，2012，p.139）描述了神经元与咨询有关的功能。

首先，想法和情绪是大脑中的物理过程在心理层面的表现，这种表现由近千亿个神经元构成。这些神经元之间如何相互交流，对于个体的心理生物功能而言至关重要。基本上，一个神经元可以向另一个神经元发送兴奋性或抑制性信息。然后，接收神经元将这些信息与来自其他神经元的输入进行整合。如果这个接收神经元接收到足够的兴奋性输入，它就会把信息传递给下一个神经元。如果连接神经元频繁地诱导接收神经元进行信息传递，那么随着时间的推移，神经元间的连通性将得到加强，传递其他信息的阈值将会降低。这种神经元间连通性的模式塑造了复杂的神经网络，构成了大脑的特殊区域。这些网络的物理特性的差异上升到特定属性，定义了大脑的每个区域如何与其他区域共同运作以及进行交流。

神经元执行的重要功能覆盖全身，但神经元最重要的功能是传递和接收信息。简而言之，在静息状态下，细胞体外的分子（主要是钠离子和氯离子）与细胞内部的分子（钾离子和有机阴离子）达到了平衡（Garrett & Hough，2018；Kalat，2019）。换句话说，来自细胞体外的化学"压力"与外部的"压力"大致相等，这被称为静息电位。当一个电脉冲到达细胞体时，它发出信号，打破平衡，使神经元被"激发"，诱发动作电位。在这里必须明白，在讨论神经元"激发"时，我们不是在说一个神经元会以一对一的交流链的方式与另一个神经元进行"交流"。更适合的比喻是像渔网一样有成百上千个连接。一个神经元的动作电位远不足以使下一个神经元"激发"。实际上，要让下一个神经元激发，可能需要多达 10 000 个神经元激发。

请比较图 2.4 中的两个图。图 2.4（a）展示了我们通常如何理解神经元之间的传导。图 2.4（b）则是一个动作电位发生时的真实情况。

（a）

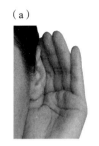

（b）

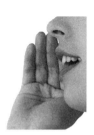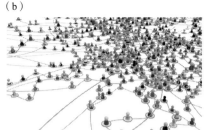

图 2.4 神经传导的对比

这种"激发"包含所谓的兴奋（刺激邻近神经纤维活动）或抑制（刺激相邻神经纤维的不活动）功能——不仅仅是"激发"或者"不激发"。从临床角度看，我们思考的每一个想法、产生的每一种感受、采取的每一步行动都是神经传导的结果：化学即行为，行为即化学。这不仅仅是一个还原论者的立场，而且是在细胞和分子层面对行为的一种解释。

神经元的类型

神经元有三种类型：感觉神经元、运动神经元和中间神经元。感觉神经元携带关于身体和环境的信息至中枢神经系统进行加工。运动神经元携带对肌肉和器官的指令。中间神经元在短距离内传导信息。

重要性

要创建行动——一种动作电位——需要有很多条件的配合。例如，神经突触，即神经元之间发生神经传递的空间，需要许多因素共同作用。首先，正如接下来会看到的，大脑中只有约10%的细胞是神经元（决策者、行动者），其余的是神经胶质细胞。这些细胞提供了结构、支撑以及绝缘功能，使交流更清晰，更有效。换句话说，在神经元激发之前，它需要一个巨大的支持系统来提供结构和安全保障。一旦以这种方式提供支持，压力的平衡（宽泛地说）必须被打破，才能产生动作电位：要么激发，要么抑制。在咨询中经常可以观察到，只有当保持不变的痛苦（内部压力）超过改变的痛苦（外部压力）时，来访者（乃至全人类）才会认真考虑改变。这似乎是我们人类细胞的副现象。

启发式结构层次：1-2-3-4-5

为了尽可能以最短的篇幅有效地展示本章的内容，我采用1-2-3-4-5式的启发法（图 2.5）来帮助读者建构关于大脑功能的知识框架，以免太多地使用有关大脑地形的术语。读者也可以考虑采用与该方法殊途同归的分类法。

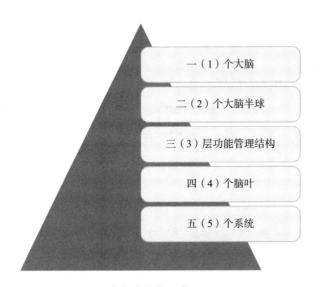

一（1）个大脑

二（2）个大脑半球

三（3）层功能管理结构

四（4）个脑叶

五（5）个系统

图 2.5 启发式结构层次：1–2–3–4–5

一个大脑

大脑，作为一个整体，是世界上最超凡先进的计算机。它是一个 1 ~ 1.5 千克的组织，包含了 840 亿 ~ 1000 亿个神经元（Kalat，2019）。其中，最奇妙的就是这些神经元仅构成了大脑组织的 10%，另外 90% 是由其他细胞构成的——它们是神经胶质或神经胶质细胞。人们尚不太清楚这些细胞的功能，只知道这些细胞支持着大脑结构、对神经元电脉冲具有绝缘性。

大脑位于脊椎上方，与脊椎共同组成了中枢神经系统，与外周神经系统协同调节身体的全部功能（从想法、行为，到对刺激的反应）。我们对大脑的研究是最多的，但仍对它所知甚少。当年，美国前总统巴拉克·奥巴马（Barack Obama）支持下的相关项目颇具规模；单就美国而言，在过去 10 年里，就为大脑功能定位的研究项目投入了 10 亿美元的研究经费（参见 BRAIN 2025: A scientific vision）。从对大脑结构的历史研究来看，这种大脑映射过程让人觉得饶有趣味。比如，定位理论认为，大脑特定的区域和结构单独负责某一个功能。换句话说，例如，言语的产生主要与额叶的布罗卡区有关；对语义的理解主要与颞叶的威尔尼克区有关（Güntürkün & Ocklenbur，2017）。就像图 2.6 的"小矮人"所展示的，这个理论有一定的正确性和实用性。弗朗茨·约瑟夫·盖尔（Franz Joseph Gall）在发展颅相学这门伪科学的同时，也促进了这个理论的发展。因此，我们在看待这一理论时需加以辨析（Spunt & Adolphs，2017）。

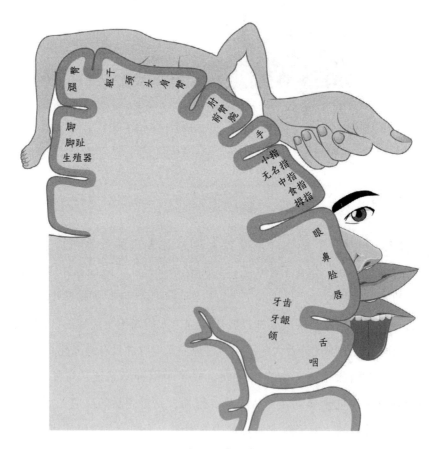

图 2.6　小矮人

重要性

图 2.6 指出了大脑特定位置与特定行为和感觉之间的关系。然而，我们目前已经知道，大脑的功能应通过神经网络和系统以整体而论，而非分别地以部分或区域而论（例如，Johnson & Young，2017）。大脑功能定位的一个局限性是使得脑科学倒退至定位模型。此外，这也会让我们以为大脑的每个区域或结构都可能负责特定的思维、感受或行为。实际上，就目前的了解而言，虽然大脑包含了两个半球和多重结构，但是在更多情况下，它是作为一个整体运行的。每一个区域扮演了各自的角色，使得系统内整体的相互作用远远大于部分之和。在咨询中，这可以用来类比来访者在现实世界中的经验。来访者通常会贬低自己的某些部分，只见树木，不见森林。这也与社会功能相似。咨询师可以帮助来访者理解每一种体验作为更大网络的一部分的作用，以及建立支持性社区的价值。

两个大脑半球

曾有人建议，讨论两个脑比讨论由两个半球构成的一个脑更为确切（van der Kolk，2014），对此有时亦伴有争论。我们认为，虽然后一种观点已然足够，但是前一种观点确实强调了两个半球扮演的不同角色。若把左右大脑半球的功能刻意加以区分，将会有误导之嫌，因为它们只是以不同的方式管理着并行的行为。左右大脑半球的特征之一便是左右大脑半球在结构上的对称。例如，当讨论诸如海马或杏仁核时，我们并不是在讨论单独的结构，而是成对的结构，每个半球各一个。但也有例外，比如松果体，它的独特性甚至使笛卡尔（Descartes）得出了它是灵魂所在的错误假设。

偏侧化的概念可以形容大脑两个半球如何以不同的方式加工不同的任务（Güntürkün & Ocklenburg，2017）。大脑左半球对应大脑皮质的四个功能，可以用四个"L"概括（Siegel & Hartzell，2003）："literality（字面意义）"，即事实和细节；"language（语言）"，即言语和推理；"linearity（线性）"，即线性思维；"logic（逻辑）"，即逐步推理和分析。大脑左半球指的不仅是左侧大脑皮质，还包含中脑的双侧结构——涉及左侧模式加工（left-mode processing，LMP）（Badenoch，2008）。这种模式有助于理解各个半球对于信息的管理和加工。左侧模式加工模型有助于理解两个半球各自的信息管理和加工方式（Güntürkün & Ocklenbur，2017；Kalat，2019）。

右半球负责感觉输入（听觉和视觉意识）加工、创造力以及空间和时间意识。"右脑"暂时被认为是产生创造力和情绪反应的地方。与左侧模式加工相反，右侧模式加工（right-mode processing，RMP）涉及建立对于世界和经历的整体认识，带有更多具象的、更少语义的特征。大脑右半球对大脑左半球的语言表征形成画面和图像表达。左右半球在信息加工上有所不同。例如，当观察如图 2.7 所示的拼图时，我们的大脑左半球主要负责辨识个别拼图块的细节，而大脑右半球负责体验拼图的整体。

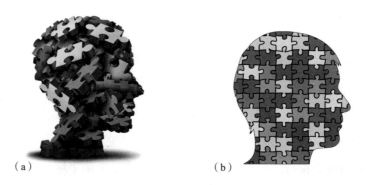

（a）　　　　　　　　　　　（b）

图 2.7　左侧模式加工与右侧模式加工的对比

重要性

在你阅读本书时，你的两侧半球就在协同地理解所阅读的内容。想象一下，一位 17 岁的男性来访者描述了"反胃，手心出汗，心跳加速"的问题，并表现出回避行为。这时，呈现在你脑海中的是什么？你的左半球可能会聚焦于细节，来访者的语义特征：17岁模样的青少年，男性，在治疗中描述了特定的躯体症状。接着，在你的思考中会发生什么？你的右半球开始将这些片段整合在一起，创造了关于来访者体验的整体画面，并将它和你对诊断分类的整体理解做比较。

像这位17岁的青少年一样，来访者在咨询师面前几乎很少明确地符合某一种诊断标准。相反，他们会讲述自己的经历和故事（假设咨询师有足够好的倾听技术从而允许他们讲述）。他们会描述自己的症状——思维、感受、行为和经验——仅仅反映了什么可以或不可以被证明符合诊断标准，进而可能达到或达不到诊断的门槛。咨询师的工作就是运用语言（和辅助语言）这一工具，准确地理解来访者所描述的一切。此时，咨询师需要动用他的左脑能力对来访者的语言进行斟酌，以便获得关于其经验的更为具象（和细腻）的表征。咨询师可以运用前面说的四个"L"：字面意义（"你的心跳真的快得要跳出来了吗？"），语言（"当你说什么都不做，是在说……吗？"），线性（"在手心出汗、心跳加速前，是什么状态？""在这之后，你会以回避的方式来应对吗？"），以及逻辑［当需要将来访者的语言转译成临床标准时，来访者描述了紧张感（DSM-5的诊断标准C.4——易激惹）；难以靠意志力停下来（诊断标准B）；这种体验已经持续很长时间了，但是今年更加糟糕（诊断标准A），等等］。咨询师动用他的左侧模式加工进行聆听、理解、转译及应用来访者的语言和经验。虽然这一过程对来访者起着绝对必要的治疗作用，对于咨询的进展也很重要，但是咨询本身还没有真正开始。

当咨询师从使用左脑转至使用右脑时，咨询才开始。巴德诺赫（Badenoch，2008）和西格尔（Siegel，2012）对这一观点的阐述具有权威性和说服力。正是通过这种从右脑到右脑的联结，来访者的叙事和咨询师对治疗关系的转译更贴近一整幅拼图，其中包含了咨询师的共情（从来访者的角度——在广泛性焦虑障碍的困扰下——体验生活是什么样子的？），拼凑临床障碍的线性和逻辑［根据理论（例如，认知行为疗法、理性情绪行为疗法和精神分析）、时间（时序加工）以及执行（创造力）选项，解释来访者的经

验]。假设你已经学习了认知行为疗法，当来访者提到焦虑这个词时，你也准备好了记录清单。他诉说着，你行动着，但你发现，根据你的分析和干预，他的反应所揭示的内容不如你原本的预期。怎么会这样？因为这是一个有血有肉的个体，不是一个逻辑问题（至少在进行干预时是这样）。若把来访者和他的问题看作一个数独游戏（这就是左脑策略），就很容易丢失重要的关系线索以及联结。

我想强调的是，对于成为一名有效的咨询师而言，双侧大脑半球具有互补性以及同等重要的功能。双侧大脑半球被稠密的神经纤维束（胼胝体）连接，促进了它们之间的交流。如果没有这么精密的交流渠道，双侧大脑半球就无法有效地协同工作。

当咨询师给桑德里娜解释大脑信息时，她只是开启了双侧大脑半球的一小部分功能。咨询师对双侧大脑半球有足够的了解，可以为她描述如何从语言陷阱转向充满期待的语言。我们将在第六章详细讨论这些结构的重要价值和双侧大脑半球的整合。现在先继续介绍脑的基本结构。

会谈中的神经科学

桑德里娜（二）

根据本章的开篇问题，当和桑德里娜工作时，你将如何运用本部分的知识？你又会如何使用这些知识来协助她呢？

咨询师：桑德里娜，在你描述本周的情况时，我感觉到，你觉得自己的大脑无法思考，你也不太确定是否可以得到帮助。是这样吗？（右半球——反映她的感受。挑战来访者的左半球——文字和语言。）

桑德里娜：我也不太清楚。但确实觉得大脑无法思考，药物没有起作用。我也不知道还能怎么做。（从左半球的零碎转为右半球的整体图景。）

> 咨询师：好的。你说的这些让我开始能理解你在生活中的无助了（右半球——反映意义）。如果你的大脑没有"一团糟"，能对自己有控制感，那么你和丈夫以及儿子的关系会如何？（向投射性的、富有创造性的右半球提问。）
>
> 桑德里娜：在我很烦躁的时候，我会在做出伤害他人的事情之前走开。这样我会更自在，也不会那么快就做出反应。
>
> 咨询师：谢谢你跟我分享这些富有洞察力的信息。看起来，你已经有了一些明确的目标，能推进我们的咨询。原本，你用语言把自己困住了，现在你描绘了一幅更大的图景，让我们看到了成功的样子。

三层功能管理结构

我们有几种方式来组织大脑的结构。在这里，希望可以尽可能清楚而简洁地描述这些脑区，同时可以明确各个脑区的相关结构。大脑中的三个进化结构通常指爬行动物脑或后脑（脑干）、古哺乳动物脑或中脑（边缘系统），以及新哺乳动物脑或大脑皮质（包含前脑）。各结构拥有与人类情绪、认知、行为和社会有关的重要功能。

后脑 进化而来的第一个区域是后脑，是人类与其他生物发展的第一个脑区之一，包含下列结构。

● **脑桥**（睡眠和唤起）。
● **小脑**（运动动作）。
● **延髓**（生命功能，例如呼吸）。
● **网状结构**（睡眠、唤起和注意）。

这些结构无意识地调控着生存所需的重要生命功能，不需要人类付诸意识化的努力去控制它们。想象一下，如果我们需要依靠意识的力量琢磨每一口呼吸（哮喘病人在发作时，也许最能理解这一点），或者使每一拍心跳都保持精准以使血液流通净化，会怎么样？在这两个例子中，有一个前提是"自动化思维"的概念——这些思维在我们的日常生活功能中是如此根深蒂固，以至于它们似乎是在后脑而非前脑运作的。这更多的是一个比喻，而非准确的描述；这个比喻只是为了说明什么是后台加工。

中脑 中脑又被称为古哺乳类脑，由以下部分组成（Garrett & Hough，2018）。

- 上丘脑（视觉加工，例如眼动，从属于枕叶）。
- 下丘脑（听觉加工，例如声音定位）。
- 黑质（整合动作，例如帕金森病病人的此功能通常受损）。
- 腹侧被盖区（协助食物、性和药物的奖赏效应）。
- 松果体（控制日常和季节性节律）。

前脑（大脑皮质） 大脑皮质（间脑），又被称为新哺乳类脑或新皮质，包含前脑，是大脑最晚进化和发育的区域（Kalat，2019）。大脑皮质负责更高级的精神活动，它可以将注意导向目标设定、问题解决、决策制定和批判性思维。前脑还包括边缘系统，强调了高级认知和情绪加工在结构和功能上的整体联系。

重要性

得益于保罗·麦克莱恩（Paul MacLean）对三位一体的大脑的描述，我们获悉了大脑功能管理的三个层次。我们已经通过双侧大脑半球认识到存在"两个"而非一个大脑，麦克莱恩的工作则让我们进一步思考"三个"大脑：爬行动物脑、古哺乳动物脑和新哺乳动物脑（MacLean，1990）。麦克莱恩的分类学把脑干作为最原始和最基本的生存系统，即反射。随之进化的是边缘系统（实际上是前脑而非中脑的一部分，主要用于阐释），它被认为负责控制更复杂的情绪和反应（经典条件反射），但仍然受本能支配。最后，新哺乳动物的大脑或大脑皮质虽然没有完全意识化，但被认为可以参与和他人进行更复杂的社会、情感和认知联系。这在心理咨询中是一个很有用的比喻，用来描述生活中的功能水平。正如我在其他地方描述的，咨询师可以邀请来访者设定咨询的各种目标，这些目标可以基于个人生存（爬行动物）、社区生存（古哺乳动物）或生存和关系（新哺乳动物）。换句话说，来访者更喜欢依靠本能还是关系生活？

会谈中的神经科学

桑德里娜（三）

我们可以通过回顾桑德里娜的案例，进一步了解整合的概念。

咨询师：桑德里娜，你已经描述了当你感到情绪波动时的身体体验，用你的话说，就是"言语暴力"。你可以多说点吗？

桑德里娜：我意识到自己的心跳很快、脑袋懵懵的，我能感受到心脏快跳到嗓子眼儿了；我的手掌在出汗（现在就是这样），我有些坐立不安。

咨询师：好的，所以你有这些身体体验，这些体验对你来说意味着什么？

桑德里娜：嗯？

咨询师：就是当你感受到这些身体体验时，你会怎么解释它们？

桑德里娜：哦，我不知道。我猜这意味着什么地方出了问题，我有些惊慌失措。

咨询师：还有其他的吗？

桑德里娜：我会感觉像是被逼着做什么事情，虽然在当下，我并不是这么想的。

　　咨询师：好的，这就是你当下的反应？

　　桑德里娜：是的，没错。就像是在这么高强度的压力下，我会逃避我的感受，然后……（停顿。）

　　咨询师：然后你会对别人发脾气。

　　桑德里娜：是的，这就是我所做的。这也是为什么我会觉得有什么地方出了问题。我感到内疚又无助。

　　咨询师：你说的都很有意义——如果我告诉你，这既是你的错，又不是你的错，我们可以一起处理这两点，你有什么想说的吗？

　　桑德里娜：听起来很有希望（但我有点怀疑）。怎么做？

　　咨询师：你的身体和大脑现在正对所处环境中不可见的潜在感知做出反应。你的情绪脑把这些身体反应解释为危机，这引起了你的惊慌、冲动和自我保护行为。我们要做的就是让你的理性脑发挥作用。

　　桑德里娜：怎么做？在我真正进行思考前，这一切就发生了。

　　咨询师：关键是在这一切发生之前，就让你的理性脑发挥作用，这就是我们当下正在做的事情。例如，当你在这些时刻有身体的意识时（这是重要的第一步），你的理性脑就开始提醒你，你的身体又在"重蹈覆辙"了。在这个时间点上，你可以选择听命于你的身体而做出反应，或是告诉你的身体还有别的方法。现在，我们就可以练习一下。

四个脑叶

　　如上所述，大脑可以被分为两个半球，大脑或新皮质可以进一步被分为四个脑叶，每个叶都涉及特定的思维和行为功能，有时，这些功能有重叠。

大脑的四个脑叶都具有相互依存的功能，本节将讨论它们在心理咨询中的意义。在本节中，为了使临床实践的概念更清晰，我会尽量用简洁的语言。其中一个主要的局限是：在描述大脑结构定位时，我们没有充分地在技术层面描述大脑的三个水平。因此，经验更丰富的读者可能会觉得这种描述有点乏味，因为我没有完全依从技术层面上准确（和适当）的术语。同时，我相信，对于咨询师的临床目标而言，在运用水平上，这些细节并没那么必要。

如图 2.8（彩）所示，四个脑叶被中央沟（贯穿大脑顶端中心位置，将大脑分为两个半球的沟）分割，双侧大脑半球各分了一个脑叶。颞叶是例外，因为左右两个颞叶分别位于脑的两侧。下面将采用科普的方式讨论脑叶及其功能，为后续内容做参考。在这四个脑叶中，我们发现了大脑神经元可以加工人类行为不同的复杂功能，下面将进行详述。

额叶

额叶是最主要的脑叶，位于大脑的前端，发挥着统领的功能。它与其他脑叶相互联系，在问题解决、推理、抽象思维、判断和决策方面发挥作用。它包含了以下结构［这里只列出了一部分（Garrett，2011）］。

- 中央前回——运动皮质。
- 次级运动皮质——与基底神经节一起计划行动。
- 布罗卡区——言语生成。
- 前额叶皮质——有意识的感知、抽象思维、推理、计划和工作记忆。

颞叶

颞叶位于大脑两侧，大致在耳后上方，加工复杂的声音和气味（Badenoch，

2008），并包含听觉皮质。

顶叶

顶叶位于额叶后方，在大脑皮质的顶部，加工与触觉有关的信息，包括压力、温度和疼痛。其中含有使我们在空间内定位的结构。它包含了以下结构。

- **躯体感觉皮质**——皮肤觉，检测身体的运动和位置。
- **威尔尼克区**——言语理解。

枕叶

枕叶也被称为视觉皮质，展示了视觉和视觉加工对我们人类而言有多么重要。它的主要作用（并非唯一的作用）是控制视觉和再认。

重要性

要了解四个脑叶对心理咨询的重要性，最好的方法是认识到每一块脑叶都共同发挥作用，使我们的感官体验有意义。卡拉特（Kalat）很好地阐述了这一点："简而言之，眼睛提供刺激，视觉皮质提供体验"（Kalat，2019，p.84）。换句话说，正如我们将要看到的，感官直接刺激大脑的四个脑叶进行解读。我们不是用眼睛看，而是用枕叶看；我们没有肌肉记忆，而是在顶叶进行运动学习，也就是说，我们的肌肉没有记忆，但我们的初级运动皮质有记忆。这对于帮助来访者理解刺激和体验之间的区别有着无穷的意义。刺激在很大程度上不受我们的调控，但对这些刺激的意义化解读在更大程度上是可以受我们调控的（Luke，Redekop，& Jones，2018）。

五个系统

此处有关这些系统的信息是从多种资源中摘取的，尤其是从一些著作中（Garrett & Hough，2018；Garrett & Kalat，2019）。

中枢神经系统

大脑和脊髓构成中枢神经系统。脊髓的作用是把信息从大脑传递到肌肉和器官，并且把信息从肌肉和器官传回大脑。从反射到随意运动，中枢神经系统是所有功能背后的支柱。若没有中枢神经系统，人类将会是一团无生命体，不能动，更无法思考和做出各种行为。但是有意识的思维和意向并不是身体对环境做出反应的唯一方式。外周神经系统在其中起着主要作用，这是咨询师理解非认知反应和行为的关键（见图 2.9）。

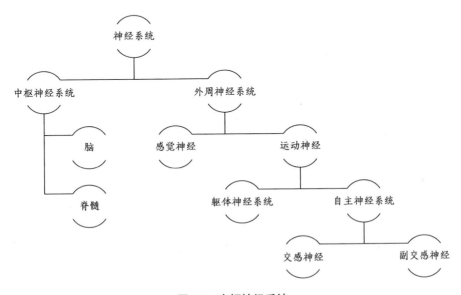

图 2.9　中枢神经系统

外周神经系统

外周神经系统由两个子系统组成：躯体神经系统和自主神经系统。躯体神经系统主要负责与运动神经元的交流，目的是刺激骨骼系统之中及其周围的肌肉，引发运动。自主神经系统负责平滑肌（例如，胃、心脏、其他器官和血管）（Garrett，2011）。

自主神经系统

自主神经系统是理解和管理躯体（和心理）的战或逃反应以及危机后的不应期的关键。自主神经系统分为两个子系统：交感神经系统和副交感神经系统。

交感神经系统

当一个人觉察、产生直觉或目击环境中的威胁时，交感神经系统就会立即行动起来——这种威胁可能是真实的（汽车倾覆事故）或感受上的（被心爱之人抛弃或挑衅）。一旦被激活，这种战或逃（或冻结）反应就会激活多个躯体系统，为采取行动做准备，包括以下方面。

- 心率加快（增加主要肌肉群的血流量）。
- 瞳孔扩大（吸收更多可用的光线来看见威胁）。
- 消化减慢或停止（准备战或逃反应中的消耗）。
- 刺激肾上腺（用于能量的突然消耗）。
- 血管收缩（尽量减少受伤造成的失血）。

在神经科学中，关于交感神经系统的功能，有一个基本的事实是咨询师可以运用的：交感神经系统响应威胁的方式总是使身体准备好采取行动（即使这种行动是没有动作的，比如冻结状态），无论威胁是客观的、直接可观察的，还是表现为经个体感知和解释的主观经验。这一简单事实所带来的作用和影响将贯穿本书的其余部分：感知能带来真实的身体反应。

副交感神经系统

副交感神经系统的主要作用是使身体系统恢复平衡，特别是在交感神经系统于体内发挥作用之后。想象一下，若这一系统功能失常，会对身体产生什么样的影响，包括以下方面。

- 心率减慢。
- 瞳孔收缩。
- 消化重启。
- 肾上腺分泌受限。
- 呼吸道收缩，使呼吸恢复正常。

身体若没有副交感神经系统或其功能失常，各种系统就会保持过激状态，发生故障。两个系统协同运作，自主神经系统使身体在面临威胁时采取行动，而副交感神经系统使身体恢复正常的调节功能。想象一下，如果一个来访者的交感神经系统过度活跃，或觉察环境威胁（躯体的、情绪的、心理的、关系的或其他层面的威胁）的敏感性不高，会怎么样？表 2.2 所列的思考题就涉及这样的来访者，这些思考题可以让你为思考如何将本章后续内容应用于实践而做好准备。值得注意的是，无论是从生物学角度看，还是从临床角度看，副交感神经系统都无法像交感系统快速的激发效果一样，快速地使系统恢复稳态平衡。从进化的角度看，这是有一定道理的。即时激活比即时抑制更具有保护功能（Burns，私人交流，2014.8.14）。托马斯·C. 伯恩斯（Thomas C. Burns）还指出，这可以让来访者感到些许安心，因为他们在爆发恐惧、焦虑或愤怒后，不一定要立即平静下来。

表 2.2　思考题

- 生活对于这些来访者来说是怎样的？
- 交感神经系统的过度激活会如何影响来访者的身体、心理和生活？
- 来访者若在所处环境的任何角落都能感知到风险和威胁，身为咨询师的我们该如何帮助来访者打破这个恶性循环？
- 如果来访者的副交感神经系统出于各种原因无法完全恢复自主神经系统的平衡，该怎么办？他们在心理治疗中会有怎样的表现？

重要性

　　这些系统——中枢神经系统、外周神经系统、自主神经系统、交感神经系统和副交感神经系统——在人的各个层面都发挥着重要作用。正如在前文看到的，大脑和神经系统会保护我们免受伤害——威胁有来自内部的，也有来自外部的，所以各种系统构成了一个统一的生存系统。这个生存系统会分析和调节内部威胁，比如饥饿、极端的内部温度和繁殖欲望等；该系统还会分析和应对环境威胁，如来自他人和周围环境的威胁。总之，这套系统让个人具备了适应能力。这些系统的共同作用似乎不仅能确保我们在最初的威胁中生存下来，还能在威胁真实发生后保持韧性。对于来访者而言，每一个系统和它们构成的整体都旨在让我们获得成长并促进我们的成长，并在必要时恢复过来。

会谈中的神经科学

桑德里娜（四）

　　咨询师：那么，桑德里娜，听起来你现在更加善于把情绪能量从丈夫和儿子身上移开，也正试着用恰当的语言来表达自己。但我感觉你仍然需要付出很多努力。是这样吗？

桑德里娜：是的！

咨询师：好吧（咯咯地笑），好吧，我们今天来谈谈另一个可能会阻碍你的大脑－身体系统。你听说过自主神经系统吗？

桑德里娜：你让我想到我几年前在社区大学上的护理课。

咨询师：你可能记得有两个系统会协同工作，一个让你的身体做好应对威胁的准备，另一个能把你的身体恢复到遭遇威胁之前的状态。回想一下，你最后一次和某人吵架是在什么时候。你的大脑感知到环境中的威胁——它好像认为有人要在某种程度上伤害你。

桑德里娜：就像和我父母那样。

咨询师：是的，差不多就是这样。你的大脑储存了这些威胁信号。当它觉察到这些信号时，就会迅速采取行动。

桑德里娜：但我生活中的大多数人对我都很好，并没有让我回想起父母。

咨询师：能发现这样的区别很好。这个系统是关于感知和本能的，而非客观现实。进一步说，正如我们讨论过的，人际关系本身对你来说似乎就是有风险的、危险的。这就说明系统在响应这些威胁。

桑德里娜：难怪这么难！

咨询师：我同意。这个系统能帮助我们准备战或逃，或者当不堪重负时，就会进入冻结状态。很明显，你的典型反应大致分为两类——战或者逃。

桑德里娜：（点头。）

咨询师：然后，正如我们在几周前讨论过的，当你的身体准备好采取"行动"时，你的大脑就会将这种生理反应解释为进一步的证据——有危险存在。然后你做出了反应。我们的工作需要集中精力帮助你继续意识到你的身体以及大脑在接收和解释的信息。

桑德里娜：听起来不错，但是要怎么做呢？

咨询师：我们会去讨论怎么做。这一周可以练习如何对你的大脑和身体更有意识。这里有一些技巧可以使用。

解释你的大脑

多雷、泽鲁巴弗和奥克斯纳（Doré，Zerubavel，& Ochsner，2014）展示了可以帮助我们理解神经科学整合的系统和网络（见图2.10）。在图中，我们主要关注心理事件（无论是社会的、情绪的还是认知的）都是在神经网络中产生的，而非由单独的结构决定的。某个结构可能在加工信息上起主导作用，但多个结构或系统会协同运作，共同创造我们的经验。花一点时间来看看涉及两种类型任务——分享经验和评估——的多个脑区和结构。你可能会注意到一些涉及了情绪、认知、奖赏甚至动作的结构。

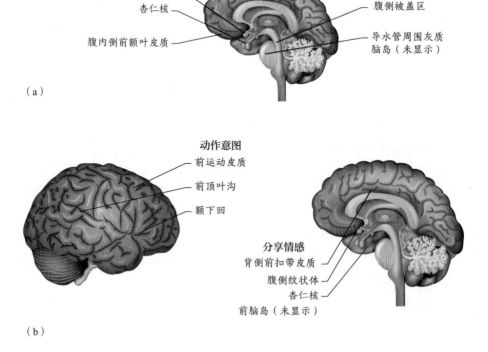

图 2.10　涉及评估（a）和分享经验（b）的结构和系统

本章总结

那么，咨询师能从情绪大脑的这些临床信息中获得什么呢？早些时候，我注意到人类的情感是非常真实的，但它们并不能经常反映现实。就像桑德里娜的案例一样，人类会超出对外部现实的感知，做出情绪化的反应，这对生存很有价值。当一个人的生命处于危险中时，评估威胁而得到假阳性结果比得到假阴性结果好。然而，对于那些生活在持续的威胁评估模式中的人来说，交感神经系统的激活是有规律的。这种情绪系统被激活后，会对身体的发育和健康功能产生负面影响。处于这种状态下的人们通常很疲惫、焦虑及被动。我们作为咨询师的角色就是激发系统性觉知，挑战来访者的感知，引导他们走向完整。自我意识先于自我调节；两者无论对于成为一名好的咨询师，还是作为一个人，都很关键。

如同第一章所总结的，咨询师需要掌握关于脑和中枢神经系统功能的足够信息，从而（1）防止来访者因错误的知识而受到伤害，无论这些知识来自咨询师还是来访者；（2）运用一切适当的方法和途径，帮助来访者实现目标。此外，咨询师若没有经过相关的专门培训，那么在他们的实践范围内进行工作时，就需要更加谨慎地给来访者开出"基于大脑"的治疗处方。

本章概要

在本章中，我们实现了以下目标。

- 概述有助于咨询的大脑和中枢神经系统的基本结构、系统和功能。作为咨询师，你如何看待这些组成部分对于咨询的作用，它们的重要性如何？

- 探索语言，使咨询师将这些信息整合到实际的咨询用语中。在这一点上，你是否有信心将要点转译成咨询用语？

- 探索咨询师最少需要多少有关"大脑的知识"，才能使他们在未来的方向上获得适当的掌控感。你预估还缺少什么知识，还遗漏了哪些知识？

- 识别不同脑结构（是什么？在哪里？）的名称、部位和彼此之间的联系，它们各自有什么功能（用来做什么？）和重要意义（它们为什么重要？）。在标题为"重要性"的部分，你能够建立什么样的联系？

参考文献

Badenoch, B. (2008). *Being a brain-wise therapist: A practical guide to interpersonal neurobiology*. New York, NY: W. W. Norton & Company.

Badenoch, B. (2017). *The heart of trauma: Healing the embodied brain in the context of relationships*. New York, NY: W. W. Norton & Company.

Cuesta, M. J., & Peralta, V. (2017). A new step forward in "carving nature by its joints" in psychopathology/psychosis. *Neuropsychobiology*, 75(3), 117–118.

Doré, B. P., Zerubavel, N., & Ochsner, K. N. (2014). Social cognitive neuroscience: A review of core systems. In M. Mikulincer and P. R. Shaver (Eds) *APA Handbook of Personality and Social Psychology*, Vol 1, pp. 693–720.

Garrett, B. (2011). *Brain and behavior: An introduction to biological psychology* (3rd ed.). Thousand Oaks, CA: Sage.

Garrett, B. & Hough, G. (2018). *Brain and behavior: An introduction to biological psychology* (5th ed.). Thousand Oaks, CA: Sage.

Güntürkün, O., & Ocklenburg, S. (2017). Ontogenesis of lateralization. *Neuron*, 94(2), 249–263.

Johnson, Z. V., & Young, L. J. (2017). Oxytocin and vasopressin neural networks: Implications for social behavioral diversity and translational neuroscience. *Neuroscience & Biobehavioral Reviews*, 76(part A), 7–98.

Kalat, J. (2019). *Biological psychology* (13th ed.). Belmont, CA: Cengage.

Kim, N. S., Ahn, W. K., Johnson, S. G., & Knobe, J. (2016). The influence of framing on clinicians' judgments of the biological basis of behaviors. *Journal of Experimental Psychology: Applied*, *22*(1), 39.

Lebowitz, M. S., & Ahn, W. K. (2014). Effects of biological explanations for mental disorders on clinicians' empathy. *Proceedings of the National Academy of Sciences*, *111*(50), 17786–17790.

Luke, C. (2016). *Neuroscience for counselors and therapists: Integrating the sciences of mind and brain*. Thousand Oaks, CA: SAGE.

Luke, C., Miller, R., & McAuliffe, G. (2019). Neuro-Informed Mental Health Counseling: A Person-First Perspective. *Journal of Mental Health Counseling*, *41*(1), 65–79.

Luke, C., Miller, R., Beeson, E., Field, T., & Jones, L. (in progress). Ethical considerations of incorporating neuroscience into counseling.

Luke, C., Redekop, F., & Jones, L. K. (2018). Addiction, stress, and relational disorder: A neuro-informed approach to intervention. *Journal of Mental Health Counseling*, *40*(2), 172–186.

MacLean, P. D. (1990). *The triune brain in evolution: Role of paleocerebral functions*. New York, NY: Plenum.

Makinson, R. A., & Young, J. S. (2012). Cognitive behavioral therapy and the treatment of post-traumatic stress disorder: Where counseling and neuroscience meet. *Journal of Counseling & Development*, *90*(2), 131–140.

National Institutes of Health: BRAIN 2025 Report (2014).

Rogers, C. R. (1942). *Counselling and psychotherapy* (Vol. 298). Boston, MA: Houghton Mifflin.

Siegel, D. J. (2012). *The developing mind: How relationships and the brain interact to shape who we are*. New York, NY: Guilford Press.

Siegel, D. J., & Hartzell, M. (2003). *Parenting from the inside out*. New York, NY: Penguin.

Sommers-Flanagan, J. (2015). Evidence-based relationship practice: Enhancing counselor competence. *Journal of Mental Health Counseling*, *37*(2), 95–108.

Spunt, R. P., & Adolphs, R. (2017). A new look at domain specificity: Insights from social neuroscience. *Nature Reviews Neuroscience*, *18*(9), 559.

Van der Kolk, B. (2014). *The body keeps the score: Brain, mind, and body in the healing of trauma*. New York, NY: Penguin.

Wampold, B. E. (2015). How important are the common factors in psychotherapy? An update.

World Psychiatry, *14*(3), 270–277.

Yalom, I. D., & Leszcz, M. (2005). *The theory and practice of group psychotherapy* (5th ed.). New York, NY: Basic Books.

图表版权信息

第二部分

理论的整合

本书的一个独特之处在于，一方面刻意抵制用神经科学的研究来证明某种咨询理论，另一方面又高举神经科学作为解决社会中各种疾病的方法。相反，我假设读者已经开始将一些理论的某些部分融入他们的培训/工作中。神经科学既能促进他们的工作，也能挑战假设。因此，本书讨论了主流的流派取向，并探讨了拥护特定理论的咨询师可以如何开始在工作中纳入神经科学的发现。例如，如果花很多篇幅介绍心理动力学理论的所有迭代和变化，显然是多余的，所以我将尽力指出它的突出特点。

>>>

第三章
当代心理动力学取向与神经科学

◇ 杰德（或通常的来访者）是自身早期经历的不幸受害者吗？她注定要补偿未被满足的需求和欲望吗？

◇ 在我们的来访者中，有多少人的过往经历与治疗效果有关？在这种情况下，你如何定义治疗有效？

◇ 决策在大脑和来访者的生活中处于什么位置？是埋藏在深不可测的地方，还是运用自我引导的力量就可以进入的表层？

◇ 从来访者的早期关系史来看，治疗关系的作用是什么？

杰德（一）

杰德是一位 20 多岁的欧裔女性，患有焦虑和抑郁。她曾有过两次自杀尝试（她认为这么做是在试图求救而不是想结束生命）以及一段自伤的经历。她和弟弟的关系亲密而紧张，与父母住在一起。因为失业而缺钱时，杰德觉得父母虽然爱她，对她很有帮助，但也很被动，他们从未"强迫"她取得成就，更不用说追求卓越。杰德基本上读完了高中。虽然工作难找，她对工作也一直不满意，但她还是没有兴趣继续完成学业。

目前，由于经济压力，杰德暂未接受药物治疗，在她处于青春期后期时，医生已按实际情况开了抗抑郁药和苯二氮䓬类药物的处方。她描述自己在大部分时间感到"空虚"；她渴望亲密，但不知道如何开始亲密关系，更

不用说维持亲密关系了。这种空虚弥漫在她的想法和感受之中，使她对生命和生活感到矛盾。她否认有自杀意图，但是那个想法一直陪伴着她。

文化考量

本章的文化考量是对某种冲突的呈现，这种冲突并非自相矛盾的。精神分析的构想、发展和研究是以富裕的欧裔人为对象的，这限制了该流派近百年的跨文化可行性（Sommers-Flanagan & Sommers-Flanagan，2017）。相比之下，由弗洛伊德同时代的精神分析学家阿尔弗雷德·阿德勒（Alfred Adler）发展的个体心理学一直以来都在追求平等主义，以社会正义为导向，关注贫穷的被剥夺权利的个人。然而，这两种方法属于同一类，因为它们都强调早期经历。最突出的担忧是将精神分析应用于生活在边缘的来访者，所以在将神经科学与之整合时，必须认真考虑这些担忧并加以揭示。例如，精神分析有将女性的经历病理化的历史（Corey，2017）；而且只有一定财力的人方能进行精神分析，因为他们有足够的时间和经济资源维持长期治疗。此外，神经科学的整合可能会加剧精神分析方法的生物决定论意味。因此，咨询师必须仔细考虑自己的文化和来访者的文化，以明智且公平的方式进行实践。

简介

"跟我说说你的母亲吧。"

这句话经常被认为是弗洛伊德的典型思想，出现在人们对他的讽刺漫画中。但是根据弗洛伊德的理念，早期关系，尤其是与母亲和最初依恋对象的关系，对个体的发展至关重要。在职业生涯早期，弗洛伊德被描绘成一个江湖郎中；在维多利亚时期，他因其著作被奉为才华横溢的思想家；在职业生涯的后期，他又被批评为一位迷失的理论家，只探讨母亲和上帝的问题。一个多世纪以来，弗洛伊德毕生的工作带给他的荣耀与认可一直随着他在百年间被追捧的程度而波动（见图 3.1）。无论如何，不可否认的是，他确实名垂青史了。现代神经科

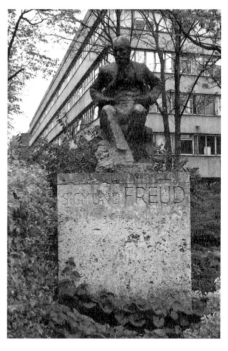

图 3.1　弗洛伊德的雕塑

学也在描述其理论的一些关键之处——至少是某些要素——是如何在大脑中发挥作用的。

本章讨论了精神分析思想的基础，以及后续延展出来的"心理动力学"（这两个术语常被互用）；强调了弗洛伊德理论的几个要素，这些要素在当代各种形式的心理动力学思想和实践中得到了体现；描述了神经科学的发现如何阐明记忆、意识和早期关系这三个要素，并概述了整合这些部分的方法。我们会陆续简要地讨论经典精神分析、当代精神分析以及整合的方法。在本书中，我延续了普罗查斯卡和诺克罗斯（Prochaska & Norcross，2014）对精神分析和心理动力学理论的分类，阿德勒心理学、自我心理学和客体关系都被归入心理动力学疗法。

精神分析理论

对经典精神分析思想的简要概述

早期精神分析建立在生物决定论的背景下，认为我们的行为由内在的进化驱力驱动。两种主要的驱力（性和攻击）主要是为了追求快乐（快乐原则）与避免痛苦。弗洛伊德用厄洛斯（Eros，快乐）和桑纳托斯（Thanatos，死亡）命名这两种驱力。人类的这两种主要驱力是"天生的"（我们将在后文中了解到，所谓天生的是一种误解，有时甚至是对大脑功能的误解；但考虑到它在日常用语中的使用，为了清楚起见，我对此给予了保留），在逃避毁灭的同时，不惜任何代价地寻求快乐。这些驱力贯穿发展的五个阶段（性心理发展理论）：口腔期、肛门期、性器期、潜伏期和生殖期，到青春期为止。事实上，这一理论认为，我们的性格在 5 岁时就被决定了。在性心理阶段发挥主要指导作用的是快乐原则，通过心理的三个结构来实现，即本我（它是幼稚的，是寻求自我满足的反社会的驱力）、超我（负责由道德驱动的认知抑制与行为抑制）和自我（介于本我与超我之间的指挥者）。

根据弗洛伊德的理论，这些（高达 90% 的）驱力、冲动和争斗都发生在我们的意识觉知和意识控制之外，对此我们也会回到神经学视角来进行探讨。也可以说，这些生物进化过程会在我们的思维、情绪和行为中发挥作用，其中大部分也发生在我们的意识觉知或意识控制之外。尽管该理论的许多方面在直觉上很吸引人，但它一直难以进行实证检验。弗洛伊德在使用循环论证的方法：观察病人，根据其经历发展假设，再基于假设解释后续的观察。这与如今一些理论的发展模式并没有多大区别，只不过我们现在有了更严格的方法学去粉饰偏差。撇开持续至今的争论不说，随着新的研究和新的评估方法的出现，弗洛伊德理论中的一些成分确实经受住了考验，尽管它们一路也在演变（Sommers-Flanagan & Sommers-Flanagan，2018）。

当代精神分析思想

据说，只有弗洛伊德才是唯一纯粹的弗洛伊德主义者。有很多人虽然是他的理论及方法的早期实践者，但是更多人发现，自己既要面对理论本身的局限性，又要面对他对发散性思维的低容忍度——想想被他从维也纳精神分析学会踢出的众多精神病学家［包括荣格（Jung）和阿德勒］就明白了。所以，尽管弗洛伊德理论的很多原则仍然保留下来了，但我们有理由相信，该理论在过去的一个世纪里已经发生了变化。今天的精神分析和心理动力学实践者已经对理论及其应用进行了一些必要的修改［或者，正如雷德科普（Redekop，2014）所强调的，比起弗洛伊德描述自己是如何对待病人的，我们开始认识到他实际上是如何对待来访者的］。首先，出于外部资源的实际情况的需要（管理式医疗），必须大幅度缩减治疗的频率和长度。现在，许多分析师每周与病人开展一两次会谈，为期6个月至2年，而不是完全依照弗洛伊德的说法——在5年内每周进行3～5次会谈（如今，精神分析师的受训也必须经过多年的精神分析才能获得资质认证）。

另一个带来治疗时长变化的实际原因是来访者的期望。当精神分析有力的竞争对手——行为理论——横空出世时，对方便性的诉求也受到了重视。当时的来访者和如今的来访者一样，都期望治疗是低频率的、低侵入性的、少拖延的，且能更快见效。他们寻求的是一级改变（减轻症状），而不是更耗时的次级（潜在系统）改变（见 Sommers-Flanagan & Sommers-Flanagan，2018）。如果他们见行为主义咨询师后仅用6次治疗便能缓解症状，就不太可能接受精神分析了——虽然精神分析可能会带来更持久的、更内在的变化，但不确定需要多长时间，也不能保证成功。如果家庭医生能开处方，就更好了（这不是说反对药物治疗，仅仅是为了反映长程疗法在当代文化中遭遇的竞争）。至少，来访者会尝试看起来最方便的方法（例如，行为治疗），然后才是精神分析。这给精神分析师带来了不小的压力，他们需要在关注治疗关系的情况下，在治疗目标上更以来访者为中心。我们不再认为寻求精神分析帮助的病人都愿意花上一段不确定的时间，去探索所有未解决的问题。

这导致精神分析师在评估和干预中变得具有指导性（见 Corey，2012；Messer & Warren，2001）。诸如自由联想、梦的解析和对防御机制的分析仍然是精神分析的标志，但咨询师被迫改变了传统技术。例如，普罗查斯卡和诺克罗斯（Prochaska & Norcross，2014，p.70）罗列了如今的心理动力学咨询师采用的几种方式：比起开放式治疗，更愿意对治疗次数做设置；聚焦于人际问题；更积极地处理移情；建立更稳固的工作同盟；比传统方式更快速地诠释和分析移情；带着目标聚焦于治疗过程。

反思问题 3.1

你可以暂停一下，思考下列问题：如果正如弗洛伊德所言，早期关系是人类发展的关键（并且假设神经科学也证实了这一点），但在人生的头几年里，虐待、忽视或无效的养育会造成伤害，那么一个成年人要花多长时间来解决这些问题，才能在当前的关系中更有效地进行应对？

会谈中的神经科学

杰德（二）

毫无疑问，杰德的咨询师会通过建立牢固的关系来为临床工作奠定基础，从而开始咨询。这需要分几个阶段进行，包括收集信息，穿插着治疗性反映、重述、澄清和总结；通过努力沟通，杰德所表达的东西受到了重视。咨询师也会运用她的口头语言、肢体语言和副语言传递共情——在这一刻，从杰德的视角看，透过昏暗的玻璃看这个世界。收集了足够的心理社会性信息，杰德的咨询师将会采用邀请式的、反映性的姿态，使杰德可以

> 与会谈中的情绪空间和会谈内容"坐"在一起。这将和杰德体验过的关系非常不同。

迈向整合

表3.1概述了当代精神分析和神经科学整合的三个要点。这将作为后续讨论的导图。首先，西格尔（Siegel，2006）提出了人际神经生物学（interpersonal neurobiology，IPNB）方法，强调了早年的依恋和生命全程的关系的神经基础。对于西格尔（Siegel，2006）、拉马钱德兰（Ramachandran，2000）、肖勒（Schore，2005）以及贝克斯、伊泽曼和托普斯（Beckes，IJzerman，& Tops，2015）等学者而言，最好是在与他人联系的背景下展开对大脑的理解和探索。在精神分析理论中，无意识的久负盛名的作用在神经科学文献中得到了广泛的探索。其中最主要的研究是本杰明·利贝（Benjamin Libet，1993）和约翰·瑟尔（John Searle，2004，2013）促使我们进一步理解了发生在意识之外的神经加工的作用（因此是无意识的），并解释了人类的行为如何常常违背他们的"意愿"。相似地，记忆经常在我们的意识之外发挥作用，编码输入的感觉信息和背景信息。这种理解进一步促进了咨询师与来访者的工作，因为来访者的潜在记忆可能会影响他们当前的思考、感觉和行为。［即使是从心理动力学的角度出发，对于任何咨询师或心理学专业的学生而言，这个话题显然太宽泛了，不能涵盖所有视角。我的目的是从上述内容中摘取某个观点，并介绍一些术语和相关作者，以供读者进行额外的阅读和研究。例如，艾伦·肖尔（Alan Shore）和邦尼·巴德诺赫（Bonnie Badenoch）对我们理解潜在的整合路径做出了很大的贡献。巴德诺赫的工作是西格尔的人际神经生物学——本书的重要参考——的一个分支，其自身就是一个理论。

然而，因为我们的目标更宽泛，所以无法重点关注这一理论。]

表 3.1　整合概念导图

神经学概念	心理动力学成分	治疗价值
早期关系与大脑发展——大脑在关系的背景下发展；贝克斯等人（Beckes et al., 2015）激进具身化的依恋和关系理论	**早期关系**——多年来，精神分析一直致力于更详细地确定早期关系是如何形成的；这些早期关系如何影响后来的关系；临床工作如何积极地影响这些关系，即哪些治疗关系方面的行为有助于修复由父母不恰当的养育或虐待造成的损害（Redekop, Luke, & Malone, 2017, p.104）	在神经学水平上，阐明对人际关系的需求及其力量
意识——由于适应性的原因，大脑在不同程度的觉知或意识下运作（尽管这些过程也可能出现问题）	**"下意识"**——受本能驱动，在觉知之外运行，并指挥思维和行为，亦适用于关系模式	有助于挑战我们认为自己在多大程度上是能意识到的，在多大程度上是无意识的
记忆系统——大脑如何编码、储存和提取信息，尤其是在早年记忆的编码以及晚年信息的提取之间进行比较	**早期记忆**——无论早期记忆是否被压抑，早年经历以及对这些早年事件的感知都塑造着我们当前的功能	挑战记忆实际上是如何工作的（相对于感知和记忆的局限性而言）

早期关系

　　理解精神分析理论的其他基本转变至关重要。这种所谓的转变（Redekop，2014）并不会减少精神分析思想中涉及关系的变化，或更恰当地说，并没有削弱关系在当代精神分析思想中的重要性（Neukrug，2018）。也许，最引人注目的，是从单向关系到双向关系的转变（从"分析师接收和解释来自病人的信息"到"来访者与咨询师或分析师之间的交流"（Redekop et al.，2017）。虽然我们现在把分析师称为咨询师。换言之，"一个人"的心理学专注于病人的心理反应，而"两个人"的心理学认为治疗源于两个个体间的相互作用（Luborsky，O'Reilly-Landry，& Arlow，2008，p.27）。这代表着感知和角色在临床环境中发生了巨大的转变，并且突出了当代心理动力学理论的三个主要领域：依恋、意识和记忆。虽然有争议认为还有更多更重要的领域，但在这三个领域，我们发现了来自临床和神经科学方面的很多实证性支持证据——我们将从这里开始。

反思问题 3.2

一名优秀的阿德勒学派的咨询师可能会建议来访者反思童年的某次经历。

- 你的脑海中浮现了什么？
- 这些经历浮现的背景是怎样的？
- 谁在那里？和这些经历相关的想法和情绪是什么？
- 你认为它如何影响你现在的想法和行为？

要回答这些问题，一个重要的考量可能是你和周围人的关系（主要照料者的出现或缺失非常重要）。现在思考一下：你的早期依恋如何塑造了你目前的人际关系？带着这些记忆，下面将从神经科学的视角探讨依恋关系。

邦尼·巴德诺赫（Badenoch，2008；Badenoch & Kestly，2015）和路易斯·科佐利诺（Louis Cozolino，2010，2017）精彩地讨论了神经科学如何加深了我们对早期依恋研究的了解，以及在缺失或拥有健康的人际关系的情况下，大脑是如何运作的。以约翰·鲍尔比（John Bowlby，1969，1988）和玛丽·安斯沃思（Mary Ainsworth）的作品（例如，Ainsworth，Blehar，Waters，& Wall，1978）为基础，有关人类和动物模型的神经科学已经证明，健康的人际关系（尤其是婴儿／儿童和主要照料者之间的关系，但也会延续至成年期的关系）能使个人免受压力对身体和心理的有害影响（Cozolino，2017）。从本质上讲，人际关系为人的总体健康提供保护和支持（Jones，2017）。科佐利诺（Cozolino，2017）梳理了儿时的依恋类型与成年期的表现之间的关系（p.203），如表 3.2 所示。安全型依恋的孩子的父母拥有详细的记忆、采取不偏颇的视角，表现出具有整体性的叙述。回避型依恋的孩子不因分离而烦躁，不寻求与母亲近距离接触，其父母表现出对早期关系的轻视态度，在回忆童年经历时，所提供的信息与实际有差距。焦虑－矛盾型依恋的孩子既不寻求与母亲亲密接触，也不会在被抚慰时对依恋做出良好的反应，其父母表现为"心事重重，备感压力，难以把听者的观点记在心里（Cozolino，2010，p.203）。最后一组是混乱型依恋儿童，他们以混乱的、自伤的行为为特征，其父母通常会报告创伤史、未解决的丧失，以及缺乏判断力的、冲突的行为。

表 3.2　儿童期依恋对成年期的启发

父母的成年依恋类型	儿童的依恋类型
自主的	安全型
忽视的	回避型
纠缠的－过分关注的	焦虑－矛盾型
未解决的／混乱的	混乱型

这里至少有两点与咨询师相关。首先，父母的早期依恋影响自身成年后的依恋类型，接着继续影响其孩子的依恋。在临床上，咨询师会遇到急性创伤症状，也会遇到依恋问题的慢性代际周期。咨询师的任务是使用相关的神经科学信息以及经过磨炼的临床技能干预这些周期，打破自我挫败的依恋模式。其次，它展示了早期对生物／遗传、经历和环境的作用的描述，有助于向来访者展示我们的临床蓝图。来访者向咨询师呈现的问题很少是与右脑的直觉相协调的（更多信息见下文）。

另一种思考方式是通过研究大鼠的模型来理解人类依恋和早期关系。韦弗等人（Weaver et al.，2004）确定了母性关爱的表观遗传影响。化繁为简地说，表观遗传意味着环境因素对基因表达的影响；或者亲代信号的分子转导，借此结合经验转化为神经生物学结构（Zhang，Labonté，Wen，Turecki，& Meaney，2013）。换句话说，母性行为直接以支持生长和发育的方式影响婴儿／儿童大脑的变化。科佐利诺总结了缓慢和快速的基因变化，并描述了"母性行为影响大脑结构变化的三种主要方式——学习和可塑性、应对压力的能力以及成年后的母性行为"（Cozolino，2017，p.241）。学习和可塑性指的是儿童有一个安全的基础，可在此基础上探索周围的世界，表达创造力，支持大脑发育和灵活性。应对压力指的是基因遗传、经验依赖性可塑性以及塑造，因为它们会相互作用以支持大脑功能的发展，从而管理压力源，包括从母亲那里获得调节。成年后的母性行为是指当青少年长大后为人父母时，这些行为会影响他们如何养育自己的子女。

即使是经验有限的咨询师也可能会认识到以下情况：祖父母带着其孙辈来接受治疗，并花大量时间描述小来访者那"无用"的父母——他们恰恰同时是祖父母的成年子女和小来访者的父母。在许多情况下，祖父母会不带讽刺意味地描述这种动力，未能将代际学习和传递联系起来。这并不是说祖父母要为孙辈的选择负责，而是说明从表观遗传和代际的角度来探索这些关系是很重要的。

艾伦·肖勒（Alan Schore，2010a，2014）对早期依恋的力量与脑发育的关系进行了丰富的描述。正如在第二章和上面简要讨论的，我们目前对大脑结构和功能的看法是，右脑容纳了我们的情绪和关系联结功能。因此，主要照料者的右脑与婴儿及儿童的右脑相连。这种字面上和隐喻上的联系允许母亲帮助孩子进行自我调节，因为在如此早期的发展阶段，孩子还没有完全发展这些能力。例如，当孩子所处的环境中发生了令人担忧的事情，他的第一反应是恐惧和失调，除非这位母亲以自我调节来照顾他。母亲自己大脑中的自我调节反映在刺激儿童大脑的健康发展上。肖勒这样描述："因为人类的边缘系统能在出生后一年半的时间里髓鞘化，早熟的大脑右半球——与边缘系统紧密连接——正处于生长突增状态。所以依恋联结主要影响大脑右半球的边缘和皮质区域（Schore，2010，pp.21-22）。肖勒引用了下丘脑—垂体—肾上腺轴（hypothalamic-pituitary-adrenal axis，简称 HPA 轴）在调节应激反应中发挥的主要作用（见图 3.2）。

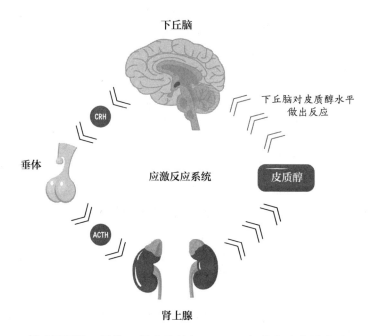

图 3.2　HPA 轴（下丘脑—垂体—肾上腺轴）　ACTH= 促肾上腺皮质素（adrenocortico-tropic hormone），CRH= 促肾上腺皮质素释放激素（corticotropin releasing hormone）。

这个系统是通过婴儿与照料者之间的深层联结发展起来的。为了更形象地说明这一点，主要照顾者对婴儿调节的疏忽与忽视可能并不像曾经假设的，是一种被动的行为，而是一种主动的发展阻碍，在很多案例中导致了脑损伤。因此，我们不难反思躯体和性虐待对这些相互联系的、自我调节的神经回路有何影响 [参见佩里（Perry，2006）的扩展讨论：关于创伤的神经生物学及其对依恋的影响]。

鉴于目前的情况，你会如何计划与杰德的治疗？她在什么样的依恋类型中长大？你能根据科佐利诺的表（表3.2）预测杰德成年后的行为吗？这显然是坏消息，那有什么好消息吗？为了回答这个问题，我们需参考那些探索这些联结如何缺失或如何发生了畸形的深层理论。基于西格尔的人际神经生物学，巴德诺赫（Badenoch，2008）写了一本精彩的书和治疗手册，强调了人际神经生物学的四个原则：（1）神经整合，（2）右脑对右脑，（3）情绪调节，（4）共情性觉知。在认识到这些回路在适应良好的个体身上的重要性之后，巴德诺赫还提出了一个能引领治疗的关于健康的定义。

> 心理健康被定义为个人的幸福和充实的人际关系，是大脑日益整合的结果。（Badenoch，2008，p. xxii）

巴德诺赫以强有力的意象为起点来治疗她的病人，强调关于痛苦的语言，从将痛苦描述为病人必须与之搏斗的"怪物"，变为"突触激发"——仍然是虚构的，但把焦点从与难以击败的"怪兽"搏斗，转变为操纵并最终调节脑细胞和神经回路。而这是非常强大的。在这一点上，巴德诺赫通过向她的病人介绍"把大脑抱持在心智里"的话题，重新引入了心智与大脑的问题，避免他们在对抗传说中的"怪物"的战斗中萎靡不振，而向他们呈现事实，即大脑一直在传递误导心智的错误信号。正是在这里，心智与大脑的问题在临床环境中变得没有了实际意义。来访者可以在很大程度上受益于心智的外化，能够独立评估什么是自我挫败的脑功能。正是在人际关系的从右脑到右脑的背景中，来访者从咨询师为他们树立的自我调节榜样中学习，并开始相信他们的心智可以改变他们的大脑。一旦这种转变发生，他们就不再是早期关系体验的奴隶了，因为他们的大脑能够以更准确、更有效的方式自由地记忆伤害性经历。

很显然，基因不能绝对地定义行为；产前及产后的环境因素在发展性起源中起着关键作用。社会环境（尤其是由母婴共同创造的社会环境）直接影响基因与环境的交互作用，从而产生持久的影响（Schore，2005，p.204）。

新手咨询师尤其容易在早期就被治疗的"数据"淹没。在与杰德的治疗片段中，就有许多咨询师可考虑的元素。根据上述关于依恋的简要信息，谈论杰德的早期依恋关系变得很具吸引力，最终成为治疗过程的一部分。然而，从神经科学与心理治疗整合的角度来看，最好聚焦咨询师与杰德之间的依恋关系。这可以从基本的关系建立延伸到右脑的联结，激活可能已经潜伏或萎缩的依恋回路。孤立、空虚及关系对于杰德这样的来访者来说仍然是抽象的概念。与咨询师此时此地的接触，对咨询师显露出的不易觉察的接纳的无意识关注，才使得杰德开始体验到依恋关系，而不仅仅是去谈论它。

会谈中的关系

杰德（三）

杰德的咨询师意识到，从存在主义或体验的角度看，杰德并不是独自进入咨询室的；她还带来了漫长的个人关系史，伴随而来的是对关系的普遍看法。咨询师基于自身的理论取向，对这种早期依恋形式和功能做了一些明确的假设，并在治疗关系中适应杰德的行为模式。咨询师很早就意识到在治疗关系中变得依赖的倾向，尽管她曾被利用她的那些伴侣反复伤害。咨询师抓住了时机，为杰德建立健康的边界树立了榜样，设定了情绪、认知和行为的界限，并遵守这些界限。这意味着当杰德试着在非治疗时间尝试从家里给咨询师打电话，随后感到被拒绝，继而想通过噘嘴、扮演受害者来"惩罚"咨询师时，咨询师做出了杰德意想不到的反应：她回应以共情地换位思考，验证她的感觉，然后重申她们的关系界限。因为咨询师已经奠定了这样一个坚实的关系基础，所以尽管杰德感到困惑和惊慌，但她还是学到了一些东西。每当她这样做的时候，她的大脑就会对她们两人的右脑之间形成的一对一关系做出反应。咨询师可能会和她讨论一些关于早期关系的神经科学方面的心得。与主要照料者的早期关系（1）可为以后的关系奠定模板，（2）能促进或限制对认知和情绪健康至关重要的大脑区域的发展，（3）会在当前与咨询师的关系中发挥作用。

意识

虽然意识是一个常用词语，但是很难说清其结构和意义。为后续阅读做准备，请先思考以下问题。

- 意识的本质是什么？
- 你会去哪里找意识？
- 在人类经验中，有多少成分是以意识或无意识为基础的？
- 有可能把无意识材料带入意识吗？

对弗洛伊德来说，绝大多数的人类经验存在于意识之外，或属于无意识。他的冰山模型清楚地说明了这一点：我们在意识表面所看到的形状、运动或物质取决于意识以下那90%的心灵。因此，在这个模型中，我们所感知到的自由意志绝大部分都是虚幻的错觉。在我们的现代社会中，如果没有彻底灌输弗洛伊德的思想，将很难描述这种主张的力量和影响。然而，无论后来的理论家是支持还是反对，它仍在心理学中留下了自己的印记；弗洛伊德式思想在过去是一种催化剂，且现在仍然是。毫无疑问，弗洛伊德对无意识如此着迷，因为无意识的存在源自生物决定论，这种决定论根植于达尔文关于进化理论的著作，并日益被人们所接受。

在当前的时代，借着神经科学的发展，我们正以崭新的方式回溯这种思想。坊间传言，90%的大脑活动（或行为，或决策：取决于所听到的传言版本）在我们的意识之外。我们跟随勒杜（LeDoux，2003）对这些"坊间传言"的质询，花了不少时间进行溯源，最终发现在市场营销领域的出版物中有这些观念，但不是每一种营销学都有此言论。猜得没错，这些观念来自神经营销学。他们声称，人们所做的选择有90%来自意识之外。这是一个重要的但很难用实证证明的说法。鉴于这一新兴科学还处于早期发展阶段，很少有神经科学家会公开发表这样的声明。然而，这样的主张之所以获得了关注，一部分是因为弗洛伊德，另一部分是因为该主张主要来自利贝在过去30多年里率先进行的研究。

从本质上说，利贝的实验室实验测量了被试大脑激活（代表引导决策的信息加工过程）和他们意识到自己正在做决策时的时间差。在过去30年间，他的发现始终表明，信息加工和决策意识间的神经关联存在接近几秒的滞后。利贝（Libet，1993，2004）及其同事得出这样的结论：尽管我们可能认为"瞬间的决定"是瞬时的，但大脑是在意识之外做出决定或参与决策过程的。因此，我们所认为的有意识决策已然发生在我们的意识之外。

当我们讨论无意识及其在治疗中的作用时，必须考虑这项了不起的研究。虽然这些发现很有说服力，但我们在为这项研究出发做推论时，仍需谨慎。对治疗来说，最重要的必须考虑的因素和启示是元认知。虽然在采取行动之前，许多决定未经考虑，但是就目前所知，我们人类仍然是唯一可以思考自己思维的物种。马克·吐温（Mark Twain，1897）曾说："人类是唯一会脸红或需要脸红的动物。"在信息加工和决策过程中，我们可以随时停下来问问自己正在思考或做什么，以及为什么我们会以某种方式思考或行动。在这种情况下，我们看到了经典精神分析理论和认知行为理论的主要分歧。弗洛伊德（在他自己心中）无可辩驳的论点是，只有精神分析才可以使无意识进入意识。无意识一旦被揭示，单凭自我觉察就足以带来改变（Alexander & French，1946）。[读者可以参考雷德科普（Redekop，2014）的自我觉察方式，该方式挑战了"自我觉察实际上不是行动"的观念。他以一种实用而令人信服的方式提出：在弗洛伊德和后来的精神分析学家看来，自我觉察即行动。]相较之下，认知行为治疗并不否认过去的经历在塑造思维和行为方面有重大意义；然而，尽管自我觉察可能对某些人来说很重要，但对于大多数人来说，它还不足以促使改变发生。这是一个重新思考我们的思维的过程，只要我们愿意，就能获得克服它们的力量。

马舒尔和胡代茨（Mashour & Hudetz，2017）为咨询师提供了一种思考意识的方式。他们通过对麻醉效应的研究来描述意识。这项研究对咨询师而言有双重意义，即意识是多维的，人类不仅仅是有意识或无意识的。例如，科吉、马西米尼、博利和富海（Koch，Massimini，Boly，& Tonomi，2016）就从内容特异性和全意识的角度描述了意识。结果就是从神经科学的角度看，关于"意识或无意识"的争论是没有意义的。再如，斯托姆（Storm et al.，2017）讨论了与意识有关的无数神经生物学结构和系统，以及特定类型意识的相对效应。根据马舒尔和胡代茨的观点，意识有两个方面：水平和内容。

> 从概念上讲，意识的水平指的是个体的意识程度，即反应、专注和警惕的程度，与之相对应的是困倦、迷糊或无意识的程度。意识的内容是指个体在特定时刻的主观体验（Dehaene & Changeux，2011）。从经验上讲，意识水平可以通过睁眼、对口头指令有目的的反应、反应时或在某些情况下的神经生理学测量来进行评估。同样，意识的内容也可以通过认知测试来经验性地确定。例如，通过对刺激属性（如对比、持续时间或掩蔽）进行适当的操作，或通过评估让受试者报告对可感知或不可感知的感官刺激的觉知。"意识水平"有时与"清醒程度"或"唤起程度"同义，"意识内容"则与"觉知"或"主观经验"同义。（2017，p.3）

马舒尔和胡代茨（Mashour & Hudetz，2017）的观点的第二个含义是有关麻醉对意识影响的争论同时凸显了自上而下和自下而上的效应。这意味着意识可能存在于脑功能的皮质水平以及脑干水平。有一点是不证自明的，即在对我们自己或与来访者的反思中，我们所做的很多事情，是未加解释的。除此之外，还有一点是明显可证明的：许多脑功能在意识外运作。这既有实证基础，又有经验基础。第一，生物学基础是：位于中枢神经系统之上的脑负责调节心跳、呼吸、与姿势有关的肌肉收缩、内脏活动等。这些自动与自主的过程维持着我们的生命，追求生命存续，以及避免或逃避危险。这在逻辑上引出了第二点：我们经常发现自己在以自己无法完全理解的方式思考、感受和行动，甚至经过反思也无法完全理解（见 Boly et al., 2017）。想想看，当你看到一个人的名字让你想起儿时你与一个同名之人的一段经历时，你的反应是什么？或者，回想一下驾驶汽车时经历过的"公路催眠"（你怎么也记不起来那段路程了）。

咨询师该怎么办呢？有两种情况：第一种情况是战斗／逃跑／冻结反应系统。我们会在瞬间加工某个真实存在或是被感知到的威胁体验，即无意识系统会马上行动。在第二章简要描述过的自主神经系统引导这一过程。首先，在大多数情况下，通过我们的五感（有时也会通过我们的"直觉"或本能），会产生一种"有些事情不对劲"的感觉。而后，这些输入经过大脑的两个系统。第一个（也是最快的）系统通向情绪中心，被称为边缘系统，也是杏仁核之所在。正是在这里，情绪记忆得到加工，当下的知觉与过去的记忆得到比较。作为自主神经系统工作的第一步，杏仁核可帮助确定威胁是否明显真实存在，应对其采取什么行动：战斗、逃跑或冻结（这是在系统被刺激淹没时做出的反应）。第二种情况是，如果边缘系统感知到威胁并不是那么显著，信息就会被发送到大脑皮质，进行进一步的加工：信息收集和理性分析。我们很少意识到这一切的发生。我们可能经历过恐惧、不安或毛骨悚然，但这个过程是无意识的。进一步来说，我们会感到反胃，手心出汗，或是肌肉紧张。这些都是无意识的信号，告诉我们哪里出了问题。在本章中，我们将进一步探讨意识的这个方面。

这些关于脑和神经系统的观察和事实带来了一些基本问题：为什么我们会对某些事情产生恐惧而对其他事情不会？我们注定要被对于刺激的无意识

加工控制吗？一个恐惧或焦虑的人（如患有特定恐怖症、广泛性焦虑障碍，或有过创伤经历）可以怎么做？

神经科学的发现与精神分析方法在意识方面的整合实际上涉及对思维、情绪和行为背后的动机的觉知及关注。在一项关于意识的经典研究中，研究人员设计了一种意识测验。在测验中，当一个实验参与者走近服务台时，一位男性服务员会跟他打招呼。当服务员走开后，他会偷偷地躲在服务台下面，一位长相相似的男性会扮演他。无论在实验的当下，还是在后续的回顾性会谈中，大多数实验参与者并没有意识到这一变化，只有个别实验参与者意识到了。研究人员假设，觉察上的差异与目前被称为"变化视盲（change blindness）"的概念有关，但还没有具体的结论。

身为读者的你可能是一名心理学专业的学生，熟悉并喜欢这项研究。许多其他的研究已经确认了选择性注意与其他类似的现象。人类的行为方式是在意识之外的，因各种原因而选择性地关注环境刺激。对咨询师来说，在临床上最有价值的是：（1）事实上，我们作为人类，经常以自己无法解释的方式行事，在不太有意识的情况下运作；（2）将注意力集中到这些未被注意和未被承认的动机和行为上，具有重大的临床意义。因此，精神分析理论总是被用来为这些问题提供具体的方法。

会谈中的意识

杰德（四）

　　杰德的咨询师若运用精神分析与她工作，可能会回到关于早期经历的阿德勒式提问，本次会谈尤其关注早期关系经历，如下所示。

　　咨询师：杰德，你一直在给我讲述目前的人际关系，以及如何从孤独和空虚中寻求解脱。你也描述了这么做对你来说有多么困难。我在想，你是否可以说说早期记忆中的重要关系。

杰德：（描述早期如何尝试与为人浅薄的父母建立联系。）我记得我想要更多，但不知道如何去要求，我也不理解与之相关的感觉。我想那感觉像是被拒绝。我开始假设这就是亲密的含义：有限的情感表达、缺乏深度的对话之类的。

咨询师：当你这么描述的时候，你注意到自己怎么样了吗？

杰德：老实说，没什么。只不过是一些事实。

咨询师：你所描述的这些会如何影响你与他人建立亲密关系时的互动？

杰德：我以前从没和他们建立过关系。也许我需要把从父母那里习得的人际关系应用于目前的关系中？

咨询师：在我看来是有道理的。现在你对我们的关系有何体验？

杰德：体验吗？

咨询师：当我们相遇时，在你的身体、思维或任何地方，都发生了什么？

杰德：哦，我既喜欢又讨厌和你见面（紧张地笑）。有时候，这种感觉和我想从其他关系中获得什么一样。有时候，我又觉得内心真的被暴露了，很脆弱，想要逃跑。

咨询师：所以也许你感觉这种关系有点矛盾？也许你对别人也有同样的感觉，但我们的关系更安全。

杰德：是啊，我能感觉到。但是，为了获得我想要的，难道我不能做点不一样的吗？

咨询师：也许吧。一种解释可能与我们大脑的运作有关。表面上，你想要亲密的关系。但实际上，关系又意味着风险，在另一个层面上，关系让你觉得不适。这在不健康的人际关系中被反复强化。在你的意识外，冒出了在关系中以弄巧成拙的方式行事的决定，所以当你行动的时候，行为已经不受意识控制了。

杰德：这太让人难以消化了。

咨询师：没错。这只是对我们后续要做的事情的简要介绍。我们的工作将集中于如何使这些过程进入意识，帮助你对意识更有掌控感。

在实践中

在读完这些内容后，请放下书，花片刻时间反思在计算机前时你的手通常在什么位置。像许多人一样，你可能会注意到自己的手掌朝下。现在，花3分钟时间，手掌朝上坐着，双手放在大腿上。坐直，试着放松你的双手、手臂和肩膀，同时专注于放松地呼吸。

你的手臂感觉如何？你的肩膀、胸部和背部呢？许多咨询师或来访者会这样反馈：坐在计算机前时，他们的前臂会因为重复的动作而感到疼痛。更多的人反馈，他们肩膀和胸部打开时的姿势很放松。这里的重点是我们做了许多自己没有意识到的事情，有些可能对我们的健康有害。这个练习可以很有效地向来访者说明这一点。在咨询中考虑意识时，要重点留意大脑和身体的多重系统会在意识之外运作以保存资源——这不是弗洛伊德的固有观点；人类通常会先行动，并在事后寻求解释或肯定之前的行为；我们常常没有觉察到正在发生什么，意识存在于觉察的连续体中。因此，从意识程度的角度考虑可能更实用，对个体无益的下意识反应可以被更多地带入意识，以便在咨询中进行调控或修正。

记忆和回忆

你还记得你的童年吗？在我的印象中，若要回忆童年经历，不需要了解记忆的结构或编码加工。这是怎么发生的呢？我在那个年纪的记忆力很好，对吧？实际上，我后来了解到，我的"记忆"被嵌入了许多反复听闻或被讲述的故事，这并不是自婴儿期（2岁以下）开始的、对特定事件的一种回忆；这是相当普遍的现象，反映了人类记忆的复杂性和局限性。卡特（Carter，2009）很通俗地总结了关于记忆的文献，当我们更仔细地观察这个现象时，就能通过解释现象给出这样的描述：事实上，记忆不是对一段经历的回忆，而是对你上次回想起这段经历时的回忆（p.165）。换句话说，我们通常所指的回忆，实际上是对记忆的重建。为了厘清记忆中已有的和缺失的，我们将从记忆的结构讲起（见图3.3）。

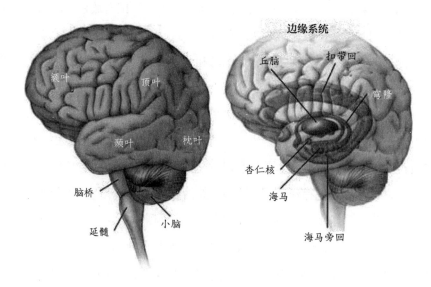

边缘系统
丘脑
扣带回
穹隆
额叶
顶叶
颞叶
枕叶
杏仁核
脑桥
海马
延髓
小脑
海马旁回

图 3.3　杏仁核和海马

首先，在储存记忆、检索记忆和记忆污染方面，记忆系统都是不完美的（Lane，Weihs，Herring，Hishaw，& Shaw，2015）。这是咨询师受训时就了解到的一个基本概念，用于理解来访者实际上在说什么（尝试扮演一下"犯罪现场"调查者，调查来访者所讲述的故事的真相，理解对来访者而言的"真实"）。这就顺理成章地引出了对于意义建构以及神经科学的发现如何以类比的方式建构意义的讨论：我们看到了对神经科学应该寻找什么的反思（思考一下柏拉图的洞穴），而不是清晰地知道那是什么。这有助于咨询师从寻找来访者故事中真实的事实，转变为探索对于来访者来说什么才是真实的。记忆往往是这种讨论的一个很好的切入点，因为它的性质很复杂——无论是在个人应用还是专业工作中，都难以解释，容易造成误解。

记忆的类型

程序性记忆包括被称为习得性行为的记忆，例如，步行或骑自行车。程序性记忆在不需要意识加工的机械动作中起着关键作用。想象你必须有意识地关注走出的每一步或者努力想着刷牙过程的情形。当手指被刺伤或受伤时，我们都体验过程序性记忆的重要性。突然间，每一个用到手指或四肢的动作都需要你投入更多的思考，那些行为至少进入了意识的觉察，然而在通常情况下，这种情况并不会发生。

恐惧的记忆包括存在于意识和无意识中的记忆。在我写这一段时，一项新的研究同时证明了记忆的缺陷，以及与恐惧的记忆相关的机制。在这个研究中，拉米雷斯等人（Ramirez et al., 2013）用一根小小的光纤刺激了小鼠海马的一部分，这个区域与恐惧有关。与此同时，小鼠在笼子里受到了轻微的电击。随后，小鼠对它们大脑曾单独受到光纤刺激的房间做出了反应，就好像它们正在受电击。

根据肖勒的研究，在心理动力学治疗流派中，情景记忆或自传体记忆属于最重要的记忆类型。肖勒（Schore, 2005）对于这一记忆类型带给心理治疗的启示进行了大量研究。

语义记忆或陈述性记忆涉及"孤立"的信息，主要是事实（Carter, 2009, p.155）。它们基本上和情绪不相关。

外显记忆包括对信息或事件的有意识预演。举个例子，回忆一段你对自己说"我想记住这一点"的经历。

内隐记忆，与外显记忆的有意识编码加工相反，包括被无意识地编码进记忆的想法、情绪和事件。它们包括意识之外的感知，比如那种在"某人"身边的"某种感觉"。在肖勒对于神经科学和精神分析疗法的整合研究中，这种记忆是关键。我们将在下面讨论这个问题。

沙克特等人（Schacter，Chiao，& Mitchell，2003）阐述了他们所谓的"记忆的七宗罪"，即根据我们的主流文化记忆隐喻人类的记忆是如何使我们失望的。表3.3描述了各宗罪。当你了解了它们之后，想象一下，这对咨询师推进与来访者的工作有何影响。

表 3.3　记忆的七宗罪

短暂——随着时间的推移，记忆的可及性逐渐降低

例子：简单地说，就是忘记过去了很久的事情
杰德的例子：当被问及在学校的经历时，杰德似乎大脑一片空白

走神——一时没留意，导致遗忘

例子：忘记汽车的位置
杰德的例子：不止一次，杰德在赴约时提早了或迟到了30分钟或60分钟

阻塞——信息是存在的，但只是偶尔可及

例子：舌尖效应
杰德的例子：当被问及她最早的记忆时，杰德说在8岁左右

错误的归因——记忆被归于错误的来源

例子：梦境和记忆混淆
杰德的例子：常常，当谈论过去时，杰德会开始描述一个事件，但很快就意识到这是一个幻想，却和真实的记忆混为一谈

暗示性——把从来没有发生过的事情植入记忆

例子：主要的问题导致了错误的记忆
杰德的例子：杰德的咨询师从过往对来访者的治疗经验中意识到，对于杰德的感受、记忆和其他经验，应询问主要的问题，这是因为我们在各种怀疑中过滤暗示的能力有限

偏见——当前的知识和信念扭曲了我们对过去的记忆

例子：根据当前的活动回顾过去的态度
杰德的例子：杰德在下列方面都有进一步的困难：识别除了与情境中的受害者相关的事物，将每一个事件、关系和询问都解读为是具有威胁性的

坚持——我们不想要的永远忘不掉的回忆

例子：创伤性战争记忆
杰德的例子：杰德总是提及她不能告诉任何人的"东西"，因为这些"东西"太痛苦了，却忘不掉。在一瞬间的顿悟中，她也在想，这些"东西"在当时是否像当下在她的脑海中那样重要

计算机内存模拟（信息加工模型）

因为人类的记忆系统太复杂了，所以我们通常会借助类比加以理解。例如，对于人类记忆的最著名的类比——计算机内存。简单地说，计算机内存首先是存储系统本身的硬连线程序。即使是目前依靠远程访问的"云"储存，也必须实地存在。当使用计算机或其他电子设备时，为了让设备储存产品或图像，我们要按"保存"键。这个保存的过程是在设备的内存中写下产品或图像的编码版本，作为精确的副本，直到被检索。准备好后，用户选择编码文件，并将其拉出。整个过程（包含储存、编码和检索）都相当简单。当一个保存文件被访问时，我们完全有理由相信文件的完整性。毕竟，我们运用了始终如一的代码把它保存在某个地方。

计算机内存的比喻一直以来都能很好地用于理解人类记忆的功能，这样的比喻得到了普遍认同。然而，这个比喻有一些基本错误，扭曲了我们理解记忆的能力。临床工作者若想理解来访者的记忆的含义，这些基本错误就显得尤其重要。让我们来看几个例子。

首先，计算机发展至今，其内存使用了一种在封闭系统中对数据进行编码的程序。相比之下，人的记忆是一个在相对开放的系统中发生的电化学过程。因此，记忆经常在编码加工中出现错误。信号接收、传输和编码都是如此，其过程容易受到"污染物"的影响。例如，计算机的内存不包含早期记忆和事件的残余物，歪曲正在传输的图像或数据。（虽然我确信计算机科学家能够在计算机记忆和人类记忆中发现类似的问题，但对于普通的、日常的终端用户，我将继续简化讨论的内容，特别是机器学习和人工智能强化记忆的隐喻。）然后是检索过程，在其中，计算机内存基于预设指令，从一个数据源中取出信息，完全复制原数据（当然，除非硅基计算机遭破坏或感染了病毒等）。这些可能类似于有机大脑的疾病，不在我们的工作范围内。此外，当人类检索记忆时——这在所谓的自传体记忆中非常重要——这些记忆实际上不是原信息的复制品；相反，它们是来自大脑不同记忆区的组合，被重新整合成一种我们称之为记忆的新事物。

信不信由你，计算机终归不会像人类那样体验情绪和动机。计算机能够基于任何意图和目的进行完美的回忆。然而人类做不到，即使回忆只掺杂着一小撮情绪内容。即使是不包含情绪的记忆，如果在情绪激动时回忆，也会歪曲一个人的记忆。

尽管我们可能因为担心丢失资料而反复多次点击计算机上的"保存"按钮，但计算机实际上并不需要排演这些信息来进行编码。相比之下，除非是在创伤的情况下，否则人类都需要排演信息，以克服记忆的自然边界限制。有没有想过为什么电话号码是七位数？这是我们的大脑的工作记忆所能储存的平均信息量，我们要一遍又一遍地重复它，直到我们把它写下来了。

正如下面讨论的比喻：在大多数情况下，在计算机内存中，输入的资料几乎与输出的资料无异。当我撰写这一章并重读自己的著作时，体验到了这一点。试想一下，我读完了已保存的部分，却失望地发现它丝毫没有提升！

就记忆而言，特别是与创伤相关的记忆，精神分析流派为理解记忆的影响和如何记忆提供了一种向前探索的方式——这是关键：在回忆过程中经历了什么或是重新经历了什么。阿德勒描述了一种统觉图式（schemas of apperception），这种图式产生了关于来访者世界的私人规则。当这个世界被创伤、丧失、忽视或虐待（这些现象都很让人悲伤）弄得支离破碎时，这些规则就会扭曲记忆以及对未来互动和关系的感知。再忆（re-membering）的概念（Badenoch，2008）把我们的治疗工作具体化了：我们不寻求带走痛苦的记忆，而是与来访者一起走过痛苦的记忆，从而探索重新整合自我的可能。科胡特（Kohut & Elson，1987）的自体心理学（self-psychology）表达了一种"矫正性情绪体验（corrective emotional experience）"的概念。在这种体验中，旧的记忆可以基于与咨询师之间的疗愈关系得以重新建构。这种关系为来访者提供了一种情绪之锚，让他们通过再忆彼时的事件（这些事件往往被自我挫败地加以解读）来探究当前痛苦的根源。例如，杰德透露了更多信息，在"回忆"早前的事件时，她描述了自己在小学时被暴露在充满性的环境中。在心理社会性发展方面，她陷入了角色混乱（Erikson，1968），并内化了自己作为性的客体的隐性价值。这些无意识的信念基于对早期事件意义的错误记忆，从而塑造了她的自我意识。在整个咨询过程中，咨询师温和而坚定地挑战她在咨询过程中对诱惑的微妙尝试，她开始再忆，自身价值不在于性，在于她作为一个人的内在价值，而性只是她的一部分。在这种情况下，她的大脑（从右脑到左脑）开始建立新的联结，重述她如何以记忆的形式自动加工情绪经历。如上所述，精神分析流派的目标本身并不是客观的、事实性的回忆，而是人际关系性的支持，这种支持提供了一个疗愈的背景。在这种背景中，来访者可以重新体验并开始重新回忆那些塑造性事件。人类的记忆显然是非凡的，但在许多方面也有明显的缺陷。另外，记忆系统与注意系统相互作用，导致即使来访者能够在回忆中达到一定程度的准确性，他们客观注意到这些记忆的能力也受到了严重的限制。于是，在精神分析治疗中，咨询师有机会帮助来访者理解他们对事件的某些部分或片段的选择性注意和体验。对创伤事件的回忆在治疗上尤其重要，因为我们（目前）对陈述性记忆和情绪性记忆的双记忆系统有了一定的了解。

上述比喻的要点是：就像所有的类比和隐喻一样，如果仔细研究，就会清楚地看到它们的局限性。从我们运用类比进行理解来看，人类的记忆迷人且奇妙，但也有诸如此类的缺陷。这一点对于我们运用精神分析流派进行咨询很有指导意义。我们被引导去询问关于记忆编码和记忆回放的特定问题。随着进一步深入地整合精神分析和神经科学的理论发现，我们就越能感受到理解个体的记忆类型有多么至关重要。

会谈中的记忆

杰德（五）

在咨询的早期，杰德花了大量时间专注于她的过去，尤其是他人的言行。她的咨询师虽然对杰德回忆过去没有太大意见，但是也意识到杰德的部分挣扎在于，她的过去并没有留在过往，而是与她一起生活在现在的每时每刻。她的咨询师也认识到，从神经学的角度来看，杰德的记忆不太可能是对事件的真实描述，更可能是重构的、充满感情的，并且这些事件支配着她目前的功能。咨询师运用与杰德的治疗关系，肯定了过往事件和依恋关系的塑造性力量，同时指出重新学习和再忆过去的希望之路，以认识到受害者的现实，同时挑战她目前作为受害者的身份。杰德的咨询师需要记住，记忆是对最后一次回忆的回忆，而不是重播录音；记忆是可塑的，可以在安全的治疗关系中被回想起来，并以不同于以前的方式储存；记忆涉及多重感官，所以回忆过程中的动作可以帮助来访者更真实地体验一段或几段记忆；"回忆工作"不是为了回顾过去来寻找"为什么"，而是为了把"是什么"带入当下，并在安全的治疗关系中审视它。

解释你的大脑

莱恩等人（Lane et al.，2015）阐述了情绪意识的定位及其神经基础的复杂性。他们断言，

要理解大脑中有意识的情绪体验的实例化，一个自然的起点是腹内侧前额叶皮质，达马西奥（Damasio）在其划时代的著作《笛卡尔的错误》（*Descartes' Error*；Damasio，1994）中强调了这一区域。在这本书中，达马西奥提出了一个大胆但现在得到充分证实的观点，即感受不仅仅是没有真正意义或进化重要性的情绪的副现象，相反，某种特定的神经解剖学基础能够将这种有意识的经验状态与基本情

绪反应的产生区分开。

这一陈述对于理解来访者的情绪以及他们与自己及他人情绪间的缠斗至关重要。莱恩等人讨论了情绪意识的神经基础，并将它与弗洛伊德的失认症概念进行了对比（图3.4）。他们阐明了情绪和感觉是如何发挥作用的，以及当它们不起作用时会发生什么。

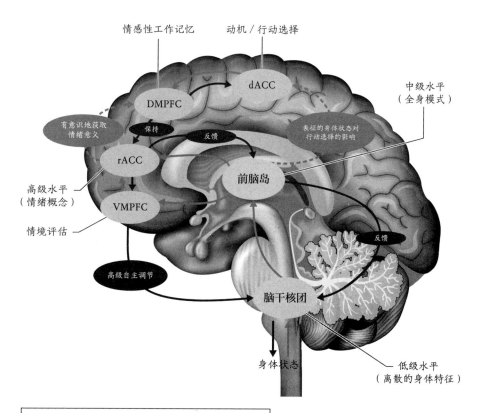

dACC = 背侧前扣带皮质（dorsal anterior cingulate cortex）
DMPFC = 背内侧前额叶皮质（dorsomedial prefrontal cortex）
rACC = 喙前侧扣带皮质（rostral anterior cingulate cortex）
VMPFC = 腹内侧前额叶皮质（ventromedial prefrontal cortex）

虚线箭头表示信息流依赖注意（或通达意识的相关自上而下的调节影响）。

图 3.4 情绪意识的神经基础示意图（Lane et al., 2015）

本章总结

　　我们能从本章的理论整合中得出什么结论呢？这几点结论值得我们反思：关系是偶然的，依恋是脆弱的，意识是靠不住的，记忆是不可靠的。结合第一章展现的理论的镜头，我们可以理解这些事实会以分别的和聚合的方式对来访者的行为、想法和感受产生影响，而这些行为、想法和感受与他们的遗传史以及生物、环境和经历因素有关。这个影响网络可以给咨询师带来复杂的挑战，让他们处理与神经科学当前状态相关的问题。首先，在神经学层面上，咨询师和来访者之间的关系是治疗中最重要的因素。这一点已经在长时间内被广泛接受，并且在不断获得实证研究（见 Prochaska & Norcross，2014）和神经科学的支持。不管他们过去或现在的关系如何，咨询师在治疗过程中向来访者明确这一点都会给他们带来成长的希望；来访者也会对富有神经学意识的咨询师产生依恋。其次，无论意识或无意识的比重孰高孰低，我们都在做着一些不在意识层面的事情；不过，我们也完全有能力意识到行为及其背后的动机。最后，富有神经学意识的咨询师在处理来访者的记忆时，具有高选择性和谨慎性。记忆是数据，而由数据驱动的治疗可能会错过刚刚列出的这些要点：利用治疗关系的疗愈性来提高对生物学、环境、经历、行为、思维模式和情绪的认识，从而形成与旧记忆不同的崭新记忆。因此，这样的治疗复杂，却可期。

本章概要

　　在本章中，我们实现了以下目标。

- 了解心理动力学疗法的历史背景和当代实践。
- 探索人类依恋、意识和记忆系统的神经联系及其类似物。
- 将现代神经科学的发现与当代心理动力学疗法相整合。

参考文献

Ainsworth, M. D. S., Blehar, M. C., Waters, E., & Wall, S. (1978). *Patterns of attachment: A psychological study of the strange situation.* Hillsdale, NJ: Erlbaum.

Alexander, Franz. *Psychoanalytic therapy: Principles and application.* Vol. 1946. U of Nebraska Press, 1980.

Badenoch, B. (2008). *Becoming a brain-wise therapist.* New York, NY: Norton.

Badenoch, B., & Kestly, T. (2015). Exploring the neuroscience of healing play at every age. In D. A. Crenshaw & A. L. Stewart (Eds.), *Play therapy: A comprehensive guide to theory and practice* (pp. 524–538). New York, NY: Guilford Press.

Beckes, L., IJzerman, H., & Tops, M. (2015). Toward a radically embodied neuroscience of attachment and relationships. *Frontiers in Human Neuroscience, 9*, 266.

Boly, M., Massimini, M., Tsuchiya, N., Postle, B. R., Koch, C., & Tononi, G. (2017). Are the neural correlates of consciousness in the front or in the back of the cerebral cortex? Clinical and neuroimaging evidence. *Journal of Neuroscience, 37*(40), 9603–9613.

Bowlby, J. (1969). *Attachment.* New York, NY: Basic Books.

Bowlby, J. (1988). *A secure base: Clinical applications of attachment theory.* London, England: Routledge.

Carter, R. (2009). *The human brain book.* New York, NY: DK Publishing.

Corey, G. (2012). *Theory and practice of counseling and psychotherapy.* Belmont, CA: Brooks/Cole.

Corey, G. (2017). *Theory and practice of counseling and psychotherapy* (10th ed.). Boston, MA: Cengage.

Cozolino, L. (2010). *The neuroscience of psychotherapy: Healing the social brain.* New York, NY: W. W. Norton & Company.

Cozolino, L. (2017). The neuroscience of psychotherapy: Healing the social brain (3rd ed.). New York, NY: W. W. Norton & Company.

Erikson, E. H. (1968). *Identity: Youth and crisis.* New York, NY: W. W. Norton & Company.

Jones, L. K. (2017). Neurophysiological development across the life span. In T. A. Field, L. K. Jones, & L. A. Russell-Chapin (Eds.) *Neurocounseling: Brain-based clinical approaches* (pp. 27–44). Alexandria, VA: American Counseling Association.

Koch, C., Massimini, M., Boly, M., & Tononi, G. (2016). Neural correlates of consciousness: progress and problems. *Nature Reviews Neuroscience, 17*(5), 307.

Kohut, H., & Elson, M. E. (1987). *The Kohut seminars on self-psychology and psychotherapy with adolescents and young adults.* New York, NY: W. W. Norton & Company.

Lane, R. D., Weihs, K. L., Herring, A., Hishaw, A., & Smith, R. (2015). Affective agnosia: Expansion of the alexithymia construct and a new opportunity to integrate and extend Freud's legacy. *Neuroscience & Biobehavioral Reviews, 55,* 594–611.

LeDoux, J. (2003). *Synaptic self: How our brains become who we are.* New York, NY: Penguin Books.

Libet, B. (1993). Unconscious cerebral initiative and the role of conscious will in voluntary action. In B. Libet (Ed.), *Neurophysiology of consciousness* (pp. 269–306). Boston, MA: Birkhäuser.

Libet, B. (2004). *Mind time: The temporal factor in consciousness.* Cambridge, MA: Harvard University Press.

Luborsky, E. B., O'Reilly-Landry, M., & Arlow, J. A. (2008). Psychoanalysis. In R. J. Corsini (Ed.), *Current psychotherapies* (8th ed., pp. 15–62). Belmont, CA: Thompson Brooks/ Cole.

Mashour, G. A., & Hudetz, A. G. (2017). Bottom-up and top-down mechanisms of general anesthetics modulate different dimensions of consciousness. *Frontiers in Neural Circuits, 11,* 44.

Messer, S. B., & Warren, C. S. (2001). Brief psychodynamic therapy. In R. J. Corsini (Ed.), *Handbook of innovative therapies* (2nd ed., pp. 67–85). New York, NY: Wiley.

Neukrug, E. (2018). *Counseling theory and practice* (2nd ed.). San Diego, CA: Cognella Academic Publishing.

Perry, B. D. (2006). Applying principles of neurodevelopment to social work with maltreated and traumatized children: The neurosequential model of therapeutics. In N. Boyd (Ed.) *Working with traumatized youth in child welfare* (pp. 27–52). New York, NY: Guilford Press.

Prochaska, J. O., & Norcross, J. C. (2014). *Systems of psychotherapy: A transtheoretical analysis* (8th ed.). Belmont, CA: Cengage.

Ramachandran, V. S. (2000). Mirror neurons and imitation learning as the driving force behind "the great leap forward" in human evolution. *The Third Culture*.

Ramirez, S., Liu, X., Lin, P. A., Suh, J., Pignatelli, M., Redondo, R. L., ... Tonegawa, S. (2013). Creating a false memory in the hippocampus. *Science, 341*(6144), 387–391.

Redekop, F. (2014). *Psychoanalytic approaches for counselors*. Thousand Oaks, CA: Sage.

Redekop, F., Luke, C., & Malone, F. (2017). From the couch to the chair: Applying psychoanalytic theory and practice in counseling. *Journal of Counseling & Development, 95*(1), 100–109.

Schacter, D. L., Chiao, J. Y., & Mitchell, J. P. (2003). The seven sins of memory: Implications for self. *Annals of the New York Academy of Sciences, 1001*(1) 226–239.

Schore, A. (2005). Attachment, affect regulation, and the developing right brain: Linking developmental neuroscience to pediatrics. *Pediatrics in Review, 26*(6), 204–217.

Schore, A. (2010). Relational trauma and the developing right brain: The neurobiology of broken attachment bonds. In T. Baradon (Ed.), *Relational trauma in infancy* (pp. 19–47). London, England: Routledge.

Schore, A. N. (2014). The right brain is dominant in psychotherapy. *Psychotherapy, 51*(3), 388. dx.

Searle, J. R. (2004). *Mind: A brief introduction*. Oxford, UK: Oxford University Press.

Searle, J. (2013). Theory of mind and Darwin's legacy. *Proceedings of the National Academy of Sciences, 110*(Supplement 2), 10343–10348.

Siegel, D. J. (2006). An interpersonal neurobiology approach to psychotherapy. *Psychiatric Annals, 36*(4), 248.

Siegel, D. J. (2015). *The developing mind: How relationships and the brain interact to shape who we are* (2nd ed.). New York, NY: Guilford.

Sommers-Flanagan, J., & Sommers-Flanagan, R. (2017). *Clinical interviewing* (6th ed.). Hoboken, NJ: John Wiley & Sons.

Sommers-Flanagan, J., & Sommers-Flanagan, R. (2018). *Counseling and psychotherapy theories in context and practice: Skills, strategies, and techniques*. Hoboken, NJ: John Wiley & Sons.

Storm, J. F., Boly, M., Casali, A. G., Massimini, M., Olcese, U., Pennartz, C. M., & Wilke, M. (2017). Consciousness regained: Disentangling mechanisms, brain systems, and behavioral responses. *Journal of Neuroscience, 37*(45), 10882–10893.

Twain, M. (1897). *Following the equator: A journey around the world*. Hartford, CT: American Publishing Co.

Weaver, I. C., Cervoni, N., Champagne, F. A., D'Alessio, A. C., Sharma, S., Seckl, J. R.,

... & Meaney, M. J. (2004). Epigenetic programming by maternal behavior. *Nature neuroscience*, *7*(8), 847.

Zhang, T. Y., Labonté, B., Wen, X. L., Turecki, G., & Meaney, M. J. (2013). Epigenetic mechanisms for the early environmental regulation of hippocampal glucocorticoid receptor gene expression in rodents and humans. *Neuropsychopharmacology*, *38*(1), 111.

图表版权信息

第四章
认知行为取向与神经科学

· 开篇问题 ·

✧ 当面临压力、负性事件或不愉快情绪时，你会做什么？你的来访者会做什么？

✧ 通过感受去改善行为，还是通过行为去改善感受，哪一种预期更为实际？
  [感谢我硕士项目的教授艾伦·麦基奇尼（Allan McKechnie），是他向我介绍了这一概念。而这个概念在我多年的实践工作中一直伴随着我。]

✧ 虽然人们可能用言语表达着相反的意思，但他们的行为是怎样透露其真实想法的？

✧ 当你做出一种行为时，在这之前和之后发生了什么？

达内塔（一）

达内塔是一位 53 岁的女性。她因双相障碍的相关症状前来门诊寻求帮助。达内塔的主要困扰是情感爆发。而她爆发的对象主要是和她相处了 22 年的丈夫。她形容，她会愤怒地对他进行言语抨击，说一些她在平静时想都不敢想的话。通常她还会进一步升级到扔东西的行为。甚至有好几次，当她感到丈夫试图阻止她时，她会变得愈加暴力，对丈夫抓挠踢打。而当她从躁狂发作中"消沉下来"后，她便会感到自责懊悔，情绪低落，以致经常两三周都沉浸在抑郁发作中。在这样的情绪低潮期间，她整日待在床上，不出房门，只有在去拿食物和使用卫生间时走出房间。最近一次的心境与行为波动，引发了她常有的自杀观念，且进一步出现了过量服用安眠药的行为。她被送去住院治疗了 4 天，出院后继续接受为期两周半的密集门诊治疗。她表示，虽然对于她的愤怒和抑郁，她已经学会了很多应对技术，并对其触发点有所了解，但她希望她的生活能更好。

文化考量

随着认知行为流派的方法不断发展，此疗法在应用于有多样文化视角的个体时，其文化敏感性都有所提升（Corey，2017）。然而，本节的目的是强调在与神经科学进行整合时，这些疗法所面临的风险。通常，采取认知或行为疗法的咨询师会采用专家立场，在与来访者的工作中调整来访者的想法或行为，使他们更理性、更富有成效和更具功能性（而不是功能失调）。这可能导致来访者感到被指责为想法不理性或行为不够有效。这可能对生活在边缘的人造成压迫，鉴于他们的生活经历，有这些反应是非常自然的（Sommers Flanagan & Sommers Flanagan，2017）。当咨询师使用神经生物学的概念化时，可能会加剧这种潜在的无意伤害（见 Field，Beeson，& Jones，2015）。整合神经科学的语言和概念带有一种神秘感，将它们与本章所讲述的指导性疗法相结合时，必须慎重。

简介

那些说行为科学过于简化和幼稚的人，通常展现了对这门科学过于简化和幼稚的知识。那些声称它的内容过于微不足道或是人尽皆知的人，通常对于这门科学的实际成就知之甚少。

　　　　　　　　　　——B. F. 斯金纳（B. F. Skinner，1974，p.230）

　　行为主义和以行为为导向的疗法尤其容易导致误解和误用，最常见的便是通过还原论的使用。总体来说确实如此，对于边缘群体和代表性不足的群体而言更甚。对于这些来访者使用一种"过于简化和幼稚"的疗法可能只是简单地鼓励他们改变行为或想法。毕竟，他们的感受价值甚微，或者是非理性思维的结果。然而，对于亲身经历过这些压迫、边缘化和公开虐待的个体和群体而言，由此产生的许多想法和感受其实是合理的。其他人可能会听人说他们需要改变周围环境中可能发生一些状况的局面，然而对于许多来访者来说，他们是无法摆脱这些环境的。而对于行为及相关疗法更成熟的理解恰恰可以发挥作用，给这些人提供支持，而不是进一步贬低个体，贬低其经历。通过肯定自己和对于治愈的掌控权，最好的自我对话可以挑战对于这些压迫的内化，而非协助被边缘化的来访者只是改变他们的"臭想法"。你将在本章看到突触再可塑性（metaplasticity）的概念（Yee，Hsu，& Chen，2017），描述了神经元的过往以及这段过往对后续功能的影响，体现在未来稳定（但又灵活）的连接上。对于生活在边缘同时也在接受咨询的群体来说，这就像是一个隐喻：他们的过往如何影响他们当前的认知和行为，又该如何将此纳入考量？在阅读本章时，请留意行为疗法何以可能让拥有非少数群体身份的个体获得更多自由，而让拥有少数群体身份的个体进一步被束缚。

行为至关重要

　　就算你从本章或本书中再无其他收获，都请你记住一点：行为至关重要

（Luke & Redekop，2014）！我们很容易被来访者的言语所骗，并非他们有意误导，而是因为文字语言本身是一种可信度较低的交流方式。相比之下，行为很难去隐藏，无论是他人还是我们自己。回顾一下第一章呈现的理论框架。让我们再来看一看思维、感受与行为三者之间的关系。像很多咨询师一样，在带领一个治疗团体时，我会特别注意观察团体中的行为，因为行为这一指标通常可以更好地反映团体成员的状态。

你猜，哪一类指标最容易被直接测量？我们当然可以通过来访者的报告评估他们的想法与感受，但它们很难直接观察。我们也可以观察有关想法与感受的指标，但只有行为是可以被直接观察到的。这并非真的在暗示行为比想法和感受更重要；后两者在咨询中有另一个重要意义，而且不应将它们混为一谈或被视作可互换的。

表 4.1 总结了当代认知行为取向的治疗方法的显著特征，特别是涵盖了包括正念觉知在内的所谓"第三浪潮"的行为取向治疗方法。同时，此表将这些概念与咨询师在治疗中能用到的某种神经关联或神经现象联系起来。比如，赫布可塑性（Hebbian plasticity；Yee et al.，2017）描述了行为与大脑的变化及稳态平衡之间的关系；换言之，"赫布可塑性为联想学习提供了突触基础，而稳态可塑性有助于让神经网络的活动变得稳定"（p.1）。这表明，大脑既能改变又能保持不变，个人的需求和对环境的反应是部分影响因素。这些变化可能是新的神经生长（神经发生）的结果，也可能是新的神经连接（突触发生）的结果，两者加在一起统称为神经元可塑性（Sweatt，2016）。从行为主义的角度看，这些神经变化源于经典条件作用过程（联想或配对学习）和／或操作性条件作用过程（通过偶然事件或强化进行的工具性学习）。

表 4.1 中的第三行强调了大脑中的逻辑加工（通常被归因于大脑左半球）与更有创造性和想象力的加工（通常被归因于大脑右半球）之间的关系。激进行为主义和经典认知行为疗法（cognitive behavioral therapy，CBT）长期以来都将情绪化的右脑加工置于比环境线索（激进行为主义）或认知加工（认知行为疗法）次要的地位。然而，认知行为疗法的新发展〔例如，理性情绪

表 4.1　行为主义概念图

神经学概念	行为主义元素	治疗价值
赫布定律是神经可塑性的一种特殊形式——"一起激发的神经元串联在一起" 大脑在学习过程中发生的生化变化	**经典条件作用**——经联想学习（条件与刺激配对）形成的顽固行为可能会适得其反地难以改变	解释了我们是如何被非适应性行为模式困住的，即在价值有限甚至证据有限的情况下进行了联想学习
	操作性条件作用与社会认知疗法——通过调整前情因素与结果进行工具性学习，并重新学习新的行为方式	改变是可能的——通过检查行为的收益和行为之后的结果，在神经水平发生改变
左脑与右脑的加工——逻辑（理性）对创造力（情绪）	**理性情绪行为疗法**——是什么影响了你的决定？	情绪是真实的，但它们所反映的并不一定是现实状况；在邀请来访者去挑战的同时，要尊重来访者的观点，这一点很重要
镜像神经元 / 镜像系统	**社会学习理论**（Bandura，1982）——通常被认为是共情的神经基础，最明确的是模仿与社会榜样的神经基础	人类通过观察进行学习，所以这出现了关于无意间的学习和有意学习的问题
大脑中的语言与注意——记忆与意识从内隐到外显的活动	**正念与接纳**——觉察不适的情感经历，却不去试图改变	行为需要先被有意识地觉察，然后才能有意识地改变（从激进行为主义转变）
	现实疗法——需求、行为、评估与计划	你的行为是怎样揭示你的实际意愿的？

行为疗法、接纳承诺疗法（acceptance and commitment therapy，ACT）、辩证行为疗法（dialectical behavior therapy，DBT）以及基于正念的认知疗法（mindfulness-based cognitive therapy，MBCT）]和更新的神经科学知情疗法[例如神经认知行为疗法（n-CBT）；Field et al.，2015]阐明了情绪和创造力在有效的行为管理中的价值。此外，这些新的"第三浪潮"行为主义疗法也提升了语言、注意和定向意识在管理情绪和做出健康的选择方面的作用。本章也将对表4.1总结的这些过程做进一步阐述。神经科学中最重要的发现之一其实并非新发现，但其影响一直延续至今。让我们暂时回到达内塔的案例上。

会谈中的行为

达内塔（二）

在建立治疗关系之后，咨询师快速地将兴趣与焦点集中在问题行为上，而非诊断本身。针对那些可能（1）指向某种诊断并（2）对她造成困扰的具体行为，咨询师对达内塔进行了询问。

- 一位具有神经学意识的"第三浪潮"行为主义咨询师可能会提出哪些问题？这位咨询师会如何推进治疗？
- 达内塔的行为有怎样的前因后果？
- 关于前因，在她情绪升级、行为加剧之前，在她所处的环境中发生了什么？
- 关于后果，紧接在她的情绪爆发和抑郁退缩的极端行为之后，在她所处的环境中发生了什么？

神经可塑性和突触再可塑性

在 20 世纪 70 年代后期，埃里克·坎德尔描述了海蜗牛研究，阐明了行为背后的分子变化（见 Kandel，1976；Willows，1971）。大脑会发生变化，这种变化有多种原因和方式，包括分子水平和行为水平。虽然大脑会通过其他过程改变自身，但先从认知行为疗法的角度理解变化可能是最有用的。神经可塑性或神经元可塑性（Sweatt，2016）是最常用于描述大脑变化的术语，指的是"经历导致先前存在的回路发生调整或神经元之间或脑区之间的结构互联性发生改变"（De Raedt，2006；Martin & Kandel，1996 in Makinson & Young，2012）。虽然这很令人兴奋，但你可能发现自己和很多人一样感到失望，因为大脑内分子和人类行为之间的这种关联无法告诉我们如何才能更快、更容易地发生治疗性改变。这就是我们在整合工作中看到的冲突。不过，我们可以通过一些方法将这些信息应用到咨询中，而且这些方法也是足够准确易行的，从而能促进成长。

行为主义与赫布

从人本主义的视角看，咨询师的工作是在把来访者的行为与来访者本人相区分。不过，这是下一章的内容。从神经学的视角看，我们重复的行为就反映了我们是怎样的人（Yee et al.，2017）。无论从实际操作上讲，还是从神经学上讲，行为都具有重要意义，神经科学亦证实了这一说法。在 20 世纪 40 年代末和 50 年代初，神经科学家唐纳德·赫布（Donald Hebb）首度描述了神经通信的一个现象：神经网络的激发模式会使其他相同神经网络随后激发的可能性增加（Hebb，1949）。也就是说，一起激发的神经元串联在一起，分别激发的神经元分别串联（用进废退）。这被称为赫布法则或者赫布定律。它还代表了神经科学中用进废退的原则：用得更频繁的回路会得到加强（享用更多的系统资源），而未被使用的回路会失去资源，这些资源会被重新分配。反复使用的神经元激发模式创造了神经网络：成千上万的神经元所组成的诸多激发系统能创造动作电位，进而导致特定行为的发生（图 4.1 和图 4.2）。

当我们思考赫布可塑性对心理咨询的影响时，重点是要谨记一些关键信息。仅仅说神经元接收来自其他细胞的输入或者大量神经元共同放电产生变化是不够的。实际上，相较于其他细胞而言，神经元更偏好来自某些细胞的输入或给予了它们更高的优先权（Cossel et al.，2015；Holtmaat & Caroni，2016）。这种突触加权强调，尽管接收了数千个输入，但只有足够强度和频率

细胞的	**1. 连接回路和行为——未必简单的简单模型** 埃里克·坎德尔、T. 卡鲁（T. Carew）、J. 伯恩（J. Byrne）、D. 阿尔康（D. Alkon）
	2. 回路转换器、神经成像和多记忆系统——哺乳动物可塑性的解剖学基础 R. 汤普森（R. Thompson）、J. 勒杜（J. LeDoux）、J. 麦高（J. McGaugh）、D. 林登（D. Linden）、M. 伊托（M. Ito）、L. 斯奎尔（L. Squire）、L. 斯旺森（L. Swanson）
	3. 体内研究——"位置"细胞的单一单元研究 J. 奥基夫（J. O' Keefe）、M. B. 莫泽（M. B. Moser）、E. 莫泽（E. Moser）、H. 艾兴鲍姆（H. Eichenbaum）
突触的	**4. 长时程增强** T. 布利斯（T. Bliss）、T. 洛莫（T. Lomo）、P. 安德森（P. Anderson）、R. 莫里斯（R. Morris）
	5. *N*–甲基–D–天冬氨酸（*N*-methyl-D-aspartate，NMDA）受体：多重列联符合检测 G. 科林里奇（G. Collingridge）、P. 格思里（P. Guthrie）、A. 普罗基安茨（A. Prochiantz）
	6. 反向传播动作电位和可塑性诱导的精确计时 D. 约翰斯顿（D. Johnston）、B. 萨克曼（B. Sakman）、M–M. 普（M-M Poo）、N. 施普鲁斯顿（N. Spruston）
	7. 赫布之后——稳态可塑性、内在特性和记忆稳定性 E. 马德（E. Marder）、L. 阿博特（L. Abbott）、G. 图里贾诺（G. Turrigiano）、S. 纳尔逊（S. Nelson）
	8. 决策与药物成瘾 E. 内斯特勒（E. Nestler）、W. 舒尔茨（W. Schultz）、T. 罗宾斯（T. Robbins）、A. 格雷比尔（A. Graybie）
	9. 神经发育可塑性以及活动依赖回路的改进 C. 沙茨（C. Shatz）、M. 默策尼希（M. Merzenich）、M. 斯特赖克（M. Stryker）
分子的	**10. 跨神经元膜的生化信号** P. 格林加德（P. Greengard）、A. 卡尔松（A. Karlsson）、J. 施瓦茨（J. Schwartz）
	11. 基因控制行为 S. 本泽（S. Benzer）、Y. 杜达伊（Y. Dudai）、T. 塔利（T. Tully）、H. 贝伦（H. Bellen）、R. 戴维斯（R. Davis）
	12. 转录和翻译调控的可塑性 Ri. 钱（Ri. Tsien）、B. 阿格拉诺夫（B. Agranoff）、S. 沃伦（S. Warren）、E. 克兰（E. Klann）、E. 坎德尔（E. Kandel）、P. 达什（P. Dash）、T. 奥德尔（T. O' Dell）、A. 席尔瓦（A. Silva）
	13. 自我维持的生化反应 F. 克里克（F. Crick）、M. 肯尼迪（M. Kennedy）、J. 利斯曼（J. Lisman）、J. 施瓦茨（J. Schwartz）、A. 席尔瓦（A. Silva）、利根川进（S. Tonegawa）
	14. 行为表观遗传学的新分支学科 D. 斯韦特（D. Sweatt）、M. 米尼（M. Meaney）、E. 内斯特勒（E. Nestler）、L–H. 蔡（L-H. Tsai）、E. 埃布尔［E. (T) Abel］
	15. 行为障碍的人类致病基因和神经生物学机制 H. 佐格比（H. Zoghbi）、U. 贝吕吉（U. Bellugi）、A. 席尔瓦（A. Silva）、D. 斯韦特（D. Sweatt）、S. 沃伦（S. Warren）、M. 贝尔（M. Bear）、K. 休伯（K. Huber）

图 4.1 按类型划分的神经可塑性的进展：60 年来关于神经可塑性和行为的概念性进展（Sweatt，2016，p.180）

的信号才能实现信号传输。对细胞功能的详细阐述将超出本书的范围，但这足以让临床应用理解：并非所有来自神经元的信息都得到了同等的重视。换言之，对赫布可塑性的新理解包括认识到它不仅涉及神经元的共同激发，还涉及一些神经元能比其他神经元更频繁、更强烈地放电，或者说在总体上更被偏好。同样地，一些想法或情绪在个体中更受优待。例如，用适应性更强但可信度较低的自我对话代替消极自我对话（可能是被偏好的）可能是无效的。是什么造就了神经偏好？以及如何改变这些被偏好的网络或连接？

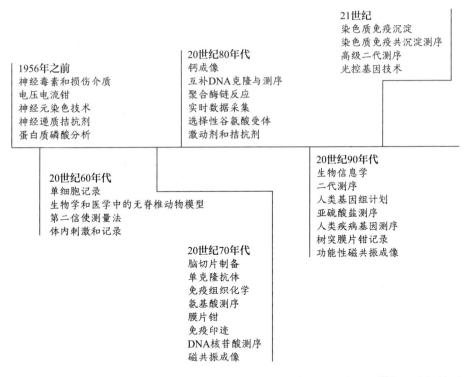

图 4.2　按时间划分的神经可塑性的进展：促进技术进步的时间表　日期都是大概的时间，指的是被广泛运用而非被首次提出的时间（Sweatt，2016，p.181）。DNA= 脱氧核糖核酸（deoxyribonucleic acid）。

赫布定律意味着，神经网络会对特定的思维或行为模式做出反应，这种反应的强度与它们接受的重复或演练的次数成正比。这其中有两个原理在运作。大脑是追求效率的典型，它修剪掉了未使用的神经网络和突触（至于多么闲置会导致被修剪，还未有结论）。因此，大脑通过塑造其结构和功能来提高效率，从而对行为和环境线索做出反应。这样的结果是，大脑可将已成常规的信息加工过程转移到后台运行，从而使一些任务更易操作。然而当我们试图改变已经在神经学上"根深蒂固"的行为或思维过程时，就会相当艰难。

　　稍后，我们将会从神经学的角度讨论做出这些改变的可能性。在此之前，让我们先进一步了解关于赫布定律与行为主义之间的关联。卢克和雷德科普（Luke & Redekop，2014）在他们的书中总结了一般的行为主义疗法，特别是行为主义的发展，而我将在这里着重提及几点。

经典条件反射

　　经典条件反射——将刺激与反应配对——至少从传统意义上讲确实是行为主义的基础。伊凡·巴甫洛夫（Ivan Pavlov）是阐述这一作用的第一人，他在多种动物身上展示了联结刺激与反应所产生的效应。其实，对巴甫洛夫来说，学习以及所有行为反应的根本就是一连串条件反射（Pavlov，1927）。而在人类身上，这一作用起效于通过刺激或前因，即我们的行为反应所联结的环境线索，来训练我们的行为。每当刺激与同样的反应配对时，神经网络就会加强，从而增加了以同一方式再次出现这一配对的可能性。这既不被视为有意识的过程，也不是无意识的过程，因为行为主义者，尤其是早期的行为主义者，无论如何都不会承认意识的存在，也不会承认我们现在所设想的心智。直到后来，乔治·凯利（George Kelly，1955；可能是首位现代认知心理学家）、阿尔弗雷德·阿德勒（虽然经常被视为心理动力学的代表人物）、艾伯特·埃利斯（理性情绪行为疗法的提出者，下面将会讨论）、艾伦·贝克（认知疗法）以及其他认知取向和认知行为取向的理论家，将意识思维的概念引入公式，使得行为主义学派跨出了"仅限于反射"的行为观，而得以进一步发展。

经典条件反射与赫布定律是相呼应的。赫布定律帮助我们从细胞（神经元）层面理解反复暴露于刺激及与其联结的反应是如何产生这些"反射"的。要记住，这里并不是在说一个神经元向另一个神经元传导神经冲动来产生一个反应，而是多达上万个神经元同时激发来制造一个动作电位——电脉冲沿着轴突传递，刺激神经递质的释放（Schwartz & Begley，2002）。所以，在一个顽固的行为背后，是大量神经元网络恣意地共同激发的结果。这么说是因为，许多这样的刺激与反应的联结是发生于意识之外的，在不知不觉中，它们便已在我们大脑中留下了痕迹。如前所述，这些过程可以在后台运行，不需要意识的介入，甚至不需要意识的同意，使我们变成了更有效率的"行为人"。在后面关于治疗物质成瘾障碍的第十章中，我们将会讲到，物质成瘾者与其所选择的毒品便呈现了这样在意识之外的认知行为过程。举例来说，当他们神志清醒时，他们深知毒品给他们的生活与功能造成的损害；但一晃神，还来不及有意识地出现"想要"的想法，他们已经将手伸向毒品了。假设"吸食毒品"的行为是他们生存的必要条件（有时，他们也是这么争辩的），那么这样自动化的无意识行为反射是具有适应意义的。当然现实是，一些毒品成瘾者在某些时候也会坦白，这些行为并非生存所需。然而，基于大脑内反复的刺激与反应联结，这些行为反射（或者说冲动）已经成自动化的了。

会谈中的经典条件作用

达内塔（三）

在临床会谈中，咨询师询问达内塔最近一次情绪爆发的前兆。由于达内塔进行过针对触发她负性行为的触发点的治疗工作，因此能清晰地回答这个问题。不同于许多治疗干预会聚焦在"应对"这些触发点上，有神经学意识的咨询师会留意来访者讲述这些触发点及其应对技术时的情绪、用词以及肢体动作。因此，她注意到，这里的触发点更多地涉及达内塔与她丈夫之间的关系质量及互动质量。重点是，她袒露："我的丈夫不听我说话，当然他也无法理解我。"这让她感到"孤立""孤独"与"空虚"。行为咨询师对这些情绪感受本身不太感兴趣，虽然这些感受对我们来说也很重要，因为它们对来访者来说是重要的。然而，我们的焦点将放在达内塔用于回避孤立感、孤独感及空虚感的行为上——她是怎么做的？"没什么"几乎是她即刻给出的回答。

通过这里的回顾，我们会逐渐清晰地看到，达内塔以及大部分来访者，都脱口而出了这一回答。有时候，来访者会相信这就是事实。他们的大脑已经被局限在类似这样的回应上，以致回答成了自动化的。如前所述，大脑是追求效率的典型，它会修剪掉在一段时间内未被使用的突触，而巩固那些经常被使用的突触。

这个回应显然是不被咨询师接受的，而咨询师通常会就这一回答对来访者进行追问。然而，从行为主义的神经与认知教育的角度，达内塔的咨询师会向她反馈这一回答的性质，以及这一回答是如何变得自动化的。接着，咨询师会邀请她再次尝试回答之前的问题。（当来访者用"没什么"或是"我不知道"来回应时，我最喜欢的回应方式是："如果你知道，会怎么样？"信不信由你，我不认为我遇到过会坚持说"不知道"的来访者，他们这时都能够给出一个回答。）随着会谈的进行，达内塔的情况会逐渐变得清晰，她实际上确实会做一些事。她会将自己的情绪与想说的话都咽回肚子里，并开始反复对自己说："这不值得争辩""他永远不会改""我不可能得到我想要的"。紧随其后的是其更核心的信念——"我不值得他的或任何人的爱"。这一思维过程就像是在不停给大炮填火药，直到导火线被点燃。经过多年反复进行这样的思维过程，达内塔的大脑已经将她身体的自动反应与这些近似冲突的信号相联结，使其一旦感受到即将面临冲突，就会退缩抽离，而不是进一步接近她的丈夫，表达她的需求。她告诉她的大脑，当她对丈夫感到生气时，绝对不能表达出来，因为这会带来很大（她所认为的）风险。如此，每一次遇到这种情况，她就在给自己的大炮填一次火药。而这结果是，在一些疲惫不堪、神经紧绷的时刻，她便会以类似冲动、狂躁的形式，在一瞬间爆发怒火。而事实上，在数周时间的好几个事件里，她的自我否定与不抱希望的认知不断压制着对需求的表达，才会使她的愤怒累积到如此地步。长期下来，这种关系处理模式、沟通模式以及与自我否定相关的神经网络不断得以改进，而其他的问题加工神经网络因没得到使用而被修剪掉。因此，达内塔可以快速地不经大脑地做出反应。

操作性条件反射

如果只有赫布定律，会显得一切都是既定的宿命，让人感到无力改变。不过，神经科学还提供了第二套解释。首先，艾伯特·班杜拉（Bandura，1986，pp.18–21）界定了改变的不同阶段。他定义了人类做选择时所运用的五种"能力"。这些对于心理咨询师的工作，以及对于行为主义与神经科学的整合都相当重要（总结于 Luke & Redekop，2019）。

- **象征能力**：相较于早期行为主义所认为的学习依托试错而言，人类其实拥有运用语言象征性地呈现行为与环境的能力。班杜拉将此能力定义为改变与适应环境的关键（也是行为主义中反对既定观点的关键）。在本质上，这种象征能力使得基于环境因素的潜在行为结果可以得到虚拟假设检验。然而这个系统并非万无一失的。人类对场景的概念化带着不合理性，基于错误推理做出行为抉择，这会导致无效的或是破坏性的行为。

在实际工作中，咨询师可以协助像达内塔这样的来访者将她当前的行为过程视觉化，然后尝试一种更具适应性的行为方式。

● **预想能力**：这是在班杜拉的社会学习理论（Bandura，1977）及他后来关于学习的社会认知理论（Bandura，1986）中，最强大、最卓著的特征之一。它是认知作用于行为和环境之间的中介效应。当然，很多人或者说所有人都会时不时地不经思考，冲动行事。但是，我们同时也并不是完全毫无区分地受环境影响而做出反应的。预想这种认知能力让我们可以有所区分，在行动前从多种可能中做出选择。它在很大程度上基于象征能力，在这种能力中可以预测未来的行动及其潜在的结果。以达内塔为例，虽然她有很多冲动行为，但她也并不是对环境的"无脑"的反应者。只要得到允许，认知便会调解环境与行为之间的联系。

● **替代能力**：这个概念在现代已经通过神经科学的发现，更确切地说是镜像神经元系统，得到了广泛的关注（Ramachandran，2012）。学习并非凭空发生的，也不只是试错的结果，人类是能够从他人身上进行学习的，即所谓的观察学习或者替代学习（Bandura，1977，1986）。这种替代能力使得人类可以"以观察的方式学习，并了解产生与调控行为模式的规则，而非通过烦琐的试错来逐渐生成"（Bandura，1986，p.19）。这代表着我们对于学习的观点产生了重大转变，推翻了以往长期所认为的学习只能或是主要依靠"做"来实现。班杜拉断言，复杂的学习只能通过事先对行为的模仿来完成（这对咨询及咨询师来说有重要启示）。在会谈中与达内塔进行角色扮演，有助于重塑她的大脑，从而帮助她改变对环境线索的反应。

● **自我调节能力**：人类的行为并非严格由操作性因素塑造的，自我调节功能使得人类可以将自己的行为表现放入环境背景中来考量。这不仅让人类能够以此塑造环境，更能使他们调整对自己行为表现的预期。这对自我效能、结果预期及自尊（虽然班杜拉不太可能用这个词）有着巨大的影响。对成功行为的归因是一个认知与情感共同作用的过程，在某种程度上由环境与个人因素共同决定，更重要的是个体如何看待自己与环境的交互作用（这部分内容将会出现在后续关于自我效能的讨论中）。很多来访者在咨询的开始会主诉，自己像是一个为境遇所迫的、倒霉无助的受害者。心理咨询会帮助达内塔认识到，很多时候，在很多方式下，她可以让自己感受到自己的力量，虽然有时可能就像承担责任一样让人感到不舒服。

- **自我反思能力**：在这里，班杜拉引入了元认知的概念，虽然他用的不是这个名词。人类不仅有思考其行为与环境的能力，更有思考自己的思维过程的能力。这一能力让他们能够对后续的思考、行动和环境影响有所调节，尤其是它们两两之间的联系会相互强化（相互作用）。这就是为什么自我效能对行为有着最具决定性的影响：对自己有能力完成一项任务的信念越是增强，其行为表现越是有可能发挥良好。在咨询中，无论与达内塔进行了怎样的工作，咨询师都会询问她的反馈意见，哪些工作对她有效，哪些无效，以及可能的原因。

借着这五种能力所共同建构的桥梁，行为主义便可以带着对思维、感受、行为以及环境的真实真切的认可，跨入摩登新时代，而不再是将认知与情感全降级到行为之列。另外，这也建构了人类独有的改变与自我决定的能力，即使那时的承认受所谓"纯粹"环境与行为的限制。

操作性条件作用虽然看起来只是经典条件作用的一种自然衍生，但它拓展了我们对于习得的条件反射的认识，给我们带来了在神经科学上发生改变的希望。通过斯金纳（Skinner，1938，1974）的研究工作与描述，操作性条件作用增加了前情因素与后续结果的影响，相比于经典条件作用只强调刺激与反应的联结，有着显著的进步。实际上，操作性条件作用同时看重行为的前情因素与后续结果，而不再是只看到在导致建立条件反射的行为的前一刻发生的事件（前情因素）。换言之，行为前一刻所发生的事件与紧随行为之后发生的事件，都会对这一刻的行为产生强化效应。斯金纳所说的后效强化作用，指的是那些发生在行为之后并增加了这一行为被重复的可能性的场景。所以，我们可以不再只是被境遇随意制造出的条件反射的受害者，而是能够意识到哪些环境因素在强化我们的行为。这也带来了下一个神经科学的概念：神经可塑性。

神经可塑性是指人类大脑中的神经网络的建构与改变。正因为进化出了这一功能，才让我们之前讨论的五种能力有出现的可能，也使得人类的思考与行为有着强大的灵活性。这一关于大脑具有改变能力的现代概念本身，便已经打破了长期以来对大脑可塑性的许多误解。在好几十年里，学界的主流观点是，我们有生以来的神经元数量是有限而固定的。这一早期观点实际上是在说，我们的大脑在不断流失神经元，而且逝去的神经元不会有新的神经元来代替。然而目前，神经科学已经确定了多个脑区都有发生神经生成（新神经元的成长），而其中最为显著的，可能就在负责记忆功能的海马（Forrest, Parnell, & Penzes，2018；Jokić-Begić，2010）。我们将会在下文对其中的意义进行更多的细节性阐述，而现在请试想一下，当来访者意识到他们的行为可以刺激"记忆神经元"时，这意味着什么呢？

神经可塑性还涵盖了另一个更为强大的概念，即突触生成。突触生成描述的是神经网络在突触处形成新的神经元连接的现象（Kole, Scheenen, Tiesinga, & Celikel，2017）。脑损伤研究表明，有时候，大脑能够生成新的神经连接，使得大脑能够弥补损失区域所失去的功能（Jokić-Begić，2010）。这意味着大脑能够适应损伤，并试图发生一些改变来使其更具效能。这是毫无夸张的真实情况，而且磁共振成像呈现出来的变化会更加震撼。只可惜，大多数来访者可能没机会接触功能性磁共振成像仪器，因而无法直接看到这些变化。取而代之，咨询师可以提供一些事例向来访者说明，行为的改变可以切实地重塑大脑的神经结构。日常生活中也有许多这样的例子，去超市购物便是一个例子。我们会经常光顾同一家超市，去购买自己喜爱的食物。久而久之，我们熟悉了那些物品的摆放位置，就像开启了虚拟自动驾驶功能一般，每次都能直接走到准确的位置，拿到想要的食物。再后来，超市把东西全换了位置! 我们该怎么办? 我们要摈弃原本的直觉与习惯, 改变行动方式, 去走新的路径, 直至逐渐形成新的习惯与模式。对于类似这样的事例, 来访者肯定会有切身感受。即使无法直接看到, 我们也知道神经网络在进行重组, 因为记忆系统和运动神经正在告诉我们去做不同的事。行为咨询师可以运用类似的比喻来激发来访者的改变。

会谈中的操作性条件作用

达内塔(四)

　　达内塔与丈夫互动的尾声便是她行为的后续强化因素。这么多年来, 她不断地告诉自己, 对丈夫开诚布公地谈论自己的感受是不安全的。但究竟是什么后续强化因素使她即便在身体和情绪上都受到了伤害, 也要继续这样的行为呢? 行为学派主张, 一个行为的维持必定有其获利。而咨询师的工作便是要理解这一行为给来访者带来了怎样的利益。达内塔对环境的行为反应基本上不是消极应对就是愤怒攻击。从神经学的角度来看, 达内塔学会了在她的边缘区域的活动, 在那里, 她主要是对环境做出反应, 行为要么是被动的, 要么是具有攻击性的。试想一下, 和自己确信无法坦然沟通的伴侣生活在一起, 这个来访者会有怎样的感受。随着探讨逐步深入, 了解到达内塔的日常经历, 咨询师的经验也得到了验证: 确实, 达内塔承认, 她的感受便是无助、怯弱与无能为力。咨询师观察她的肢体语言, 在描述这些时, 她呈现出颓然瘫软的样子, 声音绵软, 目光下垂。而在她描述自己的躁狂发作时, 她的肢体语言是完全不同的。鉴于"第三浪潮"行为流派的技术, 咨询师在达内塔的描述中途打断了她, 并询问她当下的体验。这一技术要求来访者正念地感知自己当下的体验, 这对达内塔来说是一项全新的功课。熬过了初始的困惑, 达内塔描述的感受是心跳强烈、拳头紧握以及开始出汗。问及这些躯体感受对她来说意味着什么，她形容这种感觉是有力量的、强大的、不可阻挡的。"你会形容这些体验是正向的还是负向的？""正向的。"达内塔即刻回答道。带着讽刺的语调，她描述着，有这些体验的时候是她唯一感到活着并有掌控感的时候，即便她的行为表现在那些时刻看起来是失控的。咨询师接着问她，她丈夫对此的反应是怎样的。"这是我唯一能感受到他在关注我的时候，即使那是因为他在小心地不被我扔的东西砸到。"她苦笑着说道。就在此刻，达内塔瞬间意识到，这就是她的获益！当然，咨询师也明白了。就算她要遭受这些行为带来的不良后果（例如，物品损坏，被送去住院），但是她怎么能放弃呢？这是她生命中唯一能让她感到有力量的方式与时刻。基于这样的认识，咨询师邀请达内塔进行想象，如果她能在没有那些不良后果的情况下体验到个人自主的感受，将会是怎样的。请注意，此时很重要的一点是提醒她，在此刻，她不需要考虑这一想象中的体验的可实现性。因为这里要做的是开始创造新的神经回路，以使她能够思考未来生活的多种可能性，现在还不是处理具体问题的时候。

社会认知理论

班杜拉（Bandura，1986）的社会认知理论（social cognitive theory，SCT）是一个以操作性作用为基础的学习理论。在其理论中，环境因素有着重要的强化作用。很重要的一点是，无论在早期是否被明确公认，行为主义在本质上都是一种学习理论。因此，我们需要将它与学习联系起来，从而加以理解。由于学习理论，尤其是班杜拉的社会学习理论（Bandura，1977），在后期也被称为社会认知理论（Bandura，1986），代表了行为主义流派后期发展的一个重要转变，因而我们将会在本节内容中对它进行讨论。我们先会在这里讨论社会认知理论中的几个概念，然后在后续内容中讨论从这个理论中推导衍生出来的更为具体的干预方式。社会认知理论论证了大多数的学习是通过认知中介以及对社会环境的观察而发生的。

依照班杜拉（Bandura，1977）所言，学习（指"习得行为"的学习过程）包括与行为主义相关的三个主要学习类型：（1）联结式学习（经典条件作用与操作性条件作用）是联结两个刺激或一个刺激与一个反应的过程；（2）非联结式学习（习惯化和敏感化）基于暴露使得对一个刺激的反应减弱或增强；（3）观察学习（或替代学习）是通过观察他人而获得学习。这是班杜拉的理论中的关键。

在社会认知理论中，对他人实施的榜样行为的观察以及观察行为的结果起到了替代强化的作用。这一理论的重要性至少在两点上得以体现：一是指出通过观察的方式，环境中可能的强化可以出现在远处；二是虽然环境对习得行为有强化作用，但我们并不是不假思索地对环境做出反应的，而是由认知过程在人和强化因素之间起着中介作用。也就是说，我们不是对环境的机械的反应者，或者至少我们不需要变成这样。

想象一下，从神经科学的视角将这样的研究运用于心理咨询当中，而其中的神经关联已经很好地建立起来了（Adolphs，2009；Adolphs & Anderson，2018）。第三章介绍过，人际神经生物学（Siegel，2006）诠释了发生在咨询师与来访者之间的互利影响。巴德诺赫（Badenoch，2008）则更为直白明确地表述，咨询师在会谈中的亲社会性的、适应性的行为可以给来访者起示范作用。举例来说，一位咨询师可以向来访者口头解释如何做情绪调节，但直到两个人都筋疲力尽，来访者也不一定能掌握。或者，咨询师可以直接向来访者示范情绪调节的过程。示范作用还对自我效能的发展至关重要。自我效能是社会认知理论中的一个核心组成部分，意指个体坚信自己有能力去完成一项任务。一段良好的治疗关系的建立给来访者带来的影响之一便是，来访者开始相信他们可以对自己以后的生活方向产生积极的影响，或者至少能对当下生活中的一些事务有积极作用。这被称为临床自我效能，由以下四个方面决定。

1. **亲历成就**（掌控体验）。这是自我效能的最重要来源，意指成功完成一项任务的经历使得个体对自己有能力再次完成任务的信心增强。而暗藏的困难点在于来访者的归因（Weiner，1986）。个体感知到的能力与感知到的付出之间成反比关系：为完成这个任务付出的努力越多，将成功归因为能力使然的可能性就越低，反之亦然。在治疗中，咨询师需要捕捉来访者运用其新的或是原有的技能的瞬间。这是一个与焦点解决疗法（详见第六章）有关的技术。来访者通常拥有一些连他们自己都没有意识到的适应能力。将这些带入他们的意识中，可以帮助他们以学习的方式在大脑中形成新的神经通路，这实际上是在抵消赫布定律的影响。

2. **替代性经验**。根据观察学习，这包括观察他人完成相似的任务而从中获得效能感。换言之，观看另一个拥有与自己能力相似的人或者值得信任的人完成一个类似的任务，个体可以提高自己达成类似任务的自我效能。就连想象成功地完成任务也能产生相似的机制。如前所述，来访者可以从咨询师身上学习，反之亦然。一旦建立了治疗关系，右脑对右脑的治疗关系就使得来访者可以从咨询师的身上学习自我调节（Badenoch，2008）。

3. **言语劝说**。这是自我效能的第三个来源，如其名曰，包括从一个可以信赖的人（备受尊重的、权威的来源）那里听到言语的鼓励。除了增加对一个既定任务持续努力的可能性之外，其影响力相对有限。然而，心理咨询师对来访者有着不对等的强大影响力，无论咨询师是否想要这么做或者能否意识到。有神经学意识的咨询师会利用这份影响力，劝说来访者认识自身所拥有的长处，这有时也被称为积极优点搜索。咨询师不需要为此感到抱歉，或是试图削弱他们的影响力，因为这份力量会一直在。相反，咨询师应该驾驭这份影响力，善用它给来访者带来助益。

4. **生理唤起或生理状态**。这是第四个影响自我效能的因素。在现实中便可以预测，过度的焦虑、紧张或害怕，以及伴随的生理唤起水平变化，会导致人们在面对一项任务时出现不准确的、自我挫败的个人评估。反之，当人们可以减少焦虑紧张反应时，他们自我效能的准确性就会升高。无论是情感状态还是躯体状态导致的生理唤起水平变化，影响都是明确的（例如，体力消耗后的疲乏也会导致个体产生自己无法胜任一项任务的信念）。回想在本章开头的断言：行为至关重要。在自我效能方面，这一断言尤为真实准确。就像大多数人一样，当来访者处于焦虑、害怕或是其他强烈情绪中时，他们会不经思考就采取行动，就像本章前面所描述的。正是这样的行为，而不是情绪体验本身，制造了或加剧了他们的问题（Wolpe，1973）。

会谈中的社会认知理论

达内塔（五）

以这个理论的思考方式，咨询师会问达内塔的第一个问题是："你是从哪里学到这种反应方式的？"以这个问题引导谈话，咨询师是在暗示她，这是习得的行为，而且习得的行为是可以被抹去的。另外，咨询师也会示意达内塔，她有能力且有责任改变行为，尤其是她的行为可以通过她的思维进行调整。接下来，咨询师将指出，对她而言，建构自我效能有哪几个最有可能的来源，以及最大的阻碍因素。由于在日常互动中无法直言自己的需求与感受，达内塔的愤怒逐渐累积，而强烈的愤怒情绪引起了相应的生理唤起反应。她忽略了这种生理体验的由来，只将其当作全部真相，并感到急需采取一些行动来应对这种生理体验。为了提升达内塔的思维活动在生理唤起体验与行为反应之间的神经通路上起到的中介作用，咨询师会对她进行放松训练。图4.3展示了一项示范学习过程的活动。

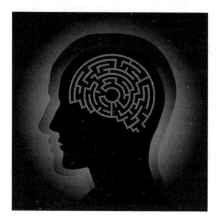

图 4.3　学习活动　使用手表或带计时器的手机从头到尾追踪图 4.3 中的迷宫，看看需要多长时间。现在再试一次：同样的迷宫，从开始到结束，自己计时。重复第三次。现在看看你的时间。发生了什么？你所用时间可能减少了。这是一个展示学习及它与记忆的联系的例子。

理性情绪行为疗法

　　班杜拉的学术成果本身便是行为学派发展的一块里程碑，而且对下一波发展起到了至关重要的承接作用。而新一波的发展便是由艾伯特·埃利斯（例如，Ellis & Velten，1992）创立的理性情绪行为疗法（rational emotive behavior therapy，REBT）。如果说班杜拉的理论使我们对行为的理解不再受限于环境条件的强化因素，那么埃利斯的理论就使我们对行为的理解不再受限于非理性情绪加工。感受与情绪当然是真实的，却也不一定基于现实。埃利斯可能会在这句话后面再加上一句：虽然真实，却不总是合理。就是在这一点上，埃利斯的理论对班杜拉的理论进行了扩展，并衔接了下一个作用于其中的神经科学原理。理性情绪，即那些经过逻辑性认知加工而过滤出来的情绪，使个体能够按照他们希望的方式感受与行动。而从神经层面看，这是通过双侧脑的共同运作来实现的。虽然有很多对左右脑模型的批判，但有一点是清楚的：大脑的左右半球以平行的方式加工信息，对来自内外环境的信息是以不同的方式诠释的。左脑关注文学、语言、线性与逻辑；右脑涉及创造性与整体性。当然，这不是说我们的逻辑脑与创意脑相互冲突或对立，而是大脑的两个半球各有自己的主程序（图 4.4）。

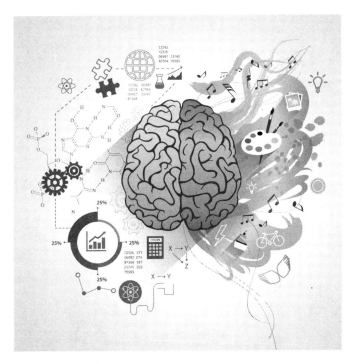

图 4.4　双侧脑

让我们来思考一下拥有两套解读信息的互补——而非竞争——系统的相对价值。当两者平衡时，或者用西格尔（Siegel，2006，2012）和后来的巴德诺赫（Badenoch，2008）的话说，当二者达到双边整合时，其结果就像是理性的情绪引导理性的行为。然而，若由于生物、环境或者经历等原因使得右脑行使主导作用，情绪便会凌驾于理性之上。你或许见过这样的人，他们过着一种"右脑活跃的"生活方式，他们的情绪主导一切，使得他们自己及其所爱之人任由他们的情绪与感受摆布。在心理咨询中，这样的来访者时常被冠以双相障碍、心境障碍或者焦虑障碍之名（这在第七章和第八章会进一步详述）。聚焦于情绪或是情绪调节的咨询师时常感到自己在火上浇油，因为这些来访者本身便过着一种聚焦情绪的生活。基于理性情绪行为疗法对从左脑到右脑信息加工的认识，咨询必须聚焦于理性——这是由左脑主导的活动——才能帮助这些来访者从他们的症状中解脱出来。试图帮助来访者感觉好一些，甚至在加强左半球信息加工之前改变行为方式，可能会使咨询陷入徒劳的境地。

在处理这些情绪化反应或是情绪活跃的来访者时，我们倾向于使用左脑，比如你可能会用理性情绪行为疗法。具有讽刺意味的是，这些来访者经常试图用以下方式来合理化或证明他们的情绪和随后的行为，"但你又不是当事人。如果你在那种情况下，就会明白我为什么会那么沮丧，为什么会有那样的反应了！"于是这时，我们便会让他们去想象，如果当时有一个摄像头记录下了整个事情的发生经过（图4.5），那么当我们回放录像时，会看到什么？

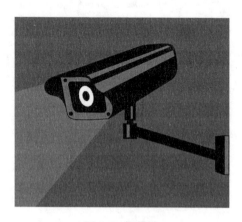

图 4.5　摄像头

几乎不出意外，来访者通常会说类似"你就会看到他们是怎么惹我的了！"这样的对话，然后抱臂靠着椅背，一副无须多言的样子。咨询师会坚持不懈地要求来访者描述对方在录像里有怎样的行为，直到他们可以具体地描述实际情况。在这次会谈中出现的并非实际行为，而是经过情绪滤镜解读后的行为。在来访者刚刚开始进入更为理性的现实世界时，他们会感激咨询师并没有试图剥夺他们所有的情绪。这一强化左脑信息加工的过程会调整来访者对情绪来源的理解——情绪是真实的，但并不总是可靠的。我们几乎不会试图直接改变来访者的感受。咨询师会去寻找是什么喂养了这些情绪，并与来访者一起探索讨论。咨询师也可以与来访者解释左脑与右脑互补的信息加工过程。可以告诉他们，大脑两半球的功能都是不可或缺的，若过度使用一边的功能而另一边的功能欠佳，我们的思维、感受与行为便会变得不平衡。

会谈中的理性情绪行为疗法

达内塔（六）

试想，若咨询师告诉达内塔，自己无法直接让她感觉好一些，达内塔会有何反应？可以理解，她会感觉难以接受。但这就是心理咨询的真相：我们的方法在调整来访者的感受上，远不及他们自己的方式见效快。这便是他们为何会犹豫要不要寻求心理咨询的帮助，以及为何对改变持矛盾情绪。如果是埃利斯，他会去重新设定达内塔的目标，用他源源不断的哲学式的但在本质上是行为式的目标——无条件地接纳自己，无条件地接纳他人，以及无条件地接纳世界。这样的目标，或者说这样的方式，预示了建构主义哲学对于行为学派的影响。达内塔及很多来访者来做心理咨询，其实是为了接纳自己而寻求改变，为了改变他人使得他人接纳自己，或者为了让咨询师相信是这个世界让他们无法改变的。一个有神经学意识的咨询师会对达内塔做工作，来让她去接纳，她自己在这个客观现实的当下所在的位置，而非她主观希望的在世界里的位置。这便会开始改变她的大脑加工信息以及解读其想法、情绪和行为的方式。

正念与接纳的疗法

研究文献中已经证实了正念是获得幸福的有效且成功的因素之一（Fabbro，Crescentini，Matiz，Clarici，& Fabbro，2017）。如前所述，行为主义、认知疗法和认知行为疗法的演变发展让有关思维、情绪与行为之间关系的最佳临床思维不断汇聚。阿伦·贝克的认知疗法［见 A. Beck（1964）或 J. Beck（1995）］用认知之光照亮了激进行为主义原本缺失了意识因素的人类模型，与随之而来的班杜拉的社会认知理论一起，推动了行为学派的"第三浪潮"。"第三浪潮"中最引人关注的包括基于正念的认知疗法（详见 Segal，Williams，& Teasdale，2012）、辩证行为疗法（详见 Linehan，1993）以及接纳承诺疗法（详见 Hayes，2004）。这些疗法给心理治疗领域带来了行为流派的经验主义的重量，临床治疗关系的力量，以及人类思想、行为与情绪之间不断扩展的、错综复杂的、动态的相互作用。

辩证行为疗法的概念

辩证行为疗法诠释了行为治疗所经历的蜕变。它诞生于玛莎·莱恩汉（Marsha Linehan，1993）与一些反复出现自杀或类自杀行为的来访者的工作。莱恩汉指出，针对这些来访者的治疗困境是需要将同情心与结构化结合，运用以帮助来访者清楚地表达为目标的行为分析。她进一步指出，出现这些行为的来访者通常会伴有边缘型人格障碍（Linehan et al., 2006）。这一创新疗法已在边缘型人格障碍群体中获得了巨大的治疗成效，并且在持续衍生成一种可广泛应用的治疗模式。莱恩汉很早就开始小心翼翼地通过技能与行为训练来治愈关系，实际上是利用右脑对右脑的动力来促进神经可塑性，远早于神经科学在治疗中被普遍运用。

　　辩证法是一种哲学世界观，当运用于辩证行为疗法时，便体现在来访者与咨询师之间你来我往、你退我进的互动关系中。莱恩汉（Linehan, 1993）为这个术语描述了两个背景："之于现实世界的本质，以及之于有说服力的对话和关系"（pp.30–31）。首先，辩证法的世界观采纳了包括相互关联与整体性的概念，引出了对于将自己置于环境中的一种新的自我理解。另一个与辩证法的世界观相关的概念是多面性。多面性原则将现实理解为流动变化的，而非固定的；矛盾对立的，而非互补的。莱恩汉在与边缘型人格障碍来访者的工作中发现，他们对现实的观念在任何时刻都是趋于固定、缺乏灵活性的。最后，永恒变化的原则强调了治疗过程中你来我往的互动本质，即来访者、咨询师及治疗本身会并肩相伴着成长、改变与显现。虽然这种描述有时看起来深奥难懂，但它是指导这个疗法的根本哲学观，并引申出了"辩证"这个术语的第二个使用背景：辩证式劝说。莱恩汉在这里所用的辩证并非要用正统的逻辑学在思想上超越来访者，而是运用个人化的语言和辩论与来访者进行沟通，从而引导来访者改变。"我们的理解遗漏了什么？"这是指导辩证行为治疗的根本问题，强调了现实世界的无常，以及真相与现实时常让人困惑的本质。

　　正念是辩证行为疗法中的一个核心技术，在第六章会作为治疗策略与干预的一部分来详细讲解它的一些具体技术。正念是"有意识地，带着觉察，活在当下；对当下这一刻，不评价，不抗拒，不依恋"（Neacsiu, Ward-Ciesielski, & Linehan, 2012, p.1005）。

接纳承诺疗法的概念

接纳承诺疗法（Hayes，2004）起始于一个叫功能语境论的哲学观点。这种观点认为，只有将行为置于背景环境中，才能够理解这个行为。早期机械化模式的行为主义只关注会造成麻烦的行为与想法，备受争议，而功能语境论便是对它的回应之一。它是实用主义哲学，避开询问"为什么"，而去探讨"是什么"。因此，它强调的是放下对真相的探询，而关注"这会有用吗？"。

延续行为主义的路径，接纳承诺疗法强调了班杜拉（Bandura，1986）早年曾讨论过的一个观点，即语言的象征能力所能传递的力量。接纳承诺疗法也像班杜拉一样，认识到语言在表述内在现象时的准确度是有限的，以及语言有时会恣意专横地对这些内在现象进行赋意归因。不同于认知疗法或是传统行为疗法试图辨识与对质负性的或是有害的想法，接纳承诺疗法会引导来访者意识到只有在你关注一个想法时，它才有力量。接纳想法只是想法，可以帮助来访者卸去那些想法对他们的影响，而不再因为要对抗这些想法而给予它们过度关注。实际上，在左脑形成的语词会在右脑被创造出其视觉图像。而可视化的语言很容易在脑海中变得栩栩如生。

心理灵活性是位于六个心理学概念的交汇点的核心概念。它涉及通过学习适应这个世界本来的样子从而拥抱完整的人性，而不是要求世界按我们希望的样子去改变。接纳，是"积极且有意识地拥抱个人的经历，不去试图改变它们出现的频率或形态"（Hayes，Pistorello，& Levin，2012，p.982）。这种接纳，有别于习得或是无奈顺从，也与回避经历大相径庭。在接纳中，我们可以看到认知行为流派对正念运动的响应。另一方面，从赫布的角度看，认知方向固定的来访者不论在行为上还是神经学上，都会更难发生改变。而这样的认知方向固定在多大程度上源于基因则还是未知。

认知解离，是指"减少对个人想法和经验的确信、依恋以及受它影响，并不需要立刻试图改变这些想法与经验出现的频率"（Hayes et al.，2012， p.983）。反之，融合，是人类倾向于把话语、思想和感受过于字面化，从而赋予它们不自然甚至有害的力量。接纳承诺疗法将语言视为有局限性的，主要是因为当我们过分拘泥于字面意思时，会导致负性行为。例如，"我快到了"对不同的人来说是不同的意思。如果我过分按字面意思理解，可能会期待你下一秒就到。然而，你的意思可能是在 30 分钟左右到达。于是，我的字面理解可能会导致我的失望甚至愤恨。认知解离可以使我们更灵活地让想法漂浮而过，如同他们本身就是充满变数的。与其跟那些和失望相关的想法（例如"那个人实在不可靠"）进行对质，我可以想象那些想法都是无意义的，允许自己的想法和感受更加灵活与自由。海斯等人有一个令人惊讶的研究发现，有一个较好的理由陷入抑郁的来访者，对治疗有更大的阻抗！

相较于固执地关注想法和感受，存在于当下是六个心理状态中的下一个核心概念。存在于当下便意味着放下对过去或是未来的关注。拥有停驻于当下这一刻的自由，保持正念。

观察的自我这一核心概念涉及接纳自己原本的样子，而非个体想要自己应该有的样子。

接纳承诺疗法的另一个优势是关于价值观的。治疗的目标是帮助来访者的行为符合他们的价值观。海斯等人（Hayes et al., 2012）强调，研究发现表明，愧疚与胁迫都不是利于行为改变的动机。相反，基于价值观的行动更有效。

最后一个概念是承诺行为。与其他行为疗法相似，承诺行为或者说努力上的一致性是关键。

传统认知行为疗法或是理性情绪行为疗法都认为，处理负性的、非适应性情绪的最有效方式是与其正面对质，而接纳承诺疗法从实证研究上对这个理念进行了挑战（Hayes，2004；Hayes et al., 2012）。海斯形容，接纳是来访者将某种感受体验意识化却不急于对它采取行动的能力。他从语言的字面化有其固有的局限性来对他的理论进行了解释。对抑郁来访者的研究结果便是最好的诠释：那些对自己出现抑郁症状有充分解释的来访者，往往比其他来访者的抑郁症状更严重，且更难被治疗。

如前所述，大脑左半球的功能倾向于字面性地、逻辑性地处理信息。当来访者将感受和情绪过于字面化时，主要负责处理文字的左脑与负责情绪的右脑会共同制造一个情绪－语言的完形状态，其结果可能是一个非适应性的、以情绪为基础的现实视角。例如，"我太焦虑了，快要失控了"这一表述，可能会在大脑中创造出一个真实状态，从而导致行为如他所言般失控。以焦虑为例，将神经科学和接纳承诺疗法结合的做法是，咨询师要求来访者尽可能重现焦虑体验，而不去试图对它做出行为反应。我可能会询问来访者，他们的焦虑体验持续了多久。大多数来访者会回答不知道，因为他们在对自己所感知到的基于焦虑体验的现实做出即刻的反应。著名的行为学者约瑟夫·沃尔普（Joseph Wolpe，1973）坚定地主张：从行为主义的角度，有问题的并非情绪本身（其中，他认为焦虑是导致来访者出问题的最普遍的情绪体验），而是用于回避情绪体验的行为。所以，在治疗会谈中，我们会练习在不舒适的情绪中"坐住"。从接纳承诺疗法的角度，这意味着进入一个将情感意识化而不采取行动的过程中。海斯建议，咨询师可以协助来访者将不舒服或痛苦的情绪视为列车窗外的风景，它会出现，然后消失。至少从这个观点看，真正阻碍人们过自己想要的生活的，其实是他们对情绪感受和相关想法的文字化以及后续的回避行为。

反思问题 4.1

想象你站在齐胸深的海浪中。当你看向海平面时，发现有一个大浪正在向你袭来。此刻，你只有几秒的时间做出如下选择。

1. 你可以转身向陆地跑去，但很可能在中途就被海浪卷到水里。
2. 你可以跳起来，翻过这波浪，但除非你超级能跳，否则很可能失去平衡，然后依然是被海浪卷到水里。

3. 你可以站着不动，决定生生地抗住这波浪。

4. 或者，你可能会做出反直觉的举动，即在海浪打来前水位下降时，让自己完全潜入水中，允许自己有那么一小会儿被海浪完全淹没，从而保全自己在海浪过后安然无恙。最后这个策略在一定程度上很像接纳承诺疗法。意识到海浪（思维和感受）会向我们袭来，而在水深至胸前时，我们面对海浪会不禁感到恐慌，想逃跑，或是想挣扎。直到我们意识到海浪的本质：它是自然存在的、不可避免的、拥有强大的力量，但它对我们的影响取决于我们对它采取的反应。

现在，想象当一阵糟糕的情绪袭来时，你的大脑内发生了什么。你的前额叶（高阶思维）虽然非常强大，可能会尽最大的努力抑制情绪。但在那一刻，边缘系统是不可战胜的对手。

会谈中的接纳承诺疗法

达内塔（七）

基于海斯等人（Hayes et al., 1999）呈现的接纳承诺疗法的基本原则——心理灵活性，咨询师的首要目标是让达内塔放下想要逃避痛苦的固有执念，进而增强行为功能。咨询师希望帮助她理解，使她痛苦的并非情绪本身，而是她对自己的感受的感受。她感到烦恼，于是对自己处于烦恼的状态感到恼火。然后她就会将自己的行为限制在两个极端选项上：压抑或是对抗。而从接纳承诺疗法的角度，咨询师希望帮助她建立一个灵活的心理状态，让她能在稍远一点的距离上观察自己的情绪体验，这样她就能够更客观地评估状况，做出选择。

现实疗法

威廉·格拉瑟（William Glasser，1965）对于这个主题的讨论有多方面贡献。其中部分原因是，他的疗法很难被归类到某个具体的治疗流派中。虽然这里将它归为行为主义流派了，但它显然也有后现代主义的特征（Prochaska & DiClemente，2014）。在本书中，我们只需要了解这个理论的一个基础组成部分，而由这个部分作为选择理论衍生出了伍伯丁（Wubbolding，2000）的WDEP[①]干预疗法。我个人对这个疗法的理解是它包括对下列四个问题的释义，然后我又追问了一个额外的问题。

1. 需求问题：你想要什么？
2. 行为问题：你正在做什么？
3. 评估问题：有怎样的效果？
4. 计划问题：现在有什么打算？
5. 正念问题：你正在做的行为如何能让人知道你真正想要的是什么？

通过正念地观察自己的行为，对照他们所说的目标，来访者面临的是不一致的差异体验。如前所述，大脑会相信你所告诉它的一切。通常，来访者不断地一边说着自己的目标，一边做着与其目标不一致的行为。于是，对于因为没有投入实际的努力而无法完成的目标，来访者便可能会持续地体验着意志消沉与低自我效能感。大脑忙着记叙这样一个目标与行为背道而驰的故事。而达内塔也是处于一个类似的困境中。

---

① 每个字母分别代表一种干预策略：需求（wants）、行为（doing）、评估（evaluating）、计划（planning）。——译者注

会谈中的现实疗法

达内塔（八）

在建立了充分的治疗关系后，达内塔的咨询师会问她 WDEP 问题。

咨询师：达内塔，在你的生活与价值观中，你最想要的三个东西是什么？

达内塔：我想要快乐，少一些与丈夫的争吵，多一些对自己生活的掌控感。

咨询师：对照你的这些目标，你正在做些什么来帮助你达成这些目标？

达内塔：（停顿）我什么也没做。

咨询师：我认为你在做很多事。现在，你觉得你正在做的事，会帮你达成你想要的那些目标吗？

达内塔：完全不会。

咨询师：所以，听起来你所做的并不能有效地帮你达成目标？

达内塔：我看是没有的。

咨询师：那么，我们来一起想一想，我们能从你实际的行为中看到什么？你的行为有没有可能告诉我们，你实际想要的是什么？

达内塔：（有些防御性）我已经告诉你我想要什么了。

咨询师：请耐心听我说。你告诉我了三个目标，然后你说你所做的任何事都不能帮助你获得你想要的那些目标。那么让我们看看，能不能从你的实际行为中推导出你真正想要的是什么。

你在回避冲突，这是你在一段时间内能做到的，这是不是说明你想要的是，回避冲突或者回避与冲突有关的情绪？

达内塔：是。

咨询师：同时，你会爆发，会砸东西。你对此有何感受？

达内塔：不好，我感到愧疚。

咨询师：（等待，观察。）

达内塔：还有力量感。实际上，那一刻感觉很好。

咨询师：所以，我们可以从你的行为推导出你也希望拥有力量。

达内塔：（垂下头）是，我想是这样的。

咨询师：提醒你一下，这并不是羞耻的事，我也没有在评价你。治疗旨在找到我们的故事中不连贯的部分。

达内塔：只是会让我感觉很幼稚，现在更加明显了。

咨询师：我在听。所以，现在的问题是，如果你可以在争吵中有不同的感受，或者是你怎样才能即使没有负面的争吵，也可以拥有力量感。

达内塔：这就是我想要的！

咨询师：那接下来我们就针对这一点进行工作吧。

解释你的大脑

凯克等人（Keck et al.，2017）总结了在英国皇家学会（Royal Society）的会议上关于两种可塑性的发现。图4.6（彩）呈现了赫布可塑性和稳态可塑性的概念，强调了可塑性的复杂性，尤其是赫布可塑性。当我们把一个现象缩减成一个模型（例如，一起激发的神经元串联在一起），我们就有可能将它过度简化，以致不够准确。在这种情况下，正如李、朴、钟和陈（Li，Park，Zhong，& Chen，2019）所讨论的，可塑性是指"神经系统内各回路的活动和连接的变化，使得学习、编码记忆和驾驶行为得以实现"（p.44）。这里至少包括两种类型的活动：激活（增强）和抑制（压抑）。赫布可塑性看似与联想学习相关，而稳态可塑性可以稳定系统（Keck et al.，2017）。两者都通过神经元的兴奋性、突触强度和突触连接的数量来发挥作用（Li et al.，2019）。在这里进行描述的目的是强调在神经生物学层面习得行为的复杂性，以此证实来访者为何难以改变。虽然这不是避免参与改变的理由，但有神经加工过程为基础，对于那些与困难行为做斗争的人，我们应该心怀悲悯与共情。

本章总结

行为主义取向的心理咨询师正以前所未有的努力建立良好的治疗关系，这是在从前的文献中，尤其是批判行为取向方法的文献中，不曾见过的。相较于建立治疗关系的技术一直以来的重要性，行为主义"第三浪潮"对它的强调有过之而无不及，而基于近期神经科学研究的心理咨询更是如此。行为咨询师不再像曾经那般认为来访者（以及所有人类）就是无意识地对环境刺激进行反应。如本书第二章所述，现在我们所说的意志力、决断力，甚至有意识地思考，在当时的主流观点中都是虚假的错觉。与无意识决定论相反，罗森塔尔（Rosenthal，2000）声称，

> 虽然意识与元认知都涉及对我们精神状态的检测，但它们是两个不同的现象。举个例子，我们通常不需要清楚地回顾相关信息就能判断我们是否学过或知道某事，我们有时甚至在瞬间无法想起相关的准确信息。因此，可以说，对于是否知晓的意识，是可以在没有意识到具体知道的内容的情况下出现的。

（p.204）

无论我们是否能觉知到，我们的大脑时刻都在活动，观察、解释和做决定。如果设想对场景的被动接受会使大脑处于静止状态，例如在负性情绪状态中，其实是对大脑运作方式的误解。可以让来访者这么理解，在静止状态中，大脑其实在加固神经网络对静止状态的维持，使得下一次负性情绪出现

时更容易出现被动状态。指导来访者活动起来，尤其是以与其情绪相悖的方式活动，可以向这些神经网络发起挑战，成为带来神经改变及随后的行为改变的主动者。

本章概要

在本章中，我们完成了以下目标。

- 追溯了行为疗法在过去一个世纪的演变，同时也追溯了可以与神经科学进行整合的切入点。
- 将两个基础神经科学原则列在一起，促进我们理解改变行为的难点，以及做出改变的希望。
- 探索语言和注意力在改变和管理行为中的作用。

参考文献

Adolphs, R. (2009). The social brain: Neural basis of social knowledge. *Annual Review of Psychology*, *60*, 693–716.

Adolphs, R., & Anderson, D. J. (2018). *The neuroscience of emotion: A new synthesis*. Princeton, NJ: Princeton University Press.

Badenoch, B. (2008). *Being a brain-wise therapist: A practical guide to interpersonal neurobiology*. New York, NY: W. W. Norton & Company.

Bandura, A. (1977). *Social learning theory*. Englewood Cliffs, NJ: Prentice Hall.

Bandura, A. (1986). *Social foundations of thought and action: A social cognitive theory*. Englewood Cliffs, NJ: Prentice Hall.

Beck, A. T. (1964). Thinking and depression: II. Theory and therapy. *Archives of General Psychiatry*, *10*(6), 561–571.

Beck, J. (1995). *Cognitive therapy: Basics and beyond*. New York, NY: Guilford Press.

Corey, G. (2017). Theory and practice of counseling and psychotherapy (10th ed.). Belmont, CA: Brooks/Cole.

Cossell, L., Iacaruso, M. F., Muir, D. R., Houlton, R., Sader, E. N., Ko, H., … & Mrsic-Flogel, T. D. (2015). Functional organization of excitatory synaptic strength in primary visual cortex. *Nature*, *518*(7539), 399.

Ellis, A., & Velten, E. C. (1992). *When AA doesn't work for you: Rational steps to quitting alcohol*. New York, NY: Barricade Books.

Fabbro, A., Crescentini, C., Matiz, A., Clarici, A., & Fabbro, F. (2017). Effects of mindfulness meditation on conscious and non-conscious components of the mind. *Applied Sciences*, *7*(4), 349.

Field, T. A., Beeson, E. T., & Jones, L. K. (2015). The new ABCs: A practitioner's guide to neuroscience-informed cognitive-behavior therapy. *Journal of Mental Health Counseling*, *37*(3), 206–220.

Forrest, M. P., Parnell, E., & Penzes, P. (2018). Dendritic structural plasticity and neuropsychiatric disease. *Nature Reviews Neuroscience*, *19*(4), 215.

Glasser, W. (1965). *Reality therapy: A new approach to psychiatry*. New York, NY: Harper & Row.

Hayes, S. C. (2004). Acceptance and commitment therapy, relational frame theory, and the third wave of behavioral and cognitive therapies. *Behavior Therapy*, *35*(4), 639–665.

Hayes, S. C., Pistorello, J., & Levin, M. E. (2012). Acceptance and commitment therapy as a unified model of behavior change. *Counseling Psychologist*, *40*(7), 976–1002.

Hayes, S. C., Strosahl, K. D., & Wilson, K. G. (1999). *Acceptance and commitment therapy: An experiential approach to behavior change*. New York, NY: Guilford Press.

Hebb, D. O. (1949). *The organization of behavior*. New York, NY: Wiley.

Holtmaat, A., & Caroni, P. (2016). Functional and structural underpinnings of neuronal assembly formation in learning. *Nature Neuroscience*, *19*(12), 1553. dx.

Jokić-Begić, N. (2010). Cognitive-behavioral therapy and neuroscience: Towards closer integration. *Psihologijske Teme*, *19*(2), 235–254.

Kandel, E. R. (1976). Cellular basis of behavior: An introduction to behavioral neurobiology. Oxford, England: W. H. Freeman.

Keck, T., Toyoizumi, T., Chen, L., Doiron, B., Feldman, D. E., Fox, K., ... & Lisman, J. E.

(2017). Integrating Hebbian and homeostatic plasticity: the current state of the field and future research directions. *Philosophical Transactions of the Royal Society B: Biological Sciences*, *372*(1715).

Kelly, G. A. (1955). *The psychology of personal constructs.* New York, NY: W. W. Norton & Company.

Kole, K., Scheenen, W., Tiesinga, P., & Celikel, T. (2017). Cellular diversity of the somatosensory cortical map plasticity. *Neuroscience & Biobehavioral Reviews*, *84*, 100–115.

Li, J., Park, E., Zhong, L. R., & Chen, L. (2019). Homeostatic synaptic plasticity as a metaplasticity mechanism—a molecular and cellular perspective. *Current Opinion in Neurobiology*, *54*, 44–53.

Linehan, M. M. (1993). *Cognitive-behavioral treatment of borderline personality disorder.* New York, NY: Guilford Press.

Linehan, M. M., Comtois, K. A., Murray, A. M., Brown, M. Z., Gallop, R. J., Heard, H. L., … Lindenboim, N. (2006). Two-year randomized controlled trial and follow-up of dialectical behavior therapy vs. therapy by experts for suicidal behaviors and borderline personality disorder. *Archives of General Psychiatry*, *63(7)*, 757–766.

Luke, C., & Redekop, F. (2019). Behavioral Approaches. In E. Ginter, G. Roysircar, & L. Gerstein, (Eds.), *Theories and Applications of Counseling and Psychotherapy: Relevance Across Cultures and Settings.* Thousand Oaks, CA: Sage.

Makinson, R. A., & Young, J. S. (2012). Cognitive behavioral therapy and the treatment of post-traumatic stress disorder: Where counseling and neuroscience meet. *Journal of Counseling & Development*, *90*(2), 131–140.

Martin, K. C., & Kandel, E. R. (1996). Cell adhesion molecules, CREB, and the formation of new synaptic connections. *Neuron*, *17*(4), 567–570.

Neacsiu, A. D., Ward-Ciesielski, E. F., & Linehan, M. M. (2012). Emerging approaches to counseling intervention dialectical behavior therapy. *Counseling Psychologist*, *40*(7), 1003–1032.

Pavlov, I. P. (1927). *Conditioned reflexes.* London, UK: Dover Publications.

Prochaska, J. O., & DiClemente, J. C. (2014). *Systems of psychotherapy: A transtheoretical analysis.* Stamford, CT: Cengage Learning.

Ramachandran, V. S. (2012). *The tell-tale brain: A neuroscientist's quest for what makes us human.* New York,NY: W. W. Norton & Company.

Rosenthal, D. M. (2000). Consciousness, content, and metacognitive judgments. *Consciousness and Cognition*, *9*(2), 203–214.

Schwartz, J. M., & Begley, S. (2002). *The mind and the brain*. New York, NY: HarperCollins.

Segal, Z. V., Williams, J. M. G., & Teasdale, J. D. (2012*). Mindfulness-based cognitive therapy for depression.* New York, NY: Guilford Press.

Siegel, D. J. (2006). An interpersonal neurobiology approach to psychotherapy. *Psychiatric Annals, 36*(4), 248.

Siegel, D. J. (2012). *The developing mind: How relationships and the brain interact to shape who we are.* New York, NY: Guilford Press.

Skinner, B. F. (1938). *The behavior of organisms: An experimental analysis.* New York, NY: Appleton-Century-Crofts.

Skinner, B. F. (1974). *About behaviorism.* New York, NY: Knopf.

Sommers-Flanagan, J., & Sommers-Flanagan, R. (2017). *Clinical interviewing* (6th ed.). Hoboken, NJ: John Wiley & Sons.

Sweatt, J. D. (2016). Neural plasticity and behavior–sixty years of conceptual advances. *Journal of Neurochemistry, 139*, 179–199.

Weiner, B. (1986). *An attributional theory of motivation and emotion.* New York, NY: Springer-Verlag.

Willows A. O. (1971). Giant brain cells in mollusks. *Scientific American, 224*, 68–75.

Wolpe, J. (1973). *The practice of behavior therapy.* New York, NY: Pergamon Press.

Wubbolding, R. (2000). *Reality therapy for the 21st century.* Philadelphia, PA: Brunner-Routledge.

Yee, A. X., Hsu, Y. T., & Chen, L. (2017). A metaplasticity view of the interaction between homeostatic and Hebbian plasticity. *Philosophical Transactions of the Royal Society B: Biological Sciences, 372*(1715), 20160155.

图表版权信息

第五章
人本主义取向与神经科学

· 开篇问题 ·

◇ 只通过倾听，是否可能（以及怎么可能）感受到另一个人的感受？

◇ 在没有明显的压力源、触发事件或是个别呈现的问题的情况下，咨询要如何进行？咨询师要从哪儿入手？

◇ 是否有可能从神经科学的角度验证一个关注生命与死亡的咨询理论？

拉里（一）

　　拉里是一位30岁出头的男性，来寻求心理咨询的初衷不明。他由退伍军人事务处诊所转介来做心理咨询。原本的诊所因人手不足，无法提供门诊心理咨询服务。拉里曾被调遣到阿富汗一年，不过并没有目击战争。作为一名宪兵，他一直驻扎在基地或基地附近。拉里说，虽然他没有真正地感受到生命威胁，但发现自己经常思考生命、死亡以及"大局"。他很快补充说，他并不指望咨询师或任何人能理解他的不安，因为他的朋友和家人都无法理解他的经历。据拉里说，他应该为自己没有直接参与战斗而感到庆幸，这才没有关于部队记忆的"闪回"。咨询师聚焦了可能涉及创伤后应激障碍（post-traumatic stress disorder，PTSD）的问题，但排除了这一诊断，并决定转而关注拉里觉得他错过了人生"大局"的主观体验。

文化考量

萨默斯－弗拉纳根和萨默斯－弗拉纳根（Sommers-Flanagan & Sommers-Flanagan，2018）强调，虽然人本主义方法具有很高的个人和文化接受度，但也有局限性。其中最主要的问题是关注个人和强调情感表达，这可能与文化价值观不一致。此外，对于一些特定文化群体的来访者来说，以来访者为中心可能会让工作变得被动且缺乏结构，从而影响治疗关系（Corey，2017）。对于咨询师来说，从这个角度出发，对他们的方法进行调整，以适应来访者的文化，是很重要的，首先要问来访者，作为一个生活在多重背景中的个体，他是如何看待咨询过程的，以及他对咨询工作的期望是什么。

简介

> 在我早年的职业生涯中，我一直在问一个问题：我要如何治疗、治愈或者改变这个人？而现在，我会换个方法问自己：我要如何提供一种关系，让他可以利用此关系获得个人成长？
>
> ——卡尔·罗杰斯（Carl Rogers，1961）

当你告诉家人和朋友，你是一名正在接受训练的心理咨询师时，他们做何反应？当你把你的研究生或是博士生规划告诉他们时，他们做何反应？他们是否感到吃惊，居然有人愿意花 2 ～ 5 年，甚至更长的时间，来累积课时与督导时长，只为了学习倾听技巧？大家是不是常这么设想："你只是听别人的叙述，然后给些建议，对吧？这有什么难的？"或者，你最初之所以决定从事谈话治疗工作就是因为你善于倾听或是擅长给建议。然后，当你开始接受训练时才被告知，不能给建议。接下来的咨询技术课程向你证明，倾听远比它表面看起来更具有技术性和挑战性。这个领域和职业的复杂性在很大程度上归功于卡尔·罗杰斯和他的三个人本主义核心理论（Rogers，1942，1961；Sommers-Flanagan，2015）。在那之前，咨询大多是倾听足够长的时间，然后分析内容并推荐治疗步骤（当然也有明显的例外）。那么神经科学对于倾听有什么要说的呢？在本章中，几乎不会有关于大脑听觉皮质的内容，尽管有大量关于听觉神经学的神经科学文献（见 Jafari，Kolb，& Mohajerani，2017）。取而代之的是，我们会回到关于咨询的隐喻中，它们之中亦充斥着神经科学。本章也会探讨关于倾听这门艺术背后的科学原理。最重要的是，本章在很大程度上聚焦于一个主要的神经科学原理，它与人本 – 存在主义传统的基本组成部分——倾听——相似。表 5.1 突出了为理解而倾听这个部分，以及如何从人本主义和神经学的角度传达这种理解。

表 5.1　人本主义概念图

人本主义成分	神经科学概念	在治疗中的价值
以人为中心疗法：共情，真诚，无条件积极关注	镜像神经元	在神经层面预期和感知接纳／拒绝
存在主义疗法：现象学	感知的主观性，大脑与时间，预演	自由与责任的内在力量，苏格拉底式提问
格式塔疗法：整体观，此时此地的体验，实验	大脑是一个系统的系统，最好从整体上理解	激活多个系统的咨询可能是最有效的，调和被憎恨的"部分"对于幸福来说至关重要

倾听

人本 – 存在主义视角的倾听，涵盖了听到与关注到来访者的几个方面。

- 倾听来访者的用词。

- 倾听什么是来访者难以用言语表述的。

- 注意非言语沟通，包括副语言。

卡尔·罗杰斯在 1938 年率先使用了录音来捕捉咨询体验的内容，而不再依赖于对会谈的回忆（Ivery & Daniels，2016）。他为咨询师建立了一个后来得到了神经生物学验证的模型：咨询过程不是简单地将技术及时地传递给来访者的集合。相反地，它是一种完形—— 一种全人的、具身的体验（在这里指基于大脑的体验，可以通过躯体体验表达出来；见 Varela，Thompson，& Rosch，1991）。来访者可以体验到一个安全的空间，可以不带评价地探索真实的自我。这对人类来说可能是可怕的，不能简化为会谈顺序或技术的组合。这一观点得到了神经生物学观点的支持，例如，人际神经生物学（Siegel，2015）和人际生理学（Palumbo et al.，2017）。在本章稍后会再回来讨论全人倾听这个概念。

从某种程度上说，本章所谈论的倾听类型就像人们所以为的那么基础，却比人们所想象的困难得多。以人为中心疗法的难点并不是概念复杂，它的难点在于很多咨询师和来访者可能难以忍受这种倾听方式。这种深层的、完全具身性的倾听所包含的亲密感以及被这样倾听的亲密感，可能是令人难以承受的。这样的体验是难以用语言来描述的，这也是为什么说它极具变革性。但不要只相信我的话，或者罗杰斯的话，看看社会和情绪神经科学对这个过程是怎么解读的。在对理论进行概括和整合前，我们先回到前面讨论的倾听的类型，以及倾听在拉里的案例中的应用。我们才刚刚认识拉里，让我们看看这时的倾听是怎样的。

会谈中的神经科学

拉里（二）

倾听来访者的用词

有洞察力的咨询师会注意到拉里用的一些关键词：他不指望"任何人能够理解"那个"大局"，以及他没有任何"闪回"。这三种表达能告诉我们哪些关于拉里的信息？咨询的方向又在哪里？

咨询师：拉里，我注意到你用了"大局"这个词，你能再谈谈你用这个词的意思吗？

拉里：这个，过去那些年，我看到了对人与物的破坏，让我陷入了深深的疑问，这一切意味着什么？生命。我领悟到，生命的存在与毁灭都可以发生在瞬息之间。这让我想要活得更充实，无论具体是什么。

咨询师：我听到你说，你想从生命中获得更多，但你并不确定这会怎样或在什么时候发生？

拉里：这似乎是一项艰巨的任务，所以我不知所措……这就是我来这里的原因。

倾听来访者没能说的

拉里的沉默能告诉我们很多信息——在这里，无法用言语表达他想要什么，便是他的表达。不去描述导致他前来咨询的行为，他还提示我们他对咨询本身的纠结。很多来访者也是以相似的方式进入咨询的。他们无法清晰地描述自己主观的体验。这可能会让咨询师觉得不确定如何建立具体的治疗目标。

咨询师：拉里，我不禁想，你说到不知所措，这后面应该还有更多是你没说出来的。你可不可以先告诉我，对于来到这里开始心理咨询，你有什么想法？

拉里：（停顿）这个，我觉得我应该不需要咨询。毕竟，我没有看到战斗，虽然我看到过其他人战斗完的后果，而且我也没有像其他人那样的闪回（倾听来访者的用词时，注意到他再次用了"闪回"这个词）。我不确定我是否有权来这里。我只是有些低落、沮丧，有些难以摆脱这种情绪，而且这种情绪开始影响到我生活的其他方面了。

咨询师：谢谢你告诉我这些，拉里。我可以感觉到，说出这些对你而言并不容易。但这些可以让我对你的经历有更多的理解。而且这也很重要，因为如果不说出你对于接受咨询的矛盾感受，会对我们将要一起进行的工作产生负面影响。而你说出来了，我们就可以对此进行讨论了。请再讲一讲你刚说的"不知所措"。如果某天你处于不知所措的状态，你觉得我看到的你会是什么样子的？

拉里：哦，我不知道……我妻子说我会变得非常安静，不愿说话。那时我只想独自待着，我平时喜欢做的事情都变得不再有趣了。

咨询师：所以你会变得安静并回避与他人接触，而且不再能享受你平时喜欢做的事。这也影响着你的妻子。（重述了拉里在用了"不知所措"这个词之后没有说出口的内容。）

倾听非言语和副语言

当转而处理拉里的矛盾感受时，咨询师留意了他的肢体语言。

咨询师：拉里，你之前提过好几次，说你没有闪回，听起来，这与你对于咨询的矛盾感受有一定联系。

拉里：（叹气，头微垂）这个，我所在部队的很多人，不管有没有参与战斗，回来后都因这次的调配而陷入混乱——闪回、噩梦以及其他的。我并没有这些情况，所以我应该没有问题。退伍军人管理局说我没有创伤后应激障碍，而且我也没有饮酒或是滥用药物。所以我究竟出什么问题了？为什么我就不能自己克服这些问题呢？

咨询师：我从你的问题里听到的是"我没有理由陷入这样的感受，所以我不应该有这样的感受"，以及"无论怎样，我都应该自己克服"。而当你说出这些时，你看起来很失望与挫败。

拉里：唉。

咨询师：你的感受是这样的吗？

拉里：这个，是吧，感觉我并不是真的有问题，所以我应该能够摆脱它，把治疗的机会让给那些真的有问题的人。以及……

当咨询师观察到他的肢体动作与嘟囔时，便会发现他的话另有含义，暗示着他真实的内心体验。在这里，反映出拉里的感受与意思的肢体表达有助于咨询师验证对他的理解。

理论概述

人本主义是一种存在方式，也是咨询关系的基础。然而，它不是用来"打开"来访者以便植入技术或干预的工具，即使这些技术或干预是必要的或足以引发改变的（Woodside & Luke，2019）。本章概述并整合了人本－存在主义中的三个不同理论。我们会先在这里简短地介绍它们，后续会有更详细的阐述。这一系列理论的标志便是卡尔·罗杰斯的以人为中心疗法，或称为以来访者为中心疗法。在卡尔·罗杰斯那个年代的心理学界，精神分析与行为主义在争做心理学决定论的鼻祖：精神分析的潜意识－生理决定论，或是行为学派的无意识－环境决定论。这两者都将人类视为被动的反应者，要么是对过去经历的潜意识反应，要么是对环境强化的无意识反应。但它们都无法回应罗杰斯在 1967 年写下的这段话。

> 我越来越少受到自己的影响，那个受潜意识领域操控的自己。我日渐成为自己的缔造者。我有着自由的意识与抉择。我可以，通过接纳我的个体性，使更多的我的独特性、更多的我的潜力，组成我的"存在"。（Rogers, Stevens, Gendlin, Shlien, & Van Dusen, 1967, pp.48–49）

这是一个相当有力的主张。而这也明显是一个关于以人为中心疗法的悖论：如此亲近与接纳，同时热情地不给予指导。在现实中，本着真诚的态度和接纳的语气，罗杰斯给予来访者的反馈却惊人地直白。例如，在罗杰斯带领的一个马拉松团体治疗的录像中（Solbring，2014），他给参与者的反映性回应经常相当具有挑衅意味（在录像中，面对来访者所袒露的对情感的渴望，他回应："你很乐于乞求施舍"）。这当然不是一个被动式反映。它是一种唤起式共情——以非指导的方式进行揭示的方法。

关系的作用

存在 – 人本主义类的理论都建立在一个首要的基础之上：治疗关系是关键治愈因素。然而，人本主义学者对此的观点与我们的理论相比有一点细微差别，这与他们对人类的看法有关。以马斯洛（Maslow，1968/1999）、罗杰斯（Rogers，1961）以及弗兰克尔（Frankl，1969/1988）为例，他们在写关于人的自我实现倾向时，描绘的是：人性本善，即使有瑕疵，即使有时会偏离轨道。这种对人性的定位为强调关系的重要性奠定了基础。他们认为，人们拥有其固有价值，并且其价值超越了他们的行为或是当前所处的环境。对人本主义咨询师而言，咨询不仅仅是接纳来访者，无论他们所呈现的自我是怎样的，更多的是通过治疗关系，开启来访者通向潜在自我的可能性（Rogers，1942）。这两者有着显著差异。后者给咨询中的咨询师和来访者都带来了一个新的赋权层次，以及成长与发展的希望。回到这里的重点，在人本 – 存在主义疗法中，关系是一种干预，但它不是一种干预措施，也不是培养来访者接受治疗干预的准备过程。它是咨询师的一种设置，为来访者营造利于他们发生改变的氛围，只要他们愿意改变（Rogers，1942）。这一观点在关于关系的神经生物学文献中得到了支持（Luke，2019，in press）。

神经生物学研究挑战了长期以来关于依恋和关系的作用方式的观念（Beckes，IJzerman，& Tops，2015）。贝克斯等人（Beckes et al.，2015）证实，咨询关系具身化了依恋相关功能，这反映在神经系统的激活上。例如，安全型依恋的个体会从右脑功能转移到左脑功能（Beckes et al.，2015）。换言之，个体从被社会和神经生物学嵌入的"战或逃"反应模式转换成偏向反应性反应（Young & Craske，2018）。最终，这些安全型依恋的个体通过激活背外侧前额叶皮质，允许更高水平的信息加工系统应对威胁（Beckes et al.，2015）。这对于咨询师意味着，在会谈中通过人本主义过程与来访者形成的具身的依恋关系，或许可以让来访者越来越能容忍对自己无法接受的部分的检验（Rogers，1942）。无论无法接受的这部分是他们自己的选择，还是别人的选择造成的结果。这与贝克斯等人（Beckes et al.，2015）以及帕伦博等人（Palumbo et al.，2017）描述的人际生理学相近：来访者的具身反应可以与咨询师的具身投射同步，反之亦然。这种关系对于来访者的成功至关重要，因为它是通过多个中枢神经系统加工而产生的共鸣。对于遵循人本主义传统的咨询师而言，这种关系最好是通过三种核心设置形成的（Rogers，1961），接下来，我们将更深入地探讨这三种设置。

共情

共情并不是简单的同情！有时候，所谓的共情也不是共情——在接下来更深入地对比神经科学家和咨询师看待共情的方式时，我会对此进行解释。共情，又被罗杰斯称作深度理解，是一个被无数学者不断借鉴的概念。由斯莱特里和帕克（Slattery & Park，2011）提出的共情的操作定义提供了临床上的澄清。

我们将共情描述为一个贯穿治疗的多方面的主线，包括了理解、

接纳、希望和沟通，这是一系列治疗行为的基础，也是预测治疗成

功的重要因素……学习在临床设置中的共情，需要关注三个不同的

任务：（1）开发一个足够复杂的框架去理解人；（2）学习共情的各

种技巧，以此做出强大且共情的临床评估；（3）累积临床技术，从

而有效地表达共情式理解。（p.15）

　　传统和非特定领域的定义会说共情是以情绪为基础的"感受"。然而，从

临床上讲，这是不准确的。共情是一种认知技术，它对成为一个有效的专业

咨询师至关重要。即使艾维和丹尼尔斯（Ivey & Daniels，2016）将共情描

述为二维的（情感共情和认知共情），共情仍是一个认知过程（见 Melloni，

Lopez，& Ibanez，2014）。同样重要的是，它是一种有益于咨询师自身的认

知技术，尤其是对独自工作的从业者而言，它不仅有益于咨询师自身的精神

健康，也有益于包括职业寿命与治疗界限在内的职业健康。戴西迪（Decety &

Jackson，2004）是研究共情的顶尖的神经科学家之一，他将当前对于共情的

定义总结为如下类型："感受另一个人的感受，了解另一个人的感受，并且意

图对另一个人的痛苦给予慈悲的回应"。基于对共情的社会神经科学研究，他

提供了作为替代性概念的三点考量：对共情的神经科学涉及"（1）对另一个

人的情感回应，这通常（但并非总是）需要共享此人的情绪状态，（2）从另

一个人的视角看待问题的认知能力，（3）能够明辨源于自身的感受与来自他

人的感受的调控机制"（p.73）。

　　共情的社会认知神经科学不仅有助于理解共情的概念，也有助于给实践

应用带来启示。事实上，目前在神经科学领域，共情是一个相当热门的话题，

这不仅是因为有大量文献讨论过镜像神经元。我们将在此快速总结一些这类

文献，尽管无法充分地涵盖所有内容。我们将专注于对心理咨询有最多贡献

的研究成果。

　　当你看到图 5.1 的照片时，你的第一反应是什么？绝大多数人看到这张照

片时都会被激发一系列情绪反应，通常会做出一个往后一缩的动作，发出一声"哇"或者"哎呀"，也可能是微笑或大笑。对于不同年龄层的人来说，以下句子会有不一样的意义。你对哪句话最有共鸣？

- "胜利的喜悦……与失败的痛苦！"
- "欢迎收看家庭滑稽录像！"
- "史诗级失败！"

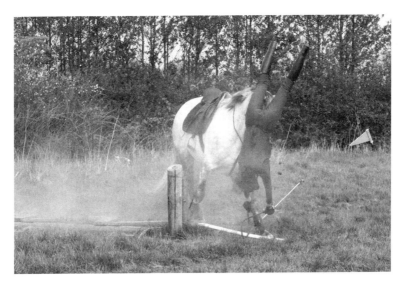

图 5.1　史诗级失败

这些句子有些相似之处，都是非常具有画面性的文化符号，一些能引起观众反应的画面。例如，在 20 世纪 70 年代末到 80 年代初，一档名为《体育大世界》（*Wide World of Sports*）的电视节目就是以第一句为开场白的，同时配以成功和失败的画面。任何看过"失败的痛苦"的观众，很可能记得那种伴随着滑雪运动员撞向坡底或是摩托骑手冲出赛道的感觉。每周，观众们都会看到这样的画面，表情痛苦扭曲，但还会再次观看。在 20 世纪 80 年代末到 21 世纪初，《美国家庭滑稽录像》(*America's Funniest Home Videos*) 是当时的一个文化标志。观众们会给节目组寄自己拍摄的录像，其中记录了最有趣的时刻（在写这本书的时候，美国的电视台还会播放这个节目，只不过那些视频不太可能是用录像带记录的了）。

在这些视频里，通常能看到一些倒霉事、恶作剧，或者是人或动物干的冒险的事或欠考虑的事。在多数情况下，那些胜出的视频都会有些让人不禁皱眉或嘴角抽搐的场景。在如今的互联网时代，"失败的痛苦"与"滑稽录像"的最新迭代出现了，在网络上通常被称为"史诗级失败"（图 5.1）。类似于前面描述的，这些视频也包括大量千钧一发或"差之毫厘，谬以千里"的场景，又或者是挑战者与物体之间的痛苦碰撞（常见于滑板玩家与阶梯扶手之间）。其效果就是让观众产生混杂着倒抽气与发笑的奇怪感受。为何会有人一边皱眉和倒抽气，一边发笑呢？对于这样的场景，观众很难不去看。这就产生了一个特别的现象：大多数人知道或是预期到了即将发生的场景，但还会继续观看，然后产生强烈的反应，就好像事情发生在他们自己身上一样，无论看多少次都是如此。这是为什么呢？本章就会探讨这个问题，从神经科学的角度给出一个可能的答案，以及如何将这一发现运用到心理咨询中。

无论如何，当看到这样的图片时，有两点是基本事实：（1）看图者会自动地且通常是无意识地认为发生了一些糟糕的情况，而不是认为这个骑手在玩马术杂耍，或看到了一张合成图片，或是其他成功的壮举；（2）看到这个场景会触发情绪反应，且这种情绪通常是负面的，例如害怕、焦虑、疼痛或者可笑，可能会也可能不会掩盖看到他人可能即将受伤时的不适。无论是看视频还是看现实场景，观看者的大脑都会在片刻间产生反应，然后以皱眉、嘴角抽搐或是吓一跳等行为反应呈现出来。这是为什么？我们在意识中知道，这不是发生在自己身上的，我们并不会真的感受到那些场景里的伤痛。可我们依然会出现这些反应。然而，有趣的是，在看到那些场景时，我们大脑里发生的神经放电模式就如同这些场景真的发生在我们身上一般。在大脑中，负责产生这一体验的神经元被称为镜像神经元。因为这种神经元的存在，场景得以在观看者的脑海中呈现。神经科学家及顶尖的镜像神经元研究者马尔科·亚科博尼（Marco Iacoboni，2009）引用了哲学心理学家路德维格·维特根施泰因（Ludwig Wittgenstein）的话，对镜像神经元的目的和用途进行总结。

> 我们看到了情绪……我们并没有看到面容的扭曲，然后推测他人的感受是喜悦、哀伤还是无聊。我们会立即用悲伤、容光焕发、无精打采来描述一张脸，即使我们无法给出任何对其他特征的描述。（p.262）

这样的描述具有强烈的直觉性。那么镜像神经元究竟是什么？它们到底做了什么？

为了理解镜像神经元，我们首先需要了解心理理论（见 Garret，2011；Garrett & Hough，2018）。心理理论描述了个体意识和他人意识之间的动态关系（Gallese & Goldman，1998）。个体可以意识到其他个体有各自的思维与精神体验，并且与其经历处境相分离。在发展心理学中，认同与分化这两个术语抓住了心理理论的基础：在认同这一术语里，我们学会了看到他人与自己的相似之处；在分化这一术语里，我们开始看到自己与重要他人相似但又有所区别。当分化没有出现时，我们体验到的是自己与他人或物体之间的混淆或身份模糊。对于本书的主旨很重要的是，科学界坚信镜像神经元对我们与他人之间的联结起着关键作用，即使这种联结可能会像刚才描述的那样发生扭曲（Lamm & Majdandžić，2015）。巴德诺赫在此基础上又迈进了一步，描述了我们对世界的心理模型，这种模型基于一生的内隐记忆，内隐记忆形成了我们的世界观，随后塑造了我们对世界的期望，尤其是对世界上的人的期望。（内隐记忆是无意识地被编码的记忆，就像对考场气味的记忆。相反，外显记忆涉及我们有意识地努力记住的事物，例如考点。）

在第二章，我们学习了大脑中的几种神经元：感觉神经元、中间神经元及运动神经元。感觉神经元在感觉器官之间传递有关外部环境和我们内部状态的信息。中间神经元则作为一个系统内其他神经元之间的连接点。运动神经元将信号传送到肌肉和器官。实际上，运动神经元中就包含了我们所说的镜像神经元。在与语言相关的布罗卡区和威尔尼克区——前者负责语言的产生，后者负责语言的理解——都有镜像神经元（Garrett & Hough，2018）。如图5.2所示，还有很多其他脑区被发现有镜像神经元的存在。需要记住的是，镜像神经元是运动神经元，并非感觉神经元，因而它们并没有诸如视觉、触觉等感知功能，而是与运动功能相关联。

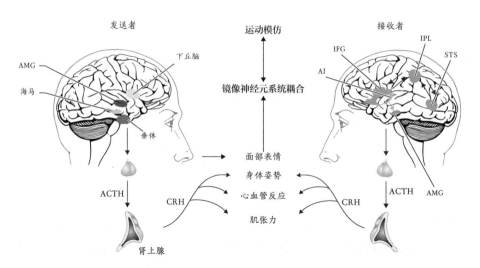

图5.2 对躯体运动的运动模仿（1）观察激活了颞上沟（superior temporal sulcus，STS），颞上沟参与了对动作的早期视觉描述。（2）颞上沟中追踪精准运动的镜像神经元投射到顶下小叶（inferior parietal lobule，IPL），且（3）将此信息传递到额下回（inferior frontal gyrus，IFG），编码为"动作的目标"。（4）目标导向的运动计划通过顶下小叶从额下回发送回颞上沟。（5）镜像神经元系统耦合启动运动模仿。前脑岛（anterior insula，AI）连接镜像神经元系统和杏仁核（amygdala，AMG），在这两个独立但相互作用的系统之间提供可能的神经交叉（Prochazkova & Kret，2017）。ACTH = 促肾上腺皮质素（adrenocorticotropic hormone），CRH = 促肾上腺皮质素释放激素（corticotropin releasing hormone）。

那么运动与镜像神经元之间到底有什么关联呢？或换言之，为什么大自然会在大脑运动皮质放置镜像神经元呢？加勒特（Garrett，2011）对运动皮质的讨论或许能帮助我们回到这个问题（见图5.2）。根据进化论，生存是首要目标。随着人类社交能力的增强，彼此生活得更近，越来越有必要快速注意到那些可能提示潜在危险的社交线索或非言语的微妙行为。因此，前额叶皮质与初级和次级运动皮质的关系至关重要。在脑皮质侏儒图上，只要看看大脑中专门用于面部运动的相对空间就能明白其重要性，甚至连腿的相对空间都不能与之相比。

如加勒特所描述的，对前额叶最好的描述是它"为运动做计划"，而非"计划运动"。而后，运动皮质必须做好反应的准备，评估和应对威胁的速度越快，存活的可能性越大。然而，在心理咨询中，这些回路可能过度活跃，在没有相应的威胁时就触发了，对不存在的威胁抢先做出了反应。

对共情的影响

镜像神经元在共情中发挥的作用与运动神经元的基础功能几乎没有关系，因为运动神经元没有解读痛苦信号的功能。然而，这些神经元会在看到另一个人做出特定动作（通常是我们所熟悉的行为）时，也相应地激发。这意味着，在我们看到他人的动作时，我们的镜像神经元会如同自己在做这些动作一样地产生相似反应。因此，回到之前提到过的《体育大世界》的例子上，当滑雪者越坡时翻滚跌落，观众会如同亲身经历了一般痛苦地皱眉。以现今的理解，这便是镜像神经元的一个功能。我们的行为表现得如同自己在经历这场跌落一般，但因为痛觉感受器没有被激活，并没有疼痛感受，我们可以判断带来了疼痛反应的场景并没有发生在自己身上，这便是分化。心理咨询中对痛苦情绪的共情也应用了相似的机制。咨询师可以利用大脑内对他人行为的反应来帮助自己理解来访者的感受。然而，在心理咨询中的挑战是，如果没有紧密的关系为背景，咨询师很难判断自己对场景的反应是否与来访者的反应相同。

对社会学习的影响

拉马钱德兰（Ramachandran，2000）极其详尽地描述了镜像神经元对人类和其他灵长类动物的进化速度的作用。原本可能需要经历几代时间通过试错学习而获得的发展与进化，因为有了观察习得的能力而被提速。当一个人看到另一个人在进行一项工作时，其行为榜样便经由镜像神经元被拓印在观察者的脑海中。已经有几十年的研究证实了班杜拉的社会学习理论（Bandura，1977，1986），例如其著名的儿童攻击行为实验（Everywhere Psychology，2012）。直到近一二十年，神经学研究才为这一现象提供了一种基于大脑的生理学解释。那么，这对心理咨询有什么帮助呢？

第一个要说的神经科学发现与心理咨询中的一个争论有关，即共情究竟是一个情绪过程，还是一个认知过程。这一讨论不由地让人回想起关于先天与后天的争论。而且，和那场争论相似，结论让争论的双方都更满意了。共情，既是一种情绪体验，也是一种认知体验（Ramenson，Morelli，& Lieberman，2012）。这也带出了关于共情的第二个关键的神经科学发现：对共情更恰当的描述是一种维度体验，而不是非此即彼的。例如，若将共情理解为一个连续谱，在一端是述情障碍（Goerlich-Dobre，Lamm，Pripfl，Habel，& Votinove，2015），在最为阴暗的另一端是幸灾乐祸（Cikara，Bruneau，Van Bavel，& Saxe，2014），而对情感的观点采择能力则在连续谱的中心，是最完整、最健康的（Hillis，2014）。接下来，我们要做的是确定这些概念以及对它们进行描述。这时，我们也迎来了第三个关键的神经科学发现，涉及共情的多维度性质（Lamm，Silani，& Singer，2015；Marsh，2018）。换句话说，不同的体验需要征用不同的神经回路来产生共情，无论是观察到躯体疼痛、社交拒绝，还是听说这些事。延伸到心理咨询师身上，这可能意味着咨询师不太可能被简单地分为有共情能力或没有共情能力；更合理的假设或许是，一些咨询师在看到或听到某些来访者的挣扎时，更能感同身受，而对其他人的共情则弱一些。咨询师或许可以松一口气了，承认自己的共情是有限度的。但同时也需要警惕，反思自己共情较弱的领域。而马什（Marsh，2018）的观点可能给我们带来了一丝希望。他认为，共情既是一种核心能力，也是一种倾向性，而无论是哪一种，都是可以培养的。表 5.2 阐述了人际联结的连续谱。

表 5.2　与他人联结的连续谱

述情障碍	如同字面意思，"没有表述情感的言辞"（见 Goerlich-Dobre et al.，2015）
幸灾乐祸	从别人的不幸中获得愉悦感，尤其是对所鄙视的人（见 Doré，Zerubavel，& Ochsner，2014；Takahashi et al.，2009）
情感的观点采择	"推断他人的想法或感受的能力"（Hillis，2014，p.981）
情绪传染	"识别和共享另一个人感受的能力"（Hillis，2014，p.981）
投射式同情	观察另一个人的经历，思考自己经历类似事件时的感受，然后假设那就是另一个人正在经历的

在这里，我们会探讨共情体验和共情表达的交汇点。对于共情体验与共情表达的区分已经隐含在了雷姆森等人（Rameson et al.，2012）对于共情的神经关联的探讨中。从神经学角度看，越来越多的证据表明，人类天生能够体验共情（例如，Beckes et al.，2015；Palumbo et al.，2017）。目前只能合理扩展到此，后续会探讨将这些发现应用在日常生活和临床实践中的局限性。然而，主观体验共情现象是一回事，表达共情却是另一回事。这一点很重要，因为目前已知人类和灵长类动物一般都是在元水平上进行交流的，无论我们是否认识到了这一点（Panksepp，2016；Panksepp，Lane，Solms，& Smith，2017）。这对于治疗有很大的影响：如果我总在咨询中向来访者表达一些东西，而这些东西不是共情，那么我在传达什么？另外，如果我对我的来访者

有共情体验——这是一种经过了充分研究的治疗工具——但没有表达出来，那么至少在这一方面，我是如何为来访者提供服务的？

真诚

真诚、真实和一致，都是以人为中心疗法的同一基础理念的一部分，即咨询师需要表里如一。这并不意味着我们需要告诉来访者我们想到的一切。生活中总有一些人说自己很"实诚"，想到什么就说什么。这并不是我们所说的真诚，这是缺乏判断力。真诚是真心实意的具身化表现：罗杰斯真正关心来访者，所以他的关心透过他温暖的言行传达了出来。虽然咨询师的感受绝不能主导整个会谈过程，但这些感受可以给咨询师一些信息，包括来访者的处境与存在方式。罗杰斯之所以能够传递温暖，并采取这种取向，是因为第三个概念，即无条件积极关注（见随后的讨论）。这是一个关键概念，已被神经学研究的最新发现证实。举个例子，情人之间总能从对方微表情的细微线索中，获知对方对自己的态度与想法。更为复杂的是，对灵长类动物的研究表明，我们对这些线索的解读和反应经常发生在我们的意识之外。例如，亚科博尼和达普雷托（Iacoboni & Dapretto，2006）试图在对恒河猴的研究中寻找猴子对毒蛇有先天恐惧的证据。不出所料，在幼猴见到毒蛇时，即使是出生后第一次见，也会表现出恐惧反应。因此，早期的结论是，灵长类动物有先天的恐惧蛇类的神经基础。然而，研究者又提出了另一个关于恐惧反应所处背景的疑问。实际上，每一次将蛇引入实验进行测试时，幼猴都在母猴身边。当然，这样的实验设置是有理由的。因为如果将幼猴带离母猴身边，分离焦虑可能会成为实验的干扰变量。后来的实验将幼猴和母猴分开了，幼猴第一次看到毒蛇时，没有出现恐惧反应。这是怎么回事呢？看着这些实验数据，研究学者得出了结论，即幼猴是从它们母亲那里获得意识之外的细微线索的。所以，这种恐惧是后天习得的。只是对于这种学习过程，我们尚未在灵长类动物中获得足够的认识了解。（这项研究确实很精彩，也有助于阐明本书的宗旨。但它还远不能平息关于先天恐惧的辩论。有许多文献和学者指出，"蛇"或者其他恐惧神经元或神经回路，是由进化衍生而来的。）如此，虽然确实有一组神经元负责做出这一反应，却不是最初所预期的那一组。另外，神经科学家所谓的共情常常是咨询师所说的同情，而这种矛盾会在之后逐渐显露。

在咨询中，类似的作用体现在是否真诚上，因为咨询师和来访者会通过回应彼此的隐性行为"同步"（Finset & Ørnes，2017）。就像在生活中，我们的亲密伴侣几乎可以比我们自己更快地意识到有东西正困扰着我们。而如果咨询师的言语表达与非言语表达不一致，来访者也能够很快地觉察到。这也意味着，咨询师需要首先处理自己对来访者未袒露的、负面的或正面但有潜在伤害的倾向。我们是否会由于缺乏对大脑与运动神经元工作方式的理解，是否普遍不够真实，而给来访者传递混杂着不一致的信息？多雷等人（Doré et al.，2014）综述了关于核心系统的社会认知神经科学文献。在这些系统中，最主要的是评价系统，由杏仁核、纹状体、腹侧被盖区、前额叶皮质、前扣带皮质和中脑导水管周围灰质组成。这些结构共同构成了一个所谓的效价（好与坏）和唤起系统，"这些结构共同作用，整合感官和内脏信息，形成依赖经验的价值表征"（p.696）。换言之，这个复杂的感知和评价系统持续不断地扫描环境（或他人），并在内部层面、内感受层面和行为层面进行评估，以判断一个人对另一个人的感受。而这一切既发生在人的意识之内，也发生在人的意识之外。这也对咨询师的体验与展现真实性提出了一个独特的挑战，即真诚很难被伪装（可能也非咨询师所愿）。

与本节内容相关的是，我最近在带一个由精神病性住院病人与物质成瘾病人组成的治疗团体。在治疗的结尾，两类成员自发地提出，他们注意到了我在治疗中所使用的包容性语言。我好一会儿才反应过来他们指的是什么，于是我对此做了进一步询问。他们是如此评价的："我喜欢你说'我们'，仿佛你是我们中的一员，而不是一个高我们一等的人。"这句话真的触动我了：我的确感觉自己就是他们中的一员。而且这也是一个很好的提醒，来访者会注意到这些细微之处。这也让我想起最近一次去看全科医生的场景，他在讲解何为健康的生活方式以及压力如何影响身体健康时，用的也是同一种包容性语言。我记得我当时就在想，这让我感觉他与我是一队的，而没有把我看作一个有问题的病人。他真诚地关注人们为保持健康所做的努力，这深深地影响了我。我想，这就是来访者所表达的，用罗杰斯的话说：他们相信我们真的将他们看作"同行者"。

无条件积极关注

让我们直奔主题吧。无条件积极关注关乎作为一个人，而非行为。一位咨询师对来访者的无条件积极关注是指咨询师如何看待人和每个个体。无条件积极关注使咨询师，或者说要求咨询师，将来访者作为一个完整的人来看待，而不是作为一系列行为来看待。当我们把这两者混为一谈时，就无法清晰地区分个人价值观终于何处，以及对来访者的评价起于何时。这对我们的伦理行为与处理治疗中的价值观有重要意义。咨询师并不需要"将个人价值观隔离在咨询室之外"，但也不能将个人价值观施加到来访者身上，无论是无心的还是有意的。咨询师不能用个人的标准评价来访者的行为，只能使用来访者自己的标准，来访者所处社会的标准，并以这些行为是否能有效地让来访者过上他们想过的生活为标准。

巴德诺赫（Badenoch, 2008）在讨论会谈中的正念时，描述过一个走出咨询师角色来检验自己对来访者的想法的程序。这首先需要理解大脑的边缘系统是如何运作的，尤其是杏仁核在感知中的作用。杏仁核及其周边结构的一个主要功能就是评价！这是一个有助于识别环境中的威胁的"高速回路"，也包括识别环境中"不太对"的事物。由于这是以电光石火之速发生的，且常常发生在前意识水平，因此对他人及环境的评价是不可避免的。所以，咨询师的目标并非达到如同涅槃般毫无评价的状态，而是去体验评价本身：一种可以被意识到然后驱散的神经现象。要做到这一点，就需要停止对我们的反应进行意识层面的分析与思考，并过滤掉那些与咨询师角色不相符的反应。巴德诺赫（Badenoch，2008）在书中有一段对正念的描述，可以很好地将治疗关系的三个要素融入共情体验："有意地给予善意的关注，不必执着于脑海里时不时浮现的评价"（p.178）。这段描述假定出现评价是必然的，但执着于评价并非必然。因此，有神经学意识的共情，是知晓大脑的自动"评价"状态，并减少它对关系可能造成的影响。

一个通常比较安全的假设是，来访者在进入咨询时，带着一定程度的害怕与不安。因此他们的认知和情绪体验对咨询师来说可能是难以忍受的，就像来访者自己和他们身边重要的人所感受到的一样。出于这个原因，罗杰斯（Rogers，1942）主张，咨询师必须习惯接纳来访者无论是消极还是积极的表达，以避免对此进行评判的危险。而评判的危险，即有条件的关注，在于咨询师会在不经意间激活来访者探测威胁的神经回路，这可能是来访者从早年关系中烙印下来的。例如，扬和克拉斯克（Young & Craske，2018）强调了大脑中生存回路的作用，即杏仁核、前额叶皮质和脑岛。从本质上说，咨询师可以由此推断，在提供了支持性关系的环境中，一个人对生存威胁的恐惧可能会消除（Clark-Polner & Clark，2014）。这些威胁探测系统的敏感度使个体对他人的评判高度警觉，既在有意识层面，也在无意识层面（Fitzgerald，DiGangi，& Phan，2018），无论评判是现实客观的，还是来访者自我批评的投射。

会谈中的镜像神经元

拉里（三）

你可能已经清楚，拉里固执地认为没人能够理解他，这一信念植根于他缺乏对自己情况的认识。此外，这一情况也有一部分源于他所接收的外界信息——并不是说有这样的信息在向他传送，只是说他在接收这样的信息。其一，这种情况会发生在会谈中：拉里会根据自己的经验与知觉，在神经层面准备好接收咨询师有意识和无意识的反应。他会首要关注咨询师暗示地或明示地拒绝他的任何细微信号。因此，对咨询师来说，最重要的是，运用罗杰斯的共情、真诚以及无条件积极关注的理念，在治疗开始前便建立好作为咨询师的状态。因为镜像神经元的存在，我们很难临时假装真诚。

但是，如果咨询师不喜欢拉里该怎么办？在这种情况下是可以继续治疗，还是最好将他转介出去？对于这个问题，可能需要更多的探讨才能给出一个周全的回复，不过，这里有一些关于如何同我们反感的来访者工作的提示。

● 拉里会察觉到咨询师的感受，无论是隐晦的感受，还是表露出来的感受。

真诚亦是其他两条以来访者为中心的理念共同的基础。无论是咨询师难以理解拉里眼中的世界（如果咨询师没有从军背景，可能会错误地理解退伍军人的经历）；还是咨询师被各种个人因素（例如，拉里的一些行为）干扰，而无法看到来访者的本质；再或者咨询师出现反移情，需要通过督导处理。

当和拉里工作时，重要的是呈现不评价的中立态度，使他在神经层面亦觉察到如此。此时，不用急于向他讲解镜像神经元，更重要的是咨询师能够利用自身对镜像神经元的理解来管理自己的行为表现。巴德诺林对正念的描述恰与共情相符：放下评价。开始时，这被用在咨询师身上；现在，我们可以转而将它用在拉里身上。通过咨询师的右脑对来访者右脑的影响，拉里逐渐能够从对咨询师行为的模仿中了解到她对自己的接纳。

动机式访谈

动机式访谈，如同米勒和罗尔尼克（Miller & Rollnick，2012；Rollnick & Miller，1995）所描述的，是人本主义的自然衍生。接纳来访者在其人生中所处的境遇是人本主义疗法的基石。从镜像神经元的角度看，咨询师对来访者的接纳可以引导来访者学会接纳自己的人生（Rogers，1942）。接下来的表 5.3 有对动机式访谈所涉及步骤的简要概述，这是一种应用人本主义。可以在你阅读的时候想想拉里。

表 5.3 动机式访谈的组成部分

沟通共情——这是第一层，已经在本章中进行了一些介绍，但其重要性值得反复提及：当一位咨询师努力理解来访者的认知与情感，并通过肢体语言和文字语言与其沟通时，来访者会感受到，并有可能更多地投入到这段治疗性关系与咨询过程之中，也更能将它运用到自己的生活中。

矛盾和差异——回想一下，你上一次试图改变一个给你造成麻烦的思维、感受或行为是在什么时候。你能说自己在思维、感受和行为上都是 100% 趋向于改变的吗？虽然有可能，但考虑到人类动机的特点，可能性不大。事实上，关于改变，我们经常处于与自己的斗争之中，并且会要着把戏使自己停滞不变。这样的矛盾心理会在来访者的谈话过程中，通过一些描述上的差异暴露出来。认识到这一点可以帮助咨询师接纳来访者的矛盾心理。

在阻抗中推进——虽然动机式访谈的核心概念之一便是管理阻抗，但比起处理不情愿或上面提到的矛盾心理，我发现，更有效的方式是培养共情、真诚和以来访者为中心。通过改变描述来访者的语言，我对来访者的态度也发生了变化。首先，"阻抗"会激发对治疗工作的反抗。另外，不情愿或是矛盾情绪会导致来访者沉默，或是心不在焉。来访者的"抗拒"会使他看起来根本不想被治愈。然而，在阻抗中推进治疗可以让来访者和咨询师保持同盟关系。不是盲目地、被动地跟随着来访者的方向去对抗阻抗，而是主动选择时机去激发动机。这是一种在治疗中很强大的力量，可以给来访者创造出他们可能从未有过的不协调感。

唤起自我效能——动机式访谈的真正目标在于，突显来访者的力量，并控制着它去建立来访者的信心，让来访者相信自己有能力做健康且有意义的决定。其他三步都在做前期准备，以建立这份对自身力量的意识，以及将这份力量运用到日常生活中的意愿。研究表明，自我效能感可以提升付出努力的程度和面对阻碍时的持续性，从而带来积极成果。自我效能感是一个经过充分研究的概念，它会带来积极的结果，能让人在遇到困难时付出更多、更长时间的努力。

如上所述，关于镜像神经元的研究让我们明白了，共情不仅仅是心理咨询的基本技术，它还是人类和其他灵长类动物与生俱来的能力。另外，无论是在象征意义上，还是在神经学上，人类确实有两个脑：在上一章中讲过的左脑信息加工和右脑信息加工。逻辑性和线性的自我（左脑）与创造性和整体性的自我（右脑）会时不时地争夺主导权，不过有望趋于和谐。我们核心的大脑在生理上呈现出这种象征意义上的两个脑。这样的区分是为了相互制衡，而非相互折损。如在第四章关于接纳承诺疗法的部分所说的，我们使用语言的字面意思或融合性，限制了我们保持心理灵活性和增加行为选择的能力——这似乎也是以语言为导向的左脑的功能，而以创造力为导向的右脑则创造图像。试想一个例子，不要去想一头带粉色波点的紫色大象。一旦左脑编码／解码这段文字，右脑就会加工或处理与语言相关的已存图像。不过右脑无法创造语言的非图像形式（Maultsby，1990）。如果可以，与其试图让拉里将他的感受或经历（非图像）描述出来，不如将咨询的注意力重新聚焦在一个不同的画面上。这样的处理也可避免对抗阻抗而影响治疗关系，从而维护了人本主义疗法的理念。另外，动机式访谈也运用了行为主义疗法的原则和格式塔治疗的研究成果，帮助来访者逐渐意识到自己的优势和能力，无论这些优势和能力是否已被应用得当。

存在主义的视角

这是一个特别令人兴奋的理论，其挑战性在于它游走于科学与哲学之间。存在主义视角要求我们为存在的本质、人生意义的来源以及责任、自由、选择和焦虑的角色选择一个立场，无论这种立场多么简单。例如，在行为主义视角下，焦虑被视为导致病态回避行为的催化剂。行为主义认为，焦虑连接着我们最终的死亡，并且伴随着我们要为更好地活下来而做出选择的责任，这与存在主义的观点形成鲜明对比。但与此同时，焦虑所产生的回避又在存在主义理论和行为主义理论中占有重要作用。对存在主义者而言，涉及生和死的大问题有助于对抗焦虑，提升健康，或至少远离疾病。然而，在你阅读接下来的章节时，请留意一个问题：神经科学如何看待这类问题？

现象学

存在主义学派之间的一个主要连接点是现象学这个概念，尤其是它与"大写的真相"相关。"大写的真相"意指相信可观察并可知的客观现实，并以此为行为准则。虽然这对社会有利，但也仅能到此为止。现象学认可经验的个体性，一个人的经验只有经历者本人才真正知道，有时连他本人也不知。现象学也有其大脑架构的基础（见 Panksepp et al., 2017）。这让人本 – 存在主义咨询师在与来访者接触时怀着人本且开放的态度，意识到从他人眼里看到的世界的局限性。这并不会阻止他们花精力去共情，但会制止咨询师评价他人的决定。斯莱特里和帕克（Slattery & Park, 2011）在关于共情的描述中用了安德烈娅·耶茨（Andrea Yates）的例子。你可能听过这个故事：耶茨有计划地一个个地淹死了她的五个孩子，只为了让他们尽快"去天堂"。而她这么做是为了避免因为养育儿女失败而在"最后的审判"中被判"下地狱"的结局。事先声明，下面的"共情实验"（表 5.4）没有任何内容在试图为耶茨的行为进行辩解、合理化或是开脱。

表 5.4　共情实验

1. 闭上双眼，让脑海里浮现你在这世上最爱的人、事、物的画面。留住这一画面。
2. 现在，试着去想象，无论是现在还是将来，为了保护你所爱的人、事、物免受伤害，你绝不会做的事。
3. 现在去想象：脑功能失常导致抑郁和精神病，药物使用不当，以及满脑子必须采取行动的压倒性信念；你坚信，如果不采取行动，你所爱的人、事、物都将陷入永久的折磨。接下来会发生什么？

很多人都觉得难以承受这个思想实验。而那些能承受下来的人则会对现实产生新的理解，意识到我们距离那些难以置信之举，只有不过一两次受伤、一点生化功能紊乱或一点创伤经历而已。再次声明，这并不是在为任何人或事进行辩解或开脱。要记住，从人本、共情的观点看，人本身是有别于其行为的，无论其行为有多恶劣。

自由 / 选择

在人本 – 存在主义视角中，选择的自由是作为人的根本。在之前稍有提及，心理学领域悄无声息地从一种形式的决定论滑到了另一种形式的决定论。弗洛伊德和他的同僚们用讲逸事的方法来阐述，人类的行为由无意识的生物学因素决定；而作为心理学的第二股势力，行为主义学派摈弃了精神分析学派的方法，取而代之地采用了人类无意识地对环境刺激做出反应的决定论。不同于这两者，存在主义学者和人本主义学者提出了人类行为的目的论观点，认为人类行为是目标导向的或者源于目标的。基于认知心理学的工作，罗杰斯（Rogers）、梅（May，1950/1977）和弗兰克尔（Frankl，1969/1988）等人提出，人类不仅拥有自我意识，更拥有选择的自由。在继续阅读本节之前，请记住，这一点是咨询师临床工作中的关键问题，当然也是将神经科学与存在主义流派整合起来的关键问题。

如今，神经科学可以同时为意识决定论和无意识决定论提供证明（见Smith & Lane，2016）。在第四章中，我写到，利贝（Libet，1993）等神经科学家认为，他们已经用实证研究证明了人类是无意识地做出决定的，并且以为自己是凭意志做出决定的。这就留给读者自己决定吧。在这一部分，我们会讨论是否存在自主意志，因为它们与选择和自由有关。也许在涉足这个话题时，最相关的方面便是知觉。奥卡拉汉等人（O'Callaghan, Kveraga,

Shine，Adams，& Bar，2016）通过对幻觉中的行为预测与知觉的研究，提出了对知觉的见解。他们从现象学的角度表达了"自由"的内在约束："视知觉不是一个被动的或完全由刺激驱动的过程。相反，在传入刺激和基于内部生成模型的预测之间，存在一种主动的相互作用，这种相互作用塑造了我们对周围世界的有意识感知"（p.64）。我们已知，至少在行为层面，知觉相当于现实。如果你感知到自己即将遭遇意外，身体就会为应对意外事件而做出反应，无论你所感知到的是否准确。同样，来访者也会根据他们是否相信自己有选择的自由和能力，以目的论或决定论的方式行事。所以在一定程度上，这场争论没有意义，因为人类的行为是与其信念和感知捆绑在一起的。而存在主义的观点更进一步，从选择的自由，到选择的责任，下一节将对此进行更深入的探讨。现在，让我们先考虑一下信念与行为之间的联系。虽然这一关联在传统上被视为认知疗法、认知行为疗法或理性情绪行为疗法的观点，但它也是人本－存在主义观点的内在特征。

自由与责任

从存在主义的视角来看，"行为至关重要"的主张也是正确的。如前所述，人类有自由去选择，但随之而来的是，人类同样有责任去选择。这种关联在我们的文化里根深蒂固。从畅销的管理学书籍《从优秀到卓越》（*Good to Great*，Collins，2001）到心理治疗专业书籍《咨询与心理咨询理论》（*Counseling and Psychotherapy Theories*，Sommers-Flanagan & Sommers-Flanagan，2012），都认可维克托·弗兰克尔（Victor Fankl，1959/1984）的历史性评价：应该在美国西海岸立一个责任女神像，以与东海岸的自由女神像相平衡。如果你把个人的自由和责任看作一个连续统一体，就会将你的来访者视为正处于这个连续体上的某一点。但关键在于，存在主义者认为，来访

者有责任在他们被赋予的自由中采取行动。而行动会改变大脑。以下是这个
观点在临床上的应用，虽不是清晰的介绍，但也是分步骤或阶段的介绍。

- 人类有选择的自由。
- 人类有选择的责任。
- 人类的意义在于行动，而不是静止。
- 人类的感知等于现实，或者至少是创造了现实。
- 除了你的感知，再没有其他人可以赋予你意义或目的，你只能接受／创造它。

意义与焦虑

在思索关于生与死的终极意义与焦虑时，探索这些概念只会让事情更加
复杂。对于自由和责任，我们参考了神经科学的唯物论点，即生物学的大脑
赋予了我们所谓的心智这一构造。无论是不是哲学幻想，来访者，以及大多
数人，都在关于意义、目的、死亡等问题中挣扎着。作为心理咨询师，当我
们面对来访者时，得将关于科学和哲学的争论都抛诸脑后。面对带着这些大
问题进入咨询室的来访者，无论是在道德上还是利弊上，我们都不可试图改
变他们关于科学与哲学之间关系的想法。

会谈中的神经科学

拉里（四）

　　拉里在从军时期有过多次勉强躲过危机的经历。虽然不似那些从前线

生还归来的军人所经历的，但对拉里来说，也确实是勉强躲过了险境。他躲过了去前线战斗，也多次暴露在稍有偏差就会遭遇不同结局的场景中。咨询师此时并不适合单纯站在唯物论的立场上，试图让拉里明白这些只是他大脑中生化过程的表现，并无实际意义。这虽然在一定程度上可能是事实，但在治疗中显得毫无意义。拉里曾经的经历使得存在主义的问题不得不被提起。所以，神经科学可以在这次治疗中发挥什么作用呢？以及，如何将我们所知的关于大脑的知识与治疗方式相整合，来处理这些"大问题"呢？

主体性和大脑

通向整合的第一个应用涉及经验的主体性和对经验的解读。在第一章关于眼睛的工作原理的讨论中，神经科学研究展示了人类知觉的主体性和与个体所建构的现实的关联（第六章会有更多讨论）。因此，运用此观点，我们需要回到来访者，特别是拉里的情况中，提出如下更为合适的问题。

1. 拉里的大脑会如何解读这些高强度的侥幸脱险的经历？哪些生理因素、环境因素和经验性现实因素在从军经历之前塑造了拉里的大脑？

2. 在我们列出的七因素中的其他四个方面（思维、感受、行为和社会文化背景），又有哪些因素使拉里倾向于出现那些反应？这些因素又是以什么方式对他现在的经历给予反馈的？什么样的信念结构和系统使得拉里会以这样的方式对那些事件做出反应？

3. 在拉里的大脑中，横向和纵向整合的问题如何影响他的自我与症状表现？他的中脑和／或大脑右半球怎样劫持了他大脑的其余部分来消耗他的能量，封闭他的感知，使他的情绪激烈，以致无法进行认知加工？

大脑中的整合与存在主义

如前所述，巴德诺赫（Badenoch，2008）在她的书中巧妙地并列对比了两种大脑整合，为咨询师阐述了这两者的临床差异以及它们各自在治疗中的运用，也就是横向整合。在本质上，两个大脑半球装着非常相似的结构，它们各自的功能在一定程度上相互平行，只有一个（到目前为止只知道一个）关键差异：两个半球各自加工刺激的方式迥然不同。你可能会记得，西格尔（Siegel，2006）将大脑的左右两半球之间的连接与关系称为双侧整合。双侧整合或横向整合的概念有助于咨询师理解某来访者的现象学世界观是如何形成的。

格式塔的视角与神经科学

时间和行动是格式塔学派的标志，与整合的概念逻辑相符。格式塔在德语里是"完形"的意思，它的定义便是一个与人相关的整体观。你是否好奇过，为什么自己挠自己痒痒不会笑？或者为什么自己偷偷跳出来不会把自己吓一跳？在健康状态下，人类躯体是一个由多个系统相互整合的完整统一体。挠曲反射与感受器不相联，因为这种感受体验与行动或行为相关（Kalat，2019）。换句话说，因为我知道自己在做什么，所以我不会有反应。斯蓬特和阿道夫斯（Spunt & Adolphs，2017）描述了领域特殊性对整体性的威胁，该术语通过行为、情感和认知关联来孤立脑功能。该生物学系统在理解心智、大脑、情绪、想法和行为上具有象征意义。在格式塔的概念里，苦难和障碍是不同系统各自工作的结果，就像你的左腿决定往一个方向走，而你的右腿决定往另一个方向走。这放在自己身上可能难以想象，但滑稽的是，当将其套在他人身上，就能轻易看出来了。在来访者身上，我们可以轻易地看到，支离破碎的自我意识会给他造成多大的伤害，以及当他的思维、感受和行为彼此分离时，他的生活会变成怎样的光景。

时间

在时间定位方面，格式塔疗法唯独专注于此时此地。珀尔斯（Perls，1976）认为，我们在治疗中需要处理的便是"此时"和"此地"，因为咨询师和来访者共同存在于这一时空。真实也发生在这一时空。在治疗之外，在过去或是未来，我可以做我想要的任何样子。但在此时此地，我无法隐藏真实的自己。我可以描述我在治疗之外的行为，让咨询师捕捉那些加了滤镜的、无法直接观察的行为。或者，作为咨询师，我可以直接针对我能直接观察到的事物进行工作。咨询师经常会问"你现在在哪里？""你现在在想什么？""在感受什么？""在做什么？"之类的问题，以探知来访者当下的体验。从格式塔疗法的视角，我会多问一个问题，来进行关于时间的讨论，虽然一开始可能让人感到困惑："你现在正处于何时？"在团体治疗中，当来访者在讲述一个过往的故事并开始叹气、沮丧或表现出与其他成员脱离联结的其他行为时，我会多次运用这个问题／技巧。我也将这个技术运用在其他来访者身上，尤其是焦虑的来访者。焦虑往往关注着未来，虽然它常看起来像是与过去有关的。对于这个问题，大多数来访者通常不知道怎么进行回应，直到他们习惯于将这个问题当作治疗文化的一部分。

请思考一下大脑是如何加工时间的。为什么在牙科诊所等一小时会比看一小时最爱的电视节目感觉时间漫长？再想一想疼痛或不适感与时间的关系。在忍受痛苦时，时间就像静止了一样；在参与到令人愉快的活动中时，时间又转瞬即逝。按照关于现象学和知觉的讨论，这其中是否有严格的脑功能基础？实际上，很难找到一个让人满意的答案。连时间的概念都有争议，有过去、现在和将来这样广泛的时间概念，也有秒、分、时这样数字化的增量时间概念。本书中所涵盖的内容已经足够我们推论出大脑中不太可能有一个掌控时间感的"时间中枢"了。得出这一推论的原因之一是，时间感受与态度相关——我们所关注的事物会影响我们对时间流逝的感知。实际上，时间更多的是以神经递质多巴胺的方式存在的，在不同的场景下于不同的大脑部位（例如，黑质和基底神经节）运作，由注意力和关注的内容激活。其次，精神障碍可以是与时间相关的，这在焦虑和抑郁中都能看到，在第七章和第八章都有涉及。焦虑是未来导向的，抑郁看起来是过去导向的。以抑郁为例，其标志性症状是无望感，任何美好都已逝去，或者过去的负性事件决定了他们的现在。

巴德诺赫（Badenoch，2008）提出了"时间整合"的概念，即考虑未来（包括死亡）的能力。运用这个能力，我们可以专注于现在，而不是逃避或是被压倒。她重点提出，记忆，尤其是情绪记忆，会时间错位；内隐记忆没有时间感，因此过往可能会在当下重现，过去的恐惧可能会在当下被重新激活。她写道："当内隐记忆在我们的日常经历中被激活时，是没有时间标签的，因此我们会将情绪／内脏／感知／行为的翻涌当作完全是由当下的某些事物造成的"（Badenoch，2008，p.24）。

会谈中的格式塔

拉里（五）

以上讨论对理解拉里的经历有重要意义。在和拉里的工作中，最大的困难之一便是时间和空间定向：他不知道他将来想要成为什么样的人或者要去哪里。因为他被困在试图弄清楚自己的从军过往中。咨询师会在工作中将拉里引到此时和当下在咨询室的空间里，从而和他建立联系。通过此时此地的联系，拉里可以开始体验治疗同盟的治愈性，包括通过体验活动将他的思维、感受和行为都更多地带入此时此地。

解释你的大脑

镜像神经元和共情

镜像神经元通常位于大脑运动前皮质、顶叶和额叶附近。这些神经元也存在于其他脑区。它们用于预测和准备行动。最好将这些神经元理解为一个系统的一部分（Prochazkova & Kret，2017），因为单个神经元无法运行镜像功能（Lamm & Majdandžić，2015）。最初，记忆神经元被视作人类先天就能共情的证据（见 Iacoboni，2009；Rizzolatti，Fogassi，& Gallese，2001）。然而，这样的大肆宣传开始受到越来越多的挑战（如 Lamm & Majdandžić，2015）。咨询师仍然在努力理解它们的临床用途，而不去夸大它们的功能（如 Ivey & Daniels，2016）。认为这种镜像系统会通过解读他人的情绪状态来增强我们的共情，其实并不那么准确。更准确的理解是，它们能帮助我们预测他人的潜在行为和行为的可能目的（Coutinho，Silva，& Decety，2014）。由于它们主要位于运动前皮质，其功能可能更多地涉及从他人的情绪与行为中读取威胁，这是一种进化适应功能。图 5.3 强调了人类可以通过（1）有时在隐性层面发生的自主模仿，以及（2）更显性层面的行动模仿，来对他人产生影响（Prochazkova & Kret，2017）。随着社会的发展与大脑皮质的进化，预测他人情绪和行为的能力似乎开始发挥更高级的社会功能。

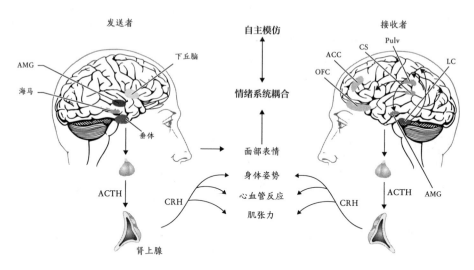

图5.3　自主模仿　自主模仿信息发送者的神经机制：（1）信息发送者的应激反应是由
HPA轴激活引起的；（2）肾上腺分泌促肾上腺皮质素，增加血液中促肾上腺皮质素释放
激素的水平；（3）神经内分泌反应伴随着心血管变化、肌肉紧张、瞳孔扩张、脸红和出
汗。信息接收者：（4）情感信息被接收者的感官内隐地登记，并通过（5）中央沟（cen-
tral sulcus，CS）—丘脑枕（pulvinar，Pulv）通路到达杏仁核（amygdala，AMG）。（6）杏
仁核和蓝斑（locus ceruleus，LC）激活HPA轴。（7）杏仁核和蓝斑投射到更高的皮质
网络，如眶额皮质（orbitofrontal cortex，OFC）、前扣带皮质（anterior cingulate cortex，
ACC）和腹内侧前额叶皮质影响社会决策。（8）发送者和接收者在情绪上集中在生理
水平和认知水平（Prochazkova & Kret，2017）。ACTH = 促肾上腺皮质素（adrenocortico-
tropic hormone），CRH = 促肾上腺皮质素释放激素（corticotropin releasing hormone）。

本章总结

　　拉里是一个绝佳的将人本－存在主义疗法和神经科学整合的案例。思考拉
里进行咨询时最需要的是什么：建议？认知重建？对他童年的深度探索？或许
是所有这些。不过和大多数来访者一样，更现实的是，拉里迫切需要一段具有

治愈性的关系。人本主义疗法为所有（或者说几乎是所有的）疗法奠定了基础，提供一个安全的治愈性环境，使来访者可以在其中探索一些生命中的大问题。拉里亦如此。他的首要任务是感受到，此时此刻的他、此地此景的他是被接纳的。就算（或尤其是）有过一些相似的经历，咨询师怎样才能绝对地理解另一个人经历过的创伤呢？虽然在这一章中的拉里不相信自己经历了创伤，但他的反应非常像经历过创伤，因此咨询师的接纳是关键。

　　一旦来访者感受到整个人都被咨询师所接纳，他们便能开始探索目的与意义之类的大问题了。虽然这些问题在很多时候并不是直白地呈现的，但追求一个活下去的理由，做出一些贡献，或者至少留下一些我们曾在这里的证据，是一种本能（在存在主义的观点里）。有时，答案永远难以让人满意，甚至会让人失望，所以与咨询师的联结是将来访者固定住的锚。

　　神经科学为这些关系的重要性提供了绝佳的依据，它也解释了为什么处于与自己或与他人不健康的关系中的来访者会有如此多的孤立无援和状态失调的体验。此外，神经科学以格式塔或完形的形式提供了具有临床价值的隐喻，可用于挑战来访者分离、脱节的生活。

本章概要

在本章中，我们实现了以下目标。

- 更好地理解了罗杰斯核心条件的神经关联，以及它们在人本－存在主义传统中对咨询的意义。
- 从临床的角度看待现象学，使得它成为一个有用的治疗性结构，而非仅仅是一个深奥的哲学术语。
- 从存在主义咨询的角度探索大脑的系统整合。

● 检验了格式塔疗法的原理和干预背后的大脑机制。

参考文献

Badenoch, B. (2008). *Becoming a brain-wise therapist*. New York, NY: Norton.

Bandura, A. (1977). *Social learning theory*. Englewood Cliffs, NJ: Prentice Hall.

Bandura, A. (1986). *Social foundations of thought and action: A social cognitive theory*. Englewood Cliffs, NJ: Prentice Hall.

Beckes, L., IJzerman, H., & Tops, M. (2015). Toward a radically embodied neuroscience of attachment and relationships. *Frontiers in Human Neuroscience, 9*, 266.

Carelli M. G., Olsson C. J. (2015) Neural correlates of time perspective. In M. Stolarski, N. Fieulaine, & W. van Beek (Eds.), *Time perspective theory; review, research and application* (pp. 231–242). New York, NY: Springer.

Cikara, M., Bruneau, E., Van Bavel, J. J., & Saxe, R. (2014). Their pain gives us pleasure: How intergroup dynamics shape empathic failures and counter-empathic responses. *Journal of Experimental Social Psychology, 55*, 110–125.

Clark-Polner, E., & Clark, M. S. (2014). Understanding and accounting for relational context is critical for social neuroscience. *Frontiers in Human Neuroscience, 8*, 127.

Collins, J. C. (2001). *Good to great: Why some companies make the leap … and others don't*. New York, NY: Random House.

Corey, G. (2017). *Theory and practice of counseling and psychotherapy* (10th ed.). Boston, MA: Cengage.

Coutinho, J. F., Silva, P. O., & Decety, J. (2014). Neurosciences, empathy, and healthy interpersonal relationships: Recent findings and implications for counseling psychology. *Journal of Counseling Psychology, 61*(4), 541.

Decety, J., & Jackson, P. L. (2004). The functional architecture of human empathy. *Behavioral and Cognitive Neuroscience Reviews, 3*(2), 71–100.

Doré, B. P., Zerubavel, N., & Ochsner, K. N. (2014). Social cognitive neuroscience: A review of core systems. In M. Mikulincer and P. R. Shaver (Eds). *APA Handbook of Personality and Social Psychology*, Vol 1, pp. 693–720.

Everywhere Psychology. (2012). Bandura's Bobo doll experiment [Video].

Finset, A., & Ørnes, K. (2017). Empathy in the clinician–patient relationship: The role of reciprocal adjustments and processes of synchrony. *Journal of Patient Experience*, *4*(2), 64–68.

Fitzgerald, J. M., DiGangi, J. A., & Phan, K. L. (2018). Functional neuroanatomy of emotion and its regulation in PTSD. *Harvard Review of Psychiatry*, *26*(3), 116–128.

Frankl, V. E. (1984). *Man's search for meaning*. New York, NY: Washington Square Press. (Original work published 1959)

Frankl, V. E. (1988). *The will to meaning: Foundations and applications of logotherapy*. New York, NY: Penguin Group. (Original work published 1969)

Gallese, V., & Goldman, A. (1998). Mirror neurons and the simulation theory of mindreading. *Trends Cognitive Science*, *2*(12), 493–501.

Garrett, B. (2011). *Brain and behavior: An introduction to biological psychology* (3rd ed.). Thousand Oaks, CA: Sage.

Garrett, B., & Hough, G. (2018). *Brain and behavior: An introduction to biological psychology* (4rd ed.). Thousand Oaks, CA: Sage.

Goerlich-Dobre, K. S., Lamm, C., Pripfl, J., Habel, U., & Votinov, M. (2015). The left amygdala: A shared substrate of alexithymia and empathy. *Neuroimage*, *122*, 20–32.

Hillis, A. E. (2014). Inability to empathize: Brain lesions that disrupt sharing and understanding another's emotions. *Brain*, *137*(4), 981–997.

Iacoboni, M. (2009). *Mirroring people*. New York, NY: Picador.

Iacoboni, M., & Dapretto, M. (2006). The mirror neuron system and the consequences of its dysfunction. *Nature Reviews Neuroscience*, *7*(12), 942–951.

Ivey, A. E., & Daniels, T. (2016). Systematic interviewing microskills and neuroscience: Developing bridges between the fields of communication and counseling psychology. *International Journal of Listening*, *30*(3), 99–119.

Jafari, Z., Kolb, B. E., & Mohajerani, M. H. (2017). Effect of acute stress on auditory processing: A systematic review of human studies. *Reviews in the Neurosciences*, *28*(1), 1–13.

Kalat, J. W. (2019). *Biological psychology* (13th ed.). Boston, MA: Cengage.

Lamm, C., & Majdandžić, J. (2015). The role of shared neural activations, mirror neurons, and morality in empathy—a critical comment. *Neuroscience Research*, *90*, 15–24.

Lamm, C., Silani, G., & Singer, T. (2015). Distinct neural networks underlying empathy for pleasant and unpleasant touch. *Cortex*, *70*, 79–89.

Libet, B. (1993). Unconscious cerebral initiative and the role of conscious will in voluntary action. In B. Libet (Ed.), *Neurophysiology of consciousness* (pp. 269–306). Boston, MA: Birkhäuser.

Luke, C. (in press, July 2019). Response to Wilkinson: A neuro-informed humanistic perspective. *Journal of Humanistic Counseling*.

Marsh, A. A. (2018). The neuroscience of empathy. *Current Opinion in Behavioral Sciences*, *19*, 110–115.

Maslow, A. (1999). *Toward a psychology of being* (3rd ed.). New York, NY: Wiley. (Original work published 1968)

Maultsby, M. C. (1990). *Rational behavior therapy.* Appleton, WI: Rational Self-Help Aids/ I'ACT.

May, R. (1977). *The meaning of anxiety.* New York, NY: Ronald Press. (Original work published 1950)

Melloni, M., Lopez, V., & Ibanez, A. (2014). Empathy and contextual social cognition. *Cognitive, Affective, & Behavioral Neuroscience, 14*(1), 407–425.

Miller, W. R., & Rollnick, S. (2012). *Motivational interviewing: Helping people change.* New York, NY: Guilford Press.

O'Callaghan, C., Kveraga, K. Shine, J. M., Adams, R. B., & Bar, M. (2016). Predictions penetrate perception: Converging insights from brain, behaviour and disorder. Consciousness and Cognition. dx.

Palumbo, R. V., Marraccini, M. E., Weyandt, L. L., Wilder-Smith, O., McGee, H. A., Liu, S., & Goodwin, M. S. (2017). Interpersonal autonomic physiology: A systematic review of the literature. *Personality and Social Psychology Review, 21*(2), 99–141.

Panksepp, J. (2016). The cross-mammalian neurophenomenology of primal emotional affects: From animal feelings to human therapeutics. *Journal of Comparative Neurology, 524*(8), 1624–1635.

Panksepp, J., Lane, R. D., Solms, M., & Smith, R. (2017). Reconciling cognitive and affective neuroscience perspectives on the brain basis of emotional experience. *Neuroscience & Biobehavioral Reviews, 76*, 187–215.

Perls, F. (1976). *The gestalt approach and eye witness to therapy.* New York, NY: Bantam Books.

Prochazkova, E., & Kret, M. E. (2017). Connecting minds and sharing emotions through mimicry: A neurocognitive model of emotional contagion. *Neuroscience & Biobehavioral Reviews, 80*, 99–114.

Ramachandran, V. S. (2000). Mirror neurons and imitation learning as the driving force behind "the great leap forward" in human evolution. *The Third Culture*.

Rameson, L. T., Morelli, S. A., & Lieberman, M. D. (2012). The neural correlates of empathy: Experience, automaticity, and prosocial behavior. *Journal of Cognitive Neuroscience, 24*(1), 235–245.

Rizzolatti, G., Fogassi, L., & Gallese, V. (2001). Neurophysiological mechanisms underlying the understanding and imitation of action. *Nature reviews neuroscience, 2*(9), 661.

Rogers, C. R. (1942). *Counselling and psychotherapy* (Vol. 298). Boston, MA: Houghton Mifflin.

Rogers, C. R. (1961). *On becoming a person: A therapist's view of psychotherapy.* Boston, MA: Houghton Mifflin.

Rogers, C. R., Stevens, B., Gendlin, E. T., Shlien, J. M., & Van Dusen, W. (1967). *Person to person: The problem of being human: A new trend in psychology.* Lafayette, CA: Real People Press.

Rollnick, S., & Miller, W. R. (1995). What is motivational interviewing? *Behavioral and Cognitive Psychotherapy, 23*(4), 325–334.

Siegel, D. J. (2006). An interpersonal neurobiology approach to psychotherapy. *Psychiatric Annals, 36*(4), 248.

Siegel, D. J. (2015). *The developing mind: How relationships and the brain interact to shape who we are* (2nd ed.). New York, NY: Guilford.

Slattery, J. M., & Park, C. L. (2011). *Empathic counseling: Meaning, context, ethics, and skill.* Belmont, CA: Brooks/Cole.

Smith, R., & Lane, R. D. (2016). Unconscious emotion: A cognitive neuroscientific perspective. *Neuroscience & Biobehavioral Reviews, 69*, 216–238.

Solbrig, H. (2014). Journey into self; Carl Rogers and Richard Farson [Video].

Sommers-Flanagan, J. (2015). Evidence-based relationship practice: Enhancing counselor competence. *Journal of Mental Health Counseling, 37*(2), 95–108.

Sommers-Flanagan, J., & Sommers-Flanagan, R. (2018). *Counseling and psychotherapy theories in context and practice: Skills, strategies, and techniques.* New York, NY: Wiley.

Spunt, R. P., & Adolphs, R. (2017). A new look at domain specificity: Insights from social neuroscience. *Nature Reviews Neuroscience, 18*(9), 559.

Takahashi, H., Kato, M., Matsuura, M., Mobbs, D., Suhara, T., & Okubo, Y. (2009). When your gain is my pain and your pain is my gain: Neural correlates of envy and schadenfreude. *Science, 323*(5916), 937–939.

Varela, F. J., Thompson, E., & Rosch, E. (1991). *The embodied mind: Cognitive science and human experience.* Cambridge, MA: MIT Press.

Woodside, M., & Luke, C. (2019). *Practicum in counseling: A developmental guide.* San Diego, CA: Cognella Academic Publishing.

Young, K. S., & Craske, M. G. (2018). Survival circuits in affective disorders. *Current Opinion in Behavioral Sciences, 24*, 83–88.

图表版权信息

图 5.1：Copyright © Thowra_uk (CC by 2.0).

图 5.2（a）：Adapted from Eliska Prochazkova and Mariska E. Kret, *Neuroscience & Biobehavioral Reviews*, vol. 80. Copyright © 2017 by Elsevier B.V.

图 5.2（b）：Copyright © 2012 Depositphotos/Den.Barbulat.

图 5.3（a）：Adapted from Eliska Prochazkova and Mariska E. Kret, *Neuroscience & Biobehavioral Reviews*, vol. 80. Copyright © 2017 by Elsevier B.V.

图 5.3（b）：Copyright © 2012 Depositphotos/Den.Barbulat.

第六章

建构主义取向与神经科学

· **开篇问题** ·

◇ 你是谁？你从事什么工作？你目前的境遇如何？你的故事是什么？

◇ 你的心智是一种与大脑分离的存在吗？还是纯粹从大脑中产生的？

◇ 要是你所处的世界不如你想象的真实怎么办？这种情况将如何影响你的感
  觉和行为方式？

卡洛斯（一）

　　卡洛斯是一名40岁的男性，目前可以认定他曾经患有酒精使用障碍（轻
度至中度）；此外，他可能还患有兴奋剂使用障碍（轻度），并伴有属于他这
个年龄段的全身不适症状。上述情况导致卡洛斯出现了焦虑和抑郁症状，这
些症状反过来又影响了他的工作表现和主观幸福感。他坦言，自己渴望在生
活上做出一些积极的改善，却一直被上有老下有小的艰难处境牵绊：他既要
在生活上帮助20岁出头的儿子，又要照顾近年来身体每况愈下的父亲。在
起初的几次治疗中，卡洛斯的咨询师注意到，尽管这些令人烦恼的家庭问题
需要被重视，可每当他们讨论这些问题时，卡洛斯的回应方式都是用笑话去
打消这些烦恼，就好像它们并不重要一样。当咨询师将这种不一致反馈给他
时，卡洛斯思考了片刻回答道："你现在知道什么叫'带伤上阵'了吧。"

文化考量

后现代及建构主义疗法更贴近个体的过往经历（Sommers-Flanagan & Sommers-Flanagan，2018）。在使用这些方法治疗或者咨询时，来访者是自己故事的作者，而咨询师也会鼓励来访者继续讲述自己的故事。在很多时候，这些方法将咨询师置于无知的立场上，这意味着来访者才是知晓自己生活的专家（Corey，2017）。然而，咨询师必须留心故事背后隐性的、微妙的、系统性的社会压力，因为这些压力会以不易察觉的方式，潜移默化地给来访者的故事带来超出预期的影响（Neukrug，2018）。而诺伊克鲁格（Neukrug）还认为，尽管使用后现代心理治疗手段的咨询师尽量让自己站在无知的立场上，可他们依旧会被当作社会正义的代言人。这种现象如果延伸到以神经科学为依据的心理治疗中，就会让生活在社会边缘的人群体验到更多压迫感（Luck，Miller，Beeson，Field，& Jones，未出版的手稿）。

简介

当读到卡洛斯的回答时，你有什么样的感受或体验？这可能是许多生活在此类叙事中的来访者所产生的共同反应。"带伤上阵（play hurts）"原本是体育比赛中的一个比喻，指受伤的运动员用绷带缠绕和包裹住受伤处，并继续坚持比赛。而在受伤的情况下，运动员原本可以做出另一种选择：为防止在比赛中不可避免的再度伤害而选择退赛，这样做可以确保他们的职业生涯不会因受伤而被断送。但是，尽管退赛是一种保护自己的做法，可运动员往往会选择"带伤上阵"。虽然这种行为代表着对胜利的渴望，为赢得比赛采取行动，以及为职业提升获得资历，但运动员的身体会频频发出信号："你受伤了，应该停下来等待伤痛痊愈"。然而，运动员似乎会用心智去战胜这些信号。尽管他们的大脑频繁地发出自我保护的信息，可他们的心智一直在克服这些信息，难道不是吗？这怎么可能呢？许多科学家会将这简单地解释为：大脑的一部分正在战胜另一部分。然而，其他人——神经科学领域的科学家以及哲学家——则提出了一种截然不同的解释：心智对大脑产生了直接影响。现在，与其说争论上述两派观点孰对孰错，倒不如考虑以下观点给治疗带来的启示：心智产生于大脑，却以某种形式存在于大脑之外，并影响着大脑。支撑这种观点的首要原因是，许多（并非大多数）来访者都倾向于赞同这种观点，并将它作为内化的观念。其次，随着建构主义疗法在治疗中的探索和应用，我们发现了一类极具说服力的临床案例。在这些案例中，来访者忽略了他们的受伤信号，忽略了他们在情感上和关系上的消耗和痛苦，出于种种原因，他们反而选择了"带伤上阵"。

在理解和应用神经科学领域的研究时，尤其是对于专业人士来说，其中的一个话题就是大脑和心智之间的关系。自然科学家（经验论者）将眼光单一地聚焦于那些可以被严密的科学实验检验的、可观察的现象，就像他们关注那些被自然科学不断打破现有的认知边界，并将未知变为已知的领域一样。这种观点显然有其可圈可点之处，并且在历史上也不乏这样的例子：用哲学理念去思考疾病和自然科学，反而导致弊大于利。如果没有经验论者及其科学研究方法，我们也许依旧会在病人／来访者的头上钻一个头盖骨的1/4大小的洞去释放恶魔（颅骨穿孔术）。迄今为止，随着我们对脑科学的深入研究，一些暗示和迹象表明，有些东西和神经科学有所不同，就如同前面关于存在主义的阐述。支撑这种观点的理由如下所示。

1. 唯物论者将世界理解为历史的前进或者倒退，因此世界必须被认为是动态发展的，而非一成不变的。

2. 从多元文化心理咨询的角度看，来访者往往认为生物遗传基础就是一切，并且决定了他们的命运。尽管他们自己认为这种观点具有决定性意义，但他们经常同这种观点做斗争。

3. 在心理治疗领域，无论是心理咨询、社工还是心理学，都在以不可阻挡的脚步朝着唯物论的方向推进（如循证治疗）。因此，咨询师必须了解行业的发展和进步。

4. 从伦理学的角度看，无论治疗进展到哪个阶段，咨询师都必须清楚自己的立场，避免将自己的观点强加给来访者。

对于卡洛斯而言，有一个很麻烦的事实是：如同身体伤痛，情感上和关系上的伤痛也是典型的指标。这两项指标也表明：伤害已经发生了，治疗和康复势在必行。如果伤痛信号未被重视，反而被忽略了，那么持续的疼痛和长期伤害便会发生。这也就是为什么卡洛斯目前会陷入一个连自己都没有想到的处境：接受治疗。大脑理解周围世界的方式是创建特定的模型，并按照该模型运作。如图 6.1 中的活动，当信息丢失时，大脑会用历史和经验来弥补信息的缺失。这一点对治疗至关重要，无论是在文字层面上，还是在象征层面上。如表 6.1 所示，建构主义疗法运用神经关联进行临床干预。

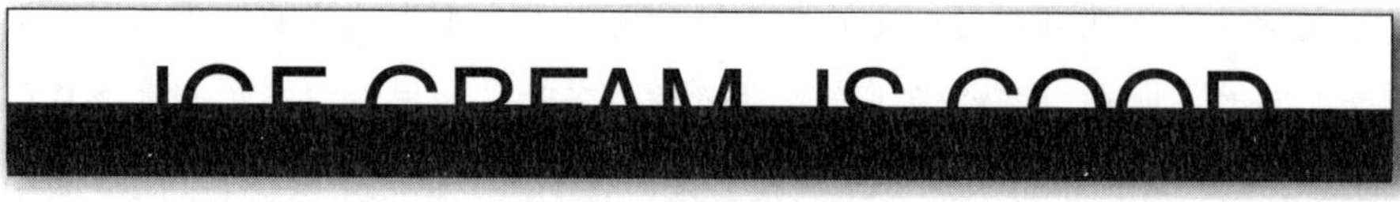

ICE CREAM IS GOOD

图 6.1　这幅图在说什么？

表 6.1　建构主义概念图

建构主义元素	神经学概念	治疗价值
治疗关系	右脑模式加工过程和大脑	将来访者及其所处环境联系到一起的能力，这是一种基于大脑的能力
霍桑效应	注意力和关注／正念	观察改变行为！

续表

建构主义元素	神经学概念	治疗价值
叙事的意义 积极期望	心灵–大脑问题 / 视觉盲点	通过思想实验回答下列问题： • 谁或者什么形成了你的思维？ • 是什么驱使你的大脑从事它的活动？ 直击你设定的治疗目标：允许来访者重新审视他们的人生轨迹
焦点解决疗法 / 焦点解决咨询	人们倾向于解决问题，除非交感神经系统已经不堪重负	人类的大脑天生具有面对困境的弹性，因此在大脑中早已浮现了问题解决方案。然而，当注意力被引导到问题本身，并且开始胡思乱想时，大脑就会被欺骗和扰乱。而心理咨询恰恰可以提供一个抱持的安全环境，让来访者可以反思，并且重新定位于问题

会谈中的建构主义疗法

卡洛斯（二）

"带伤上阵"这个词表明了卡洛斯在自己的叙事中所处的位置，卡洛斯也用这个词总结了他对现实的看法。尽管这一点会很吸引咨询师，但是咨询师必须克制，不去一语道破天机；而是让卡洛斯自己意识到这段叙事对于他而言是如何以及为何无效的。相反，咨询师可以运用普罗查斯卡和诺克罗斯（Prochaska & Norcross，2014）提出的治疗中的三大总结性特征或共同因素：治疗关系、霍桑效应和积极期望。这三大因素在某种程度上淡化了理论导向。表6.1简要地总结了这三大因素，并结合本章内容对它们进行了整合讨论。在被咨询师提点之后（咨询师用了一个简单却极其困惑的表情加以回应），卡洛斯解释了在他眼里何为"带伤上阵"。他将"伤"描述为躯体上的创伤，无疑也包括精神上、情感上以及关系上的创伤。然而，他倾向于认为当自己经历了失败、心碎、抑郁症状等情况时，暴露和讨论这些伤痛事件是不安全或不恰当的。相反，在面对情感和关系问题时，他将自己包裹在情感的绷带中，并且继续坚持着生活下去。

人际关系的建构主义方法

　　如同关于心灵－大脑话题的讨论，建构主义哲学很容易让心理治疗从业者产生这样的感觉：自己似乎难以寻找到明确的、具体的方法去帮助来访者成长。然而，在这里依然有必要介绍一些基本内容，以便我们完整地进行整合。在此处，我依旧会尝试使内容之间的联系变得清晰，让知识背景具有逻辑性。建构主义观点始于一个信条，这个信条认为：真实（truth）和现实（reality）（或者更恰当地说是事实）并不是一成不变的，相反，它是可以被创造的。甚至在相对平和的变化里，真实也存在于其中，只是我们对这类变化的认知十分有限，以致人们对它们的存在产生了怀疑。在治疗中，对来访者来说，这意味着：（1）在很大程度上，他们创造了自己当下所处的现实（关于这方面，下文会有更多介绍）；（2）一旦选择这样做，他们就会有力量去改变自己的现实。

　　对现实的建构主要通过两种基本方法：建构主义方式和社会建构主义方式。在我们目前所提到的模型中，除了第三代行为疗法可能出现例外，其余的模型都在借助同一种实证主义方式去建构现实：现实是既定的，并且存在于此等待被发现。与之形成对比的是，建构主义学者"认为知识和现实是在个体内部被建构的"，他们"聚焦于发生在个体的心灵和大脑中的事情"。社会建构主义学者认为，"知识和现实是通过论述和对话建构的"，并且"重点研究当人们聚集到一起创造现实时，他们之间正在发生什么"（Sommers-Flanagan & Sommers-Flanagan，2012，p.370）。现实既可以在个体经历的基础上被修饰，也可以以个体所处的环境为基础被修饰。这两种情况的发生都有其神经病学基础。从第一章提到总体模型来看，这些都是同一个硬币的正反两面：经历和环境。

迈克尔·怀特（White & Epston，1990）最为清晰地提出了叙事疗法，并且引入了建构主义哲学的理念。弗里德曼和库姆斯（Freedman & Combs，1996）提出了叙事疗法的四个前提（诺伊克鲁格加以引用并给出了详细阐述；Neukrug，2011）。然而，为了让这些治疗方法能够更加详细具体，我将对它们进行总结并运用到卡洛斯的案例上。

1. **现实是在社会中被建构的**。人类会将自己的行为和经历同自身所处的、在社会中被建构出来的世界（在个体一生与其他人的互动中产生）加以比较，因此经常无法察觉他们的矛盾与自己创造出来的世界是一起存在的。卡洛斯所成长的家庭和社区将情感和精神困扰以及身体状况和疼痛视为弱点，并认为弱点会让人在遇到实际威胁和知觉威胁前变得脆弱。因此，痛苦等同于脆弱，必须隐藏起来。**卡洛斯所处的环境影响了他如何理解和表述自己的经历。**

2. **现实是通过语言建构的**。语言本身能促进现实的创造，这一点参见接纳承诺疗法（第四章），这种疗法关注的是我们用来呈现现实的词语在实际中是如何创造现实的。因此，对于卡洛斯而言，他一直告诉自己要继续坚持下去；甚至在受伤的时候，他也试图为自己创造这样一个现实：**痛苦是弱点，弱点是脆弱的，脆弱意味着死亡**。仔细看看他使用的词语，正是这类语言建构了卡洛斯的现实。如果负面情绪在本质上等同于死亡，那么你还愿意让自己感受负面情绪吗？

3. **现实是由叙事来组织和维持的（比如主导故事）**。社会互动和语言之间的结合创造了主导故事，并引导人们的行为。以卡洛斯为例，他的一个主导故事可能是强烈的求生欲，因此他必须表现得很强大，甚至在他并不需要维护自己在社会秩序中的地位时。即便在他所处的即时的、广泛的环境中，也是坚韧和软弱并存，并且贯穿叙事的始终。正因为有了坚强的范本，才会让与之形成鲜明对比的软弱显得更加脆弱。**"不能变软弱，卡洛斯；当你软弱时，你绝对不能将它表现出来。"**

4. **并不存在所谓的重要事实**。我们可以从这一点看出，做出改变的希望一直存在于叙事疗法和其他建构主义疗法中。尽管"不存在重要事实"这句话本身看起来就是一个重要事实，这让该观点蒙上了一层讽刺色彩，但来访者的故事并不是固定的或永恒的，因此个体能够重写他们的故事。比如卡洛斯，他已经形成的主导故事是"强者生存"，但是通过叙事疗法，他可以开始在故事里增加新的内容，或者改变叙事以纳入新的概念，如"软弱是通往坚强的途径"。从更大的意义上来说，咨询师挑战了卡洛斯隐含的认同：**那个伴随他成长的叙事，是唯一可能让他前进的现实。**

从建构主义的视角看，治疗关系取决于第五章讨论过的几个因素。在建构主义（或人本主义）疗法中，咨询关系的关键是咨询师和来访者如何看待彼此的角色。咨询师将对面的来访者视为专家，却将自己当成顾问或合作者（Parson & Zhang，2014）。这种定位立即提升了来访者的地位，同时也降低了咨询师的地位，而二者在咨询关系中本该地位平等。在咨询过程中，来访者是内容专家，而咨询师是问题处理专家。从这一点来看，咨询师始终接受自己作为无知者的定位，并且在咨询中扮演着无知者的角色（Corey，2017）；这样的关系愈发显得来访者对自己的生活了如指掌，更加提升了他们的专家定位。由于来访者非常了解自己个人生活方面的资料，因此在治疗过程中，来访者是他个人叙事的专家（de Shaze，1994）。而咨询师在咨询关系和咨询流程方面接受过专业训练，可以帮助来访者整理叙事内容。来访者和咨询师相伴相生，难以离开对方而孤立存在。然而，如果我们从研究数据和咨询关系的内容看，就会发现来访者和咨询师的关系从未实现过真正意义上的平等，所以咨询师的专业语言可以帮助来访者认识到彼此之间的角色差异，并能澄清各自在咨询关系中的专家位置。此外，这种方式也可以弱化咨询师的主导权，尤其是在来访者眼中。

社会建构主义和文化尊重

我们已经讨论过，在通过记忆和情绪加工感觉信息和过滤感觉信息方面，大脑具有主观性，因此建构主义学者对治疗的诠释有一种直观的吸引力。个体在对现实进行个人建构的同时，也在进行社会建构。建构主义代表了个体自身对现实的创造，而社会建构主义则代表了从社会角度对现实的创造（Sommers-Flanagan，2018）。一个颇具讽刺意味的例子是关于种族的社会现实。当非洲部落居民被"白人"帝国主义者当作奴隶贩卖时，非洲人身上并没有天生的劣势和低等。可正是由于长期以来的文化、政治和身体虐待，这一观念一直延续到我们所生活的时代和年代。这就是社会建构主义的影响：当主流群体决定了什么是现实时，这些现实就会渗透到文化中，反过来还会继续影响个人对现实的感知。这是对建构主义疗法的一个严重制约：对于边缘群体、小众群体和受压迫的群体来说，这些都是客观现实，而不是在他们的头脑中创造出来的（Farah，2017）。使用建构主义疗法的咨询师必须对来访者的个人和文化经历保持敏感。正因为经历可以通过表观遗传改变大脑（Sweatt，2016），所以大脑对环境威胁的感知是与生俱来的（Farah，2017）。然而，咨询师可以给予来访者支持，并且挑战这些薄弱的自我认知，而来访者可以在咨询中撰写关于文化压迫的新叙事（Sue & Sue，2016），从而让大脑中的威胁检测系统趋于平静。

正如本书其他章节讨论的，建构主义疗法的前瞻性取向，结合对来访者以往成功体验的强调，不仅可以重新梳理当下的问题，还可以改变信念，重塑关系。来访者会逐渐认定咨询师坚信他们的成功经验以及做出改变的能力。需要注意的是，咨询师要仔细倾听和理解来访者的经历，以免忽略这些经历的重要性。让我们再来近距离地看看这些活动在大脑中是什么样子的。

会谈中的建构主义（叙事治疗）

卡洛斯（三）

在治疗中，咨询师也许会故意提出一些稍带挑战色彩的问题。

咨询师：卡洛斯，我注意到你似乎认定情感是女人和弱者特有的，并且软弱会让你变得脆弱，而坚强在你看来可以保护你。因此，我想问一下，谁提出了你的想法？（在牢固的咨询关系建立之后，咨询师会使用类似的问题，以这种特定的方式向卡洛斯提问。）

卡洛斯：（表现出些许退却）我自己提出了我的想法！你在说什么？

咨询师：之所以那样说，是因为你在表达自己对于这些事情的看法时，就好像它们根植于你的现实，而不是你自己创造的生活信条。并且，如果这些事情都是为你服务的，那我不会发表任何评论。可实际上，似乎更像是有其他人或者其他东西在替你思考。是谁或者是什么东西在这样做呢？

卡洛斯：我不知道。我还是不能理解你在说什么。

咨询师：一开始就解决这件事的确很有挑战性，这就是为何要等到我们之间建立起了更多的信任。从前几周你向我倾诉的内容来看，你似乎已经根据自己的早年经历发展出了一些生活信条。这些信条在用一种特定的方式限制你的思维和行为。你能从生活中想出一个例子来吗？说不定会和"带伤上阵"有关。

卡洛斯：好吧，我想我认识到表达痛苦是软弱的信号，无论是身体上的痛苦，还是情感上的痛苦，而且人最好把痛苦藏起来，并坚持下去。在上学之前，三四岁的时候，我摔坏了胳膊并哭了起来。有人告诉我，"不要哭，你是男孩子。要是你再哭，我就会让你见识一下真正能让你哭的东西。"你指的是这些吗？

咨询师：这是一个非常有说服力的例子。是谁或者是什么教你这样做的？

卡洛斯：在我家，妈妈在我上初中和高中的那几年里一直单身。为了维持生计，她同时打了好几份工。可她从来不抱怨，只是一个人默默坚持。当我们和爸爸一起生活时，他经常酗酒。他每天只忙着工作或运动，根本没有时间听我诉苦或者和我谈话。我小时候的大多数时间是和奶奶一起度过的。在我摔坏胳膊时，奶奶应该就是在我身边的那个人，因此我猜想那些话是她对我说的。

咨询师：所以，你从自己的家庭以及家庭成员那里学到了"带伤上阵"，是这样吗？似乎你的妈妈、爸爸和奶奶一直在左右你的思维，甚至在今天依旧如此，对吗？

卡洛斯：是的，我现在明白你在说什么了。

咨询师：那么，为何不趁着现在尝试改变一下？

卡洛斯：你的意思是"带伤上阵"除了对我的工作没有帮助，对我在个人生活中的表现也没有帮助？因为我爸爸患有肝硬化，我妈妈患有抑郁症，并且在我看来非常严重；而我奶奶是在悲愤交加中死去的。

咨询师：这些事情听起来和你所处的叙事很像，"带伤上阵"同另一段叙事——"情感是软弱的"——紧密联系在一起。这二者都源于你的家族／家庭环境，并且这两段叙事在后来都没有对任何家庭成员起到好作用。或许，我们应该着手写一段新的叙事。

卡洛斯：似乎是时候了。

大脑的偏侧优势和右脑模式加工

　　人类的大脑可分为左右两个半球。每个半球都经过优化以便处理某些功能。大脑的偏侧优势通常被解释为几个不同区域或过程的功能更加突出：语言、听觉、视觉空间系统、记忆、运动、情感，甚至是惯用手（Güntürkün & Ocklenburg，2017）。事实上，京蒂尔金（Güntürkün）和奥克伦伯格（Ocklenburg）认为，尽管横向不对称性对认知、行为和情感产生了许多影响，可这些不对称性依旧是普遍存在的，只是人们对此知之甚少。他们认为，这些不对称性允许并行和互补的过程，从而增加复杂性和效率。丹尼尔·西格尔（Daniel Siegel）将这些差异概念化并且对它们进行了更加详细的语言描述。大脑中的右脑模式加工是西格尔人际神经生物学的鲜明特色。他将右脑模式加工过程（右脑功能）定义为，

> 一个内隐的、通过大脑右半球在神经活动中的主导地位形成的心理过程，包括整体性思维、非口头语言、视觉空间活动、自传式叙述、心智观地图绘制（mindsight map-making）、大脑皮质下输入等。这些心理过程借助整个身体的整合地图（integrated map）来完成。（Siegel，2012，pp.A1–71）

基于我们对右脑半球的开发程度以及它在治疗中的角色，我们必须牢记的是，虽然我们会同时讨论中脑的各个部分，但是中脑的大部分结构在大脑左右半球中是完全相同的。比如，当我们同时讨论杏仁核、海马、丘脑和下丘脑时，我们实际上是在谈论一对分别位于左右大脑半球的对称结构。因此，当谈及右脑或者右脑模式加工对创造力和情绪的具身化时，我们并不是在谈论存在于右脑的杏仁核，而是一对杏仁核中位于大脑右半球的那一半（Kalat，2019）。

让我们继续讨论上面的例子。人们通常认为，大脑右半球中的杏仁核是协调咨询师与来访者之间情绪和关系的纽带，并且能够引起情绪记忆。情绪记忆既可以肯定过去的关系（在咨询师没有产生共情的情况下），也可以引起认知失调（在拥有神经学知识背景的咨询师产生共情的情况下），迫使来访者重新审视他关于关系的主导叙事（Badenoch，2008）。这个观点也有许多实证

论据。奥克伦伯格等人（Ocklenburg et al.，2018）论证了社交接触在大脑右半球加工过程中表现得最为突出，这通常与情绪价值有关。

现在，让我们思考一下本书曾经讨论过的另外两个与大脑有关的话题：视觉和我们天生的盲点（见第一章），以及视觉和知觉（下文将对此进行详细阐述）。需要牢记的是，这个讨论更为广泛的内涵是现实的特征，以及现实对于来访者来说意味着什么。我们基于过往经历、环境和社会互动来建构我们的个人现实。这些现实塑造着我们的统觉，反过来也被我们的统觉塑造。统觉指我们借以理解周围世界的心理过程，它也被我们与周围世界的感觉互动（我们的五种感觉）塑造。当然，如果知觉经历不如我们所想的那样可靠，又会怎样呢？图 6.2 可以帮助我们理解这个问题。

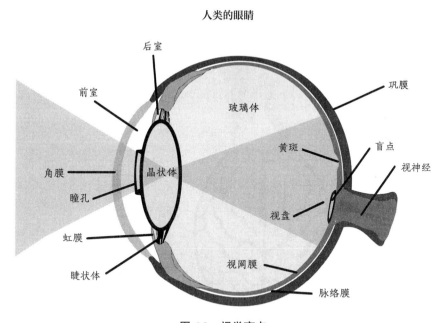

图 6.2 视觉盲点

由于本书并非生物心理学教材，所以此处对于视觉过程只给出简单解释：人眼的结构让它可以吸收、反射、传导光线至眼底，最终到达大脑。光线通过角膜和晶状体进入人眼，再通过晶状体折射后到达视网膜。视网膜由一系列对光线敏感的接收器细胞组成，其功能是呈现颜色和物体运动，并将编码信号通过神经细胞传导至眼底视神经。视觉信号通过眼底视神经传出眼球后，再通过视觉通道最终到达大脑。这里是最有趣的部分：视神经穿过眼底视网膜的那一点上没有感光细胞，因此信号落在视网膜上的这一点时，不会被解析（试想一下，当你说话时，周围没有人听到）。这个点是一个真实存在的、生理上的视觉盲点（图 6.2）。既然如此，我们为什么从来不会撞上落在视觉盲点上的物体呢？道理非常简单，一只眼球的视野与另一只眼球的视野有重叠部分，自然而然地抵消了每只眼球的视觉盲点。因为每只眼睛的视觉盲点都影响着视野的不同位置，因此我们的双眼可以互相校正（图 6.3）。

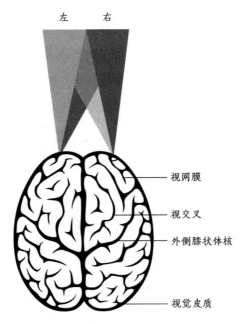

图 6.3 盲点校正 可以补偿单眼的视觉盲点，每只眼睛的视野会有一定的重合，有效地消除了视野中的盲区。

在用下一个吸引人的比喻来解释视觉盲点之前，我们先来考虑一下自我限制和自我更正系统（如视力）的意义。眼睛的这个先天缺陷让我们无法看到眼前的全部事物（我甚至不能习惯光谱以及光谱对我们已知和未知事物的影响）。这种生理学事实强调了我们在治疗中需要使用更为温和的建构主义哲学理念：实际上并不存在所谓的现实，也不存在"所有的现实都是被建构的"这个观点，就如同我们的功能和能力是有限的，难以通过它们准确地看清现实的复杂性。例如，德国哲学家汉斯－格奥尔格·加达默尔（Hans-Georg Gadamer）曾经设计过一类思想实验，表 6.2 清楚详细地展示了该实验。

表 6.2　视觉局限：实验 1

　　拿一个手电筒照在球状物体上，就像加达默尔笔下的台球那样，实验最好在黑暗的屋子里进行。

　　现在，请描述一下你在照明状态下都看见了什么。你可以感知或者看到多少影像？

在你能够准确描述被照亮物体的情况下（结论依旧不能确定），你只看见了一部分被照亮的"现实"，并且你一次只能照亮其中一部分。虽然你可以照亮整个物体，但是人眼无法同时看见球状物体的整个表面，这个功能局限限制了我们抓住事实真相的能力，这便是加达默尔的台球（当你的视线从一处转移到另一处时，你并不能保证是否有人用巧妙的手法改变了台球的其他部分）。上述所有现象均发生在视觉信号到达枕叶之前（这就是主体的建构过程）。这个例子当然有它自身的局限性，所以让我们现在来尝试一下另外一个练习，见表 6.3。

表 6.3　视觉局限：实验 2

　　想象你正站在外面，凝视着天上的明月。你会怎样描述你所看见的月亮呢？现在，想象一下你通过望远镜观察月亮，并精确地描述了你所注视的目标。你的描述又会发生怎样的变化呢？让我们假设你的眼睛功能正常，就像望远镜一样，并且你可以准确地描述看到的东西。你能描述出的部分，占整个月亮的百分之几？这样有限的描述会对月亮的"现实"产生什么样的影响？在你能够精确地描述出自己所见事物的情况下，你看见的东西才有可能是"真实"的。但是，那些看见"月亮上的人"的人又是如何看到的呢？月亮上真的有人脸吗？还是那些所谓的人脸只是月亮表面的地表形态和光线明暗的效果？

焦点解决疗法与神经科学

　　这里需要强调的是，视觉本身的生理局限与我们思维的局限性（Siegel，2012b）以及我们的自我意识和他人意识的局限性同时存在。大概每个人都能想到一些我们自认为可以将形势看清楚的时刻，这样做只是想验证自己的视觉充其量是模糊了，最差也只是被挡住了而已。因而，建构主义疗法，如焦点解决疗法（Berg，1994；de Shazer，1994；Franklin，Zhang，Froerer，& Johnson，2017），基本上不会让来访者或者咨询师确信现实不够真实或者太主观。相反，这种方法会引导咨询师带着谦恭的心态进入会谈。咨询师的谦恭并不是将自己当成学习者，而是站在无知的立场上，即咨询师尊重来访者是自己生活经历的专家。咨询师与其去澄清来访者的视觉盲点，倒不如提供一种关系，使来访者能够通过这种关系探索自己的视觉盲点，再确定自己的盲点究竟在哪里。然而，这并不是一个被动的过程，焦点解决疗法会邀请来访者挑战自己状况百出的叙事，并自己阐述以问题解决为出发点的观点。例如，对于卡洛斯来说，带伤上阵是他状况百出的叙事中的一部分，但他有潜力在当前的视野或意识范围之外找到解决方案。咨询师也许会陪伴他回顾过往经历，并且带着他一起想象：他的手边有许多办法等着他去发现，他可以找到并确定一个或多个合适的解决方案（Fred Redekop，2015，私人交流）。乔哈里视窗（Johari window）就是感知拓展工具之一。

　　著名的乔哈里视窗模型（表 6.4 和表 6.5）对这部分内容做出了很好的诠释。根据前文对盲点的字面意思的讨论，我们可以将乔哈里视窗应用于个人知识的特定领域：我们和其他人都知道的事情（公开区），我们知道但其他人不知道的事情（隐私区），我们不知道但是其他人知道的事情（盲目区），我们和其他人都不知道的事情（未知区）。当我们不了解我们所知的力量时，或者当我们试图在自身的知识范围外进行操作时，我们实际上就在冒着引起伤害的风险。这一点不仅适用于处于个人生活中的来访者，也适用正在和来访者工作的咨询师。

表 6.4　乔哈里视窗

他人	自己	
	知道	不知道
知道	开放区	盲目区
不知道	隐私区	未知区

表 6.5　乔哈里视窗形容词

积极的	消极的
• 有耐心的	• 缺乏包容心的
• 有力量的	• 冷漠的
• 自豪的	• 不负责的
• 安静的	• 自私的
• 沉思的	• 无趣的
• 悠闲自在的	• 不理性的
• 虔诚的	• 迟钝的
• 负责的	• 聒噪的
• 仔细探究的	• 自满的
• 自信的	• 过于夸张的

会谈中的神经科学

卡洛斯（四）

通过对前面章节的研读，思考一下卡洛斯的案例，会谈和咨询流程的下一步可能会是什么呢？卡洛斯的盲点可能在哪里呢？咨询师或许会简单地询问他。

咨询师：（简略地描述了眼球结构，并强调了生理上的视觉盲点。）卡洛斯，正如刚才讨论的，我们的眼睛有一个真实存在的视觉盲点，这个盲点让我们必须用两只眼睛才能看见眼前完整的景象。就像我们讨论过的"带伤上阵"那样，你在应对生活问题时的潜在盲点是什么呢？

卡洛斯：嗯，我把你上次会面时给我列出的那张形容词清单（见表6.5）拿给我的朋友和家人看了。

咨询师：好！那你都学到了些什么呢？

卡洛斯在接下来的描述中提到，他生活中的其他人看待他的方式和他看待自己的方式可能一致，也可能不一致。表6.5的清单中包含了积极和消极形容词的部分清单，来访者可以使用这些形容词判断他们是如何看待自己的，以及重要他人是如何看待自己的。这种方式既有助于我们找到矛盾和不一致，也有助于我们确定个体以何种方式写下了自己的叙事。在卡洛斯的案例中，重要他人对他的描述更倾向于"冷漠的"和"难以接近的"，而卡洛斯认为自己是"骄傲的"和"成熟的"。这二者之间的不一致出现在哪里呢？在同卡洛斯谈话的过程中，咨询师（和卡洛斯一起）了解到，他在早年成长环境中发展出来的"带伤上阵"策略一直影响着他，并且已经成为他的力量来源和骄傲，在他看来那是成熟的标志。然而，在他的成年关系中，"带伤上阵"恰恰让他和周围亲密的人变得疏远。他宁可在目前的关系中体验到更多的疏离感，也不愿听到其他人指出他软弱的证据并拒绝他。同时，他不愿意分享自己生活中的重要情况——比如疼痛——我们已经证实了，疼痛对于卡洛斯来说更像是一种壁垒，而非力量。怎样去解释这一点呢？在治疗中，卡洛斯开始意识到，那些关于他如何生活的叙事——至少是有关于他自己与重要他人之间关系的叙事——已经无法继续有效地保护他了。然而，已经被证明的一点是，卡洛斯在与咨询师所进行的治疗活动中明显地把"带伤上阵"看作唯一真实的叙事，而不是众多合理的叙事之一。按照神经科学的观点，卡洛斯的左脑将右脑创造的整体叙事视为真实的叙事。综合看来，他的大脑左右半球共同协作，将他的叙事带入了他的行为和关系，并对他产生影响。

观察改变行为／现实

　　有这样两个实验，或者说一系列实验，阐明却又混淆了建构主义疗法中关于注意和正念的概念：变化视盲和霍桑效应。首先，实验参与者被邀请到一个特定情境里。在这个特定情境中，实验设计者巧妙地对周围环境做出了细微改变，以便判断哪些因素可以对实验参与者的注意行为产生影响。在这次实验的过程中，研究者发现的最新例证非常有说服力：一组实验参与者来到一张桌子前，桌子上有一张标识，上面写明现在正在进行一项实验，并且邀请他们参加（本书第三章中也讨论过该实验）。当这些实验参与者靠近桌子时，一名身穿衬衫的男性服务员正在迎接他们。这名事先安排好的服务员同实验参与者打完招呼后（实验参与者还没有意识到此时实验已经开始了），便弯腰躲到桌子后面。表面看上去他是在寻找表格，但实际上，这名服务员已经被另外一名男性替换，而替换他的男性虽看起来与第一个人相似，但在长相、发型和衬衫颜色等方面明显是另外一个人。你认为，实验参与者们都注意到了什么？仅有不到25%的实验参与者在接受询问时表示他们注意到桌子后面换人了。为什么其他实验参与者似乎并没有注意到起初那名服务员已经被换成了另外一个人？这个问题可以引出很多思考，但我想要强调两个最有可能的原因：实验参与者的期待，以及期待所引出的注意行为。其中的一个解释就是，实验参与者本身并没有任何理由期望会发生任何改变，因此他们并没有刻意寻找变化。另一个解释就是，他们的注意力只集中在"完成简单表格"这项任务上面，因此他们并没有关注外界环境中的其他因素。换言之，他们需要完成的任务的优先程度远远高于环境中的其他刺激因素。尽管上述实验表明了"变化视盲"所带来的组合拳效果，但这种方式在心理治疗领域中存在着巨大争议。正因如此，建构主义疗法才强调大脑的注意力可以被引导，并且能够被重新引导。

　　接下来，再来介绍一下在20世纪20年代开始的霍桑实验。简而言之，为了提高工人的生产效率，车间经理改善了工人工作环境中的许多因素，包括提升照明水平、调整休息时间等，并希望通过这些来提高生产效率。事实上，实验参与者的生产效率的确提高了，但并非归功于上述改善措施。研究者后来认定，那些改善本身对提高生产效率并没有太大帮助，对生产效率的提高起到更多作用的是一个让人难以理解的变量：在每一种情境中，都有实验员或观察员记录工人的行为以及追踪其行为的变化，并以此作为测量生产效率的方法。后来，这种关注效应被称为霍桑效应。霍桑效应可以被解释为工人由于受到关注而提升了工作表现。在很多类似的方法中，来访者希望自身生活被关注的意愿，给予了他们难以置信的潜能去做出改变——无论他们是否体验到了那种潜能。

因此，在第一类实验中，我们得到了一个证明，或者说一系列证明，论证了建构主义传统中的一个重要的神经科学理论：对于周围环境中的常量和变量来说，我们是盲目的——无论在文字层面，还是在隐喻层面——偶然事件的发生，一部分取决于我们的注意行为，一部分取决于我们的期望（考虑一下，你在图 6.4 中期望读到什么文字）。在霍桑实验中，注意行为与心智和表现都有着十分密切的联系（见表 6.6）。然而，观察者的关注改变了被观察者的行为！如何将这些发现同认知神经科学以及建构主义治疗理念结合到一起呢？

在表 6.6 所进行的实验中，你会注意到什么呢？在大多数来访者身上发生的情况都会涉及上文所讨论的两个关键点：首先，根据霍桑实验，实验参与者群体观察到他们自己的行为，这使得他们既是观察者，又是被观察者。而在第二种情况下，实验参与者开始意识到当他们有了一些特定的思维、言语或者行为时，

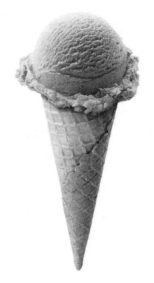

图 6.4　圆筒冰激凌

关于该行为发生频率的认知盲点就会缩小。随后，真正有意思的事情发生了：这个行为产生的次数在一天天地减少！而实验最初的要求仅仅是关注这些工人，并没有刻意地尝试改变他们的行为。因此，观察既可以解释行为，也可以改变行为。大脑通过注意力创造现实，而这种注意力可以指导行为。

表 6.6　注意行为实验

- 在接下来的一周里尝试一下这件事：在日常生活中找出一种你想要改善的行为。然后，随身携带一本记事本和一支笔（手机上的记事本应用软件也许更合适）
- 每当发生这种行为时，就做一次记录。无须评判行为本身，也无须试图改变它。仅仅记录这种行为即可
- 比如，我是一个喜欢挑剔的人，尤其喜欢挑剔他人。在接下来的一周里，我会把可能被归为"挑剔"这一类别的言语、行为和思维一一记录在记事本上
- 当一周结束时，对比每天记下的次数，并且记录你观察到的一切

会谈中的焦点解决疗法和神经科学

卡洛斯（五）

让我们来看一看类似的因素如何在卡洛斯身上起作用。一种方法就是让卡洛斯记录下自己每次感受到的事情，并且记录下随后发生的事。这种方法的目的并不是减少他自己感受到某些东西的次数，相反，这是在帮助他有意识地关注他的情感体验，然后将这些情感体验同他的认知和行为联系到一起。随着时间的推移，在其中的一项练习中，卡洛斯的叙事开始转换，甚至有其他的叙事被创造出来，这些叙事都沿着"我感觉"这条主线。到目前为止，对于卡洛斯而言，这些已经足够了。

注意力和注意

我们都听过"注意力（attention）"这个词，并且你已经在本书的许多地方读到过这个词了。你平时很有可能听过这个词被用在那些对你进行指导的句子中，比如"我和你讲话时，你要集中注意力"。然而，这个句子的真正含义是什么呢？你又该怎样集中注意力呢？连短语"集中注意力（pay attention）"也是一个有意思的短语。比如，在这个短语中，你用什么东西去"支付（pay）"你的注意力？[①] 如果从文字层面深挖这个话题，你需要用多种方法去理解注意力这个词，你还会迅速找到共识：如果追溯神经科学领域的历史，关于这个问题最准确的回答则是"我不知道"。乍看起来，"什么是注意力？"和"注意力在哪里？"这两个问题的含义很简单，但这两个问题恰恰以最简洁的答案揭示了"注意力"一词的复杂性。

或许你会认为注意力意味着注意到某些东西，但你可能会发现另一种情况：我们在借助词语的来源为它下定义，似乎并没能为"注意力"总结出一个贴切的概念。加勒特（Garrett，2011）提出了一个可以避免这个陷阱并且非常适用于此处的定义：注意力是大脑分配其有限资源的一种方式，通过集中于某些神经输入而排斥其他神经输入（p.488）。这种说法之所以值得被重视，是因为它认为注意力包含导向性资源，这些资源通常接近或者远离某种刺激。而为了接近或者远离这些刺激，"有些东西"必须告诉大脑，应该关注什么以及应该忽略什么。"有些东西"指的是什么呢？通常在神经科学领域，我们会毫不含糊地说：大脑告诉大脑。而这似乎也很合理，尤其是从唯物论的角度看。

挑战则来自如何将这些理论应用于治疗中。比如，在卡洛斯的案例中，他或许可以弄清楚自己更需要关注有关健康的关系的信息，并且练习忽略原有的"带伤上阵"信息，这样才能使"带伤上阵"不再影响他的日常功能。就这一点

---

① 此处一语双关，英文 pay attention（集中注意力）中的 pay，本义为付钱、支付、付出。——译者注

而言，当卡洛斯问咨询师该如何做到时，咨询师会说些什么呢？"卡洛斯，你需要让你的大脑告诉你的大脑，它应该关注什么以及应该忽略什么。"虽然这个例子太简单，但它是关于这个问题现有的、最具有说服力的例子：谁在给他发出指令，并让他告诉他的大脑这些事情？（请跟着我思考一会儿。）当咨询师说："卡洛斯，你需要告诉你的大脑……"，我们由此便可以更清楚地看到关于心智 – 大脑这一话题的辩论的重要性，并且我建议接纳压力，以便维持我们工作的平衡。卡洛斯的大脑是他行为和注意力的驱动器，但是当我们让他自己告诉大脑一些事情时，依照卡洛斯的本性，我们所指的是什么？一部分在神经科学领域的人（那些承认心智与大脑分离的人）提出，虽然心智起源于大脑，但是心智也会对大脑施加影响。在这种情况下，卡洛斯的心智便是问题中的"你"，这意味着有某些独立于他的大脑的、本质性的东西在影响着一些生物过程。

大脑的哲学

为了将这个话题阐述得更加清楚，下文提供了一种展开辩论的方法。我鼓励你将卡洛斯的案例牢牢地记在脑海中（无论对你个人而言，这个案例意味着什么），而不是让自己迷失在语言和哲学里。关于神经科学和人本主义疗法核心理念的深入讨论已经备受关注（见 Beeson & Miller，in press；Luke，in press）。

上述问题是有关这个辩论的核心问题。在那些伟大的哲学家所撰写的著作中，这些问题已经至少被争论了 3000 年之久。从本质上讲，这些问题流传下来，最终形成了一个问题："大脑和心智的关系，在本质上是什么？"这个问题长期以来一直被视为哲学领域中的心智 – 大脑问题。从根本上讲，有关这个话题的辩论主要分为两派。一元论认为，我们所谓的心智只产生于大脑，任何超越心智的表现都是对人类大脑及其物质功能（神经元、细胞核、分子）复杂性的反映。这个观点已经得到了大多数科学家的支持，当然也得到了科学家和哲学家以外的大多数人的支持。它代表了一个更加宽泛的哲学观点，即唯物论。

二元论观点认为，心智和大脑是不同的主体，二者相互作用，相互影响。二元论以由法国哲学家、数学家勒纳·笛卡尔（René Descartes）于 17 世纪提出的哲学思辨为代表（图 6.5）。笛卡尔认为，心智直接对大脑和身体施加影响，确切地说是通过松果体来实现的，因为松果体是物质世界（大脑）和非物质世界（心智）之间的连接纽带。松果体作为大脑中少有的几个非对称的结构之一（与第二章中讨论的双侧结构不同），被视为"灵魂的所在"。

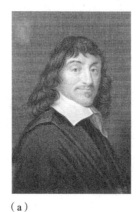

（a）

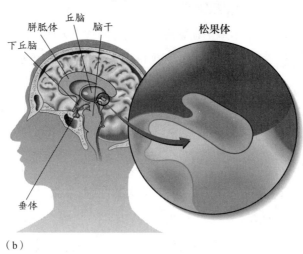

（b）

图 6.5 （a）勒纳·笛卡尔和（b）松果体

实际上，笛卡尔的观点在当时颇具独创性，引导人们从生理学角度深入探索了大脑和神经系统如何发挥功能。从很多方面看，笛卡尔是建立该领域科学研究方法的先驱者。乔斯·勒杜（Jose LeDoux，2002）在他的著作《突触的自我》（Synaptic Self）（无须深入研读这本书的内容，从书的标题就可以看出杜勒的二元论导向）中就一元论和二元论这两大对立观点提出了一个精妙的总结性描述。杜勒在本书中讨论了哲学家和神经科学家关于心智－大脑这一话题的初始假设有何不同。

> 哲学家认为，合理的关系和逻辑存在于自然界的基本物质之中（物质和心智）。相比之下，神经科学家通常开始于"唯物论关于心智－大脑问题的观点是正确的"这一假设（心智是大脑的产物），再试图理解大脑如何使心智的产生成为可能。（p.18）

当代自然科学家几乎全部坚信一切都以物理现实为基础。现有的哲学思辨并不是关于心智（物理的相对非物理的）的某个固有特征，而是讨论心智以何种特定方式从神经过程中产生。这个问题在哲学界被称为"心－脑问题"[杭德里克（Honderich）在《牛津哲学手册》（The Oxford Companion to Philosophy，2005）中将其作为例证，去证明哲学领域关于该观点的众多话题]。从严谨的科学和生物学角度看，这个"问题"已经被解决了：大脑中的电化学过程产生了众所周知的心智、精神甚至灵魂。案例结束时，咨询师的角色并不是试图赞同或者反驳科学上的论断。咨询师首先需要做的应该是理解这个话题的启示，并将这些启示应用于我们的实践当中。然而，这场辩论远远没有结束。著名的神经科学家、神经科学领域的先驱者杰弗里·施瓦茨（Jeffery Schwartz）倾向于将这些观点同纯粹的二元论联系到一起（Schwartz & Begley，2009）。

作为身处社会进步中的咨询师和治疗机构，建立我们与二元论对话的能力是非常有益的。不管你加入辩论双方的哪个阵营，人们生活中发生的一些事情始终难以解释，并且绝大多数人都相信一些超验的概念，无论如何命名这些概念。人类所知的关于大脑的知识数量多得惊人（见表 6.7），然而，这些知识远远不足以总结性地回答这些问题。作为人类，似乎我们得到的知识越多，揭开的秘密就越多，随之提出的问题也就越多，而不是越少。事实上，在关于心智 – 大脑这一话题的辩论双方里，每个阵营当中都有一些善意的、高智商的、受过教育的人。咨询师与其选择支持哪一方，不如暂时放下自己的判断，并且渐渐地开始接纳这种模棱两可。最重要的是，咨询师意识到，我们的来访者经常毫无缘由地表现出改善，尽管这种改善有时并非出于来访

表 6.7　大脑和心智

大脑

　　在大脑的生理学现实（reality）中，它是一块约 1.4 千克的人体组织，由灰质和白质组成。灰质由大约 1000 亿个神经元细胞组成。其余 90% 的大脑由白质构成，主要包括神经胶质细胞。从这一点上看，这些细胞在很大程度上被认为具有一定的结构性，并且协助了神经元细胞的传导。大脑的体积大概就是你两个拳头合在一起的大小。我只是想在这里重申一下，我们现有的关于大脑功能的假设都以一种范式为中心，即人们通常认为，占整个大脑 10% 的这部分结构在整个人类的发展中发挥了重要功能。

心智

　　"心智既是具身的，又是关系的"（Siegel, 2012b, , pp.1–7）。丹尼尔·西格尔是"诺顿人际神经科学丛书（Norton Series on Interpersonal Neurobiology）"的主编，他在心智问题上提出了一系列见解深刻的叙述，包括知觉、创造力、直觉、反思、洞察力等："心智是浮现的、自我组织的过程。心智形成了能量和信息的跨时间流动。心智的这个特点是一个自然的、浮现的、自我组织的变化过程，它是能量和信息流动系统的一项基本属性。能量和信息流动系统从我们的身体中被创造出来，也从我们与他人和环境的互动中被创造出来。心智发生的过程产生于能量和信息的流动，又在一定时间跨度上逐渐塑造着能量和信息的流动。这是心智的递归性，是复杂系统的典型特征。复杂系统是指一组相互作用的存在，这些存在以一种开放的状态接受来自自身以外的影响，并且能够进入无秩序的状态。（Siegel, 2012b, pp.1–7）"这段关于心智的叙述让人难以理解。而关于这个话题更加透彻的讨论，我推荐杰弗里·施瓦茨（Jeffery Schwartz）和沙伦·贝格利（Sharon Begley）合著的一本充满智慧而又迷人的书——《心灵和大脑——神经的可塑性及精神力量的影响力》（*The Mind and Brain: Neuroplasticity and the Power of Mental Force*）。神经科学家 V. S. 拉马钱德兰（V. S. Ramachandran, 2000）在其著作中在关系层面对心智的概念进行了阐述，他注意到，在近 100 年中，大脑研究的局限性在于大脑被孤立地研究。而要想全面地了解大脑的完整功能，必须在个体与其他人的关系中进行观察，而不是单独研究某一个体的大脑。

者自身原因，而是出于咨询师的努力和意愿。欧文·亚隆（Irvin Yalom）在他的著作《爱情刽子手》（*Love's Executioner*，2012）中坦率地讲述了自己关于这种现象的经历。因此，让我们更深入地探究一下这个话题，看看是否能搜集到一些有用的东西去帮助卡洛斯。

所以，临床医生和心理咨询从业者应当如何在治疗中同来访者共同解决这个问题呢？正如前面所讨论的，每个人都有自己的世界观，无论你承认与否。作为咨询师，我们不能对自己的世界观一无所知，因为它会悄悄地干扰我们，并在不知不觉中影响我们同来访者之间的治疗工作。心智－物质的辩论彰显了咨询师每天在咨询室里面对的挑战。

神经科学时代的唯物论

或许你还记得这本书的主要目的之一就是帮助咨询师成为神经科学信息的主要受众。而在治疗中，有很多原因让神经科学领域的发现需要被严谨认真地应用，不仅仅是为了避免对那些结论盲目而鲁莽地跟从。原因主要包括以下几点。

1. 动物研究及将它们推广到人类身上的可行性（Gottlied & Lichliter，2004）。
2. 针对大脑如何运作的相关性研究方法的固有局限性（Siegel，2012）：
   a. 用电流刺激大脑的某个区域，观察会发生什么；
   b. 让参与者完成一个任务，并观察大脑的哪个区域被激活了。
3. 病理学方法：对有脑部机能障碍或者其他脑损伤的病人的大脑进行检查，并确定哪里出了问题［如，H. M. 和菲尼亚斯·盖奇（Phineas Gage）］。
4. 关于"连接"一词的语言表达局限（将神经功能同电路进行比较，发现神经的传导速度远远大于电路传导速度）。

5. 目前的影像技术（功能性磁共振成像、电子计算机断层扫描技术或单光子发射计算机断层成像技术）。电子计算机断层扫描技术和单光子发射计算机断层成像技术展现了大脑活动在某一时间点上的显著细节。另一项检查（功能性磁共振成像）显示了大脑的运转和活动，但清晰度和精细程度有限。关键并不在于这些检查是否会进步，而在于这些技术的进步是一种趋势，并且它们一直在进步。我们目前所面对的局限主要是人们遵循现有科学技术所得出的推论。

"信仰科学的科学"——或者说柯蒂斯·怀特（Curtis White）在《科学幻想》（*Science Delusion*，2013）中所提到的科学态度——指的是一种信仰。这种信仰笃信科学有能力、有责任回答和解决自然世界中的所有问题，甚至包括人类的终极意义和目的；它甚至认定这些问题在一定程度上甚至是相互关联的。在这个过程中，科学态度及其信徒忽略了其他认识世界的方法，如哲学、艺术以及人类学等。根据怀特的观点，这些认识世界的方法渐渐被社会认为没有必要。这种观点的后果已经在基础教育中有所显现，学校里的美术课和音乐课经常最先被减少课时。而这个问题在高等教育中又体现在：文科教育经常被冷落，甚至被轻视；可自相矛盾的是，如今的雇主们越来越渴望找到那些百里挑一的毕业生，这些毕业生们恰好拥有他们所需要的、由文科教育培养出的能力：辩证思维能力、问题解决能力、笔头和口头表达能力等。科学还挑战了这样一种观念：那些不能通过测量而定性的事物在实际当中一文不值，或者至少不值得我们去研究（Schwartz & Begley，2009）。施瓦兹认为，时间和空间给唯物论观点提供了许多值得注意的、需要去测量的例外。因此，让我们回到神经科学早期的时间点上，至少在这个时间点上，神经科学还没把解释现象和神经冲动联系在一起，因此我会再次谨慎地对这一话题展开讨论。

提及这个讨论的主要目的是：无论科学和科学态度的目前趋势如何，纯粹的唯物论都有一个必要的、假定不变的特征。西格尔（Siegel，2012）在他对于心智的总结中概括了这个特征："精神生活是能量和信息的具身的、关系上的流动过程，这个过程的特征是自然发生的、自我组织的。心智无法同我们的身体分离，也无法同我们的关系分开。心智从身体和关系中产生，并且制约着身体和关系。（Siegel，2012b，pp.1-7）"

西格尔提出了一个伟大的观点，认为心智既是具身的，又是关系上的；心智从人群中浮现出来，在人们中间创造了能量，同时也创造了一种流动。"非物质的心智能够对物质的大脑起作用吗？（Badenoch，2008，p.44）"这个问题预示着我们在对该话题进行深入研究时，会有大量的隐含假设摆在面前。

因此，注意力又存在于大脑／心智的什么地方呢？

图 6.6（彩）展示了前扣带回，它被视为大脑执行控制注意功能的区域。它既指挥着目的性注意力，又指挥着控制反应行为的注意力（Garrent，2011）。然而，此处必须要考虑的一点是，前扣带回在大脑中的位置并不能很好地帮助我们理解注意力在实际中是如何工作的。

而这便是事情真正有趣的地方。关于心智、注意力和正念的观点都围绕着这个大脑里的结构交汇处展开；此外，它还是心智－身体／大脑辩论的交汇点。当我们回到卡洛斯的案例时，事情就变得更加有趣了。卡洛斯的案例是我们努力想要完成的范本：通过神经科学和治疗方法的整合来加强治疗实践。正如我们在前文中所提到的，关于"大脑－心智"这一话题，并不是每个神经科学家都会信奉纯粹的唯物论观点。在这些讨论中，施瓦茨的观点最为著名。他指出了（知觉）现实，即心智，可以对大脑施加影响，并且概述了该观点包含的四种情况（Schwartz & Begley，2009）。而正念则是集中注意力的另一个术语，它是一个引导精神力量朝向一个物体或者思维的过程。施瓦兹已经将这些步骤用于强迫症的治疗。

- 重新标注：症状。
- 重新归因：病因。
- 重新聚焦：远离负面行为。

● 重新评价：回到症状。

施瓦茨在其 2009 年的著作的副标题中，将注意或者正念定义为"精神力量"，并对它做了如下阐述。

> 他们（参与研究的强迫症病人）对自身的强迫观念和强迫行为进行了重新标注，并将它们视为错误信号和疾病的症状。病人们将那些思维和冲动重新归因于发生病变的大脑回路。（"这个观点只是反映了我的大脑功能障碍，而并不是我真的需要反复洗手。"）他们重新聚焦，将注意力从病理性思维和冲动上转移到一个建构性行为上。最后，当这些病人重新评价自己的强迫观念和强迫行为时，他们意识到强迫观念和强迫行为本身并没有任何实质价值和内在力量。（Schwartz & Begley，2009，p.14）

既然你在重新考虑卡洛斯的案例，就请将这个治疗方案套用到卡洛斯的案例中。卡洛斯为什么会走进治疗室接受治疗？因为他感觉自己被困住了，这是焦虑的表现；同时，他使用"带伤上阵"的应对模式。"重新标注－重新归因－重新聚焦－重新评价"这一模式如果用于卡洛斯的治疗，又会怎样呢？此处的关键是找出卡洛斯的注意过程——感觉和知觉的区别，知觉和现实的区别。感觉是感觉器官对到达的信息的反应，而知觉是对感觉的意识觉知，可以促成现实；这一点在本书中有所描述，且已经超出本书的范畴！

会谈中的神经科学

卡洛斯（六）

卡洛斯的感觉器官让他知道自己目前正缺乏精力和动力，这个状况创造出一种看法：认定未来暗淡无光。这种看法使他自然而然地感觉进退两难，并且必须要带伤上阵。对他来说，这意味着生活是痛苦的，并且"生活本身就是如此"。在过去的好多年里，他一直深信不疑地认为这些感觉和知觉都来源于大脑。然而，假如现在让他开始**重新标注**这些感觉和知觉，结果又会如何呢？与其说认定他的这些感觉已经形成了"未来是暗淡无光的"这一现实，咨询师倒不如帮助卡洛斯认知到：这些感觉作为信息，有些是有误的，但是这些已经刻在他的大脑里，而不是来源于他的外部世界。

接下来，当他开始对自己的感觉和症状进行**重新归因**时，咨询师会和他一起发展出一些与他大脑功能有关的、大脑思维重塑（brain-wise）的新陈述（无须在术语和生理学知识方面进行过于专业的探究，除非是卡洛斯自己想到的）。他从前都告诉过自己哪些事情？他很虚弱，他情绪压抑，他的未来毫无希望，生活也就是这副样子了。而现在，他却可以从记忆回路的基本原理（赫布定律）以及神经可塑性方面获益："我的大脑从重复叙述中认识到这些思维是真实的，并且是我仅有的观点。一旦我不想相信了，就没有必要去继续相信这些！"这并不仅仅是认知重建和自我对话，更多的则是大脑重塑；并且，由大脑语言所创造的心理意象能够强有力地促使卡洛斯进步。

从过去来看，卡洛斯的哪种行为定义了他对于自身知觉问题的反应？应该是回避自我暴露、退缩等一系列类似行为。治疗现在可以进入**重新聚焦**这一关键环节了，执行那些新的行动和注意行为，并以此训练他的大脑以不同的方式感觉和知觉现实。因为他开始相信自己及周围的关系将会有一个不同的未来，所以他现在能够用行动巩固这些新的信念，而这些信念随后会推动大脑中新的相关神经回路的发展。为此，他可以在这次会谈中通过角色扮演、角色互换和空椅技术等方法进行练习，创造出新的心理意象，而这个心理意象的内容就是卡洛斯的新信念如何在关系中帮助他找到自我。这种指导新行为的"精神力量"将会带来持续的新行为。

最后，咨询师会邀请卡洛斯在关系中**重新评价**他的早年经历，尤其是需要看一下这些经历在当下和过去扮演了怎样的角色：这些经历与其说是让他体会深刻并赋予意义的事件，倒不如说是没有实际意义和价值的事件。通过这样做，他放下了原有的思维和行为模式，通过塑造他指向与自己相关事件的注意力（精神力量），来评估新的感觉和行为。

随着这个方法的逐步实施，卡洛斯的注意力被系统地改变了，以便修改他关于现实的体验。他的心智告诉他的大脑（前扣带回）去重复检查记忆（海马）中储存的材料，并且重新评估情绪内容（杏仁核），而使他变虚弱的信息（结合内隐记忆）恰恰来源于这些情绪内容。这个过程使他的左脑，即执行功能（前额叶），重新加工以往的材料，重新引导对新刺激物的关注，并随之从这些刺激物中创造出新的叙事（右脑模式加工）。然而，他也许不能要求咨询师将这些东西在一次会谈中全部告诉他。从某种程度上讲，卡洛斯的获益在于咨询师是否能够理解他如何通过改变注意力——甚至是从神经学方面——来改变自己的叙事。

信之则见！

我会在会谈中和来访者反复强调两件事，这两件事既和建构主义治疗方法直接相关，也与普罗查斯卡和诺克罗斯（Prochaska & Norcross, 2014）所提出的共同元素的第三种成分［跨越理论治疗方法（预期）］有关。首先，"眼见为实（Seeing is believing）"这句老生常谈的话要倒过来说才更为真实准确：信之则见（Believing is seeing）。我们期望见到的事物经常预示着我们将要看到的事物，无论那些事物起初是否真的存在。这个观点把我们带回前文提到的另一个实验中，即不期望看到变化会导致我们忽略那些变化。我对来访者所说的关于建构性大脑的第二件事是"你的大脑毕竟没那么聪明……它几乎会相信你告诉它的任何事情"。这更容易足够长期地引起来访者的关注，以便挑战他们对于生活的看法和质疑。大脑总是试图尽可能高效率地做出回应，有时会为了预测图像而牺牲准确性。比如说，通过图 6.7 再来回顾一下图 6.1 和图 6.4。

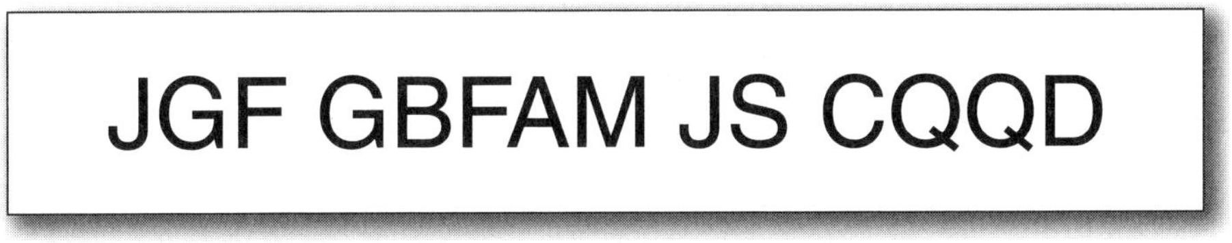

JGF GBFAM JS CQQD

图 6.7　是"Ice Cream Is Good（冰激凌很好吃）"吗？

因此，回头看看图 6.1，并且回忆一下你当时都想到了什么。然后，看看这张图的第二个版本（图 6.7）。现在来观察一下，部分被遮盖住的图像也许跟你期待的一点都不一样，尤其是事先想到了冰激凌的暗示时。正是因为这个关于冰激凌的暗示，来访者才顺理成章地做出反应，并且很快地抓住有关于注意力和期待的关键：现实（reality）通过我们的期望，已经在大脑中形成；此后，我们在任何地方看到的都是这个现实。咨询师不需要为了让来访者了解这个理论，而去描述大脑负责注意力和期待的生理结构。

解释你的大脑

为了从整体上理解注意力、关注和意识的生物学基础，我提供了一个临床案例，从神经科学的角度来强调一下回答这个问题的相关性和复杂性：回想一下你最后一次同一个正处于发病期的精神病病人进行治疗的情形［见图 6.8（彩）］。当你询问这名病人问题，或者邀请他加入团体并坐下来时，发生了什么事情呢？这名病人可能会延迟他的反应，并且这种延迟超出了社会常模。根据你的经验，你会试着推断原因：病人尝试在脑海中的众多声音中找到你的声音（在幻听的情况下）；等待着人／幽灵／物体自己从椅子上或者房间里移动过来（在幻视的情况下）；或者在确定如何回应你是否会导致他的死亡或毁灭（在妄想／偏执的情况下）。咨询师的社会本能一开始会让他们局限于认定病人的注意力没有集中在命令或要求上。可事实通常是：那名病人一直在关注指令和要求，而周围人却没能看到或者识别出来。

现在，让我们来思考一下没有发生精神疾病病变的、参与注意活动的神经系统。

- **边缘系统**：首先，作为一个与生存息息相关的器官，它必须感知甚至预测到外界环境的威胁。中脑是边缘系统的所在地，负责感知这些威胁——下丘脑和上丘脑负责加工听觉和视觉接收的风险信号，大脑黑质负责协调运动，海马负责陈述记忆内容，杏仁核负责加工与这些记忆相关的恐惧情绪，这些过程一直循环反复。
- **后脑**：后脑驱动负责激活中脑的系统——网状结构，同时也负责与注意相关的活动度；脑桥负责觉醒，小脑负责协调运动，延髓负责核心生命活动，如为了获取更多氧气而加速呼吸，为主要肌群供氧而增加心率，等等。
- **前脑**：此处可以看到为了中脑激活而被第二位激活的执行功能。虽然从真实时长看，这个过程只有短短的几秒。前额叶皮质（以及临近结构）负责将这些数据从众多系统中提取、翻译，并整合出一个或者一系列反应，然后执行这些指令。

这些理论阐述都很到位，但是我们还没有讨论伴有精神分裂症状的来访者的大脑分区会受到何种影响。在期待一个人"集中注意力"之前，我们不妨先停下来去思考一下你所指的是哪部分神经系统。最后，我们一起来看看图6.9，这幅图展示了依恋关系和精神疾病发展之间的关系。德巴内等人

（Debbané et al.，2016）以依恋理论的神经生物学基础为依据，总结了与依恋相关的精神疾病的概念模型。 虽然该模型的复杂性说明了理解他人的经历是一件颇具挑战的事，但它至少揭示了基因、依恋关系和创伤是如何相互作用来创造现实的。

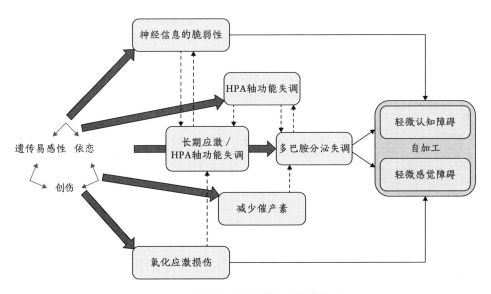

图 6.9　与依恋相关的神经生物学通路

本章总结

本章所描述的神经科学的唯物论和建构主义中间似乎隔着不可逾越的鸿沟；然而，正如利普奇克等人（Lipchik，Becker，Brasher，Derks，& Volkmann，2012）提出的观点所言——殊途同归。人际神经生物学（Siegel，2006）将正念的概念引入咨询师和来访者的关系当中。人际神经生物学理论的一个重要组成部分包含着一个关于意识的观点，即意识"是一个调节能量和信息流的过程"（Siegel，2006，p.248），并且能量的流动存在于咨询师和来访者之间。人际神经生物学明确地叙述了咨询师的右脑和来访者的右脑之间的关系。此处结合巴德诺赫的著作，从我自己的角度出发，来总结一下西格尔的观点。

1. 心智从神经生物学过程和人际交往过程中产生。

    ——比如，闭上眼睛，想象生活当中有关另一个人的一个场景，这个场景包含适度的情绪内容，如开心、悲伤、愤怒或者其他情绪。创造并且保持这个场景一会儿。发生了什么事情呢？在大多数情况下，仅仅通过这个简单的练习，便可以形成原始感受（original feeling）的模式。可是，除了第一步拥有巨大的直觉（和经验）吸引力之外，这种情况又怎么可能发生呢？

2. 心智的发展是终生的，通过遗传、经历以及我认为要补充的环境因素之间的相互作用。

3. 心智通过平衡认同和分化来实现自我组织——在被建构的现实中，我们是谁，我们不是谁，这些在很大程度上同我们的个人叙事相关。

    巴德诺赫把所有生物学运动和经历连接到一个流程中，并以此对大脑的"心流"加以概念化。这个过程对于治疗来说既属于关系又属于介入。本书在下面的章节中将介绍一个同人际神经生物学相关的、更大型的治疗模型，并且结合了边缘系统和大脑皮质分区，但这个模型更适合用来帮助来访者重述其个人经历的情境。我们讨论了大脑中观察和期待之间的关系，以及这个关系如何塑造了知觉，并引入了情感和记忆的概念。比如，我用了"ICE CREAM IS GOOD"的图片来干扰你的知觉，但设想一下，如果这是一个更加高情感的短语，如"relationship hurt（关系伤害）"或者"men use women（男人利用女人）"，并且插入一张暴力、血腥或者情绪阴暗的图片来代替冰激凌的图片，大脑对真相的预期也许就会不同，尤其是这些在某种程度上能够引起你情绪波动的图片，无论那些图片是暗示层面上的还是明示层面上的，你看到的东西很可能和别人看到的不一样。

本章概要

在本章中，我们实现了以下目标。

- 讨论了"什么是'真实的'？"。虽然这是一个仁者见仁智者见智的问题，但我们明确了这个问题的重要性。
- 确定建构主义疗法的主要基调，并着重讨论了意识在咨询中以及其他情境中是如何"浮现"出来的。
- 开发了一种工作方式：从"基于大脑"的理念出发，来理解和处理来访者的叙事。
- 借用晦涩的哲学思维和理论，并使用系统方法去帮助来访者、来访者的大脑以及来访者的意识。

参考文献

Badenoch, B. (2008). *Being a brain-wise therapist: A practical guide to interpersonal neurobiology.* New York, NY: W. W. Norton & Company.

Beeson, E. T. , & Miller, R. (in press). *Journal of Humanistic Counseling.*

Berg, I. K. (1994). *Family-based services: A solution-focused approach.* New York, NY: W. W. Norton & Company.

Corey, G. (2017). *Theory and practice of counseling and psychotherapy* (10th ed.). Boston, MA: Cengage.

Debbané, M., Salaminios, G., Luyten, P., Badoud, D., Armando, M., Solida Tozzi, A., … & Brent, B. K. (2016). Attachment, neurobiology, and mentalizing along the psychosis continuum. *Frontiers in Human Neuroscience, 10,* 406.

de Shazer, S. (1994). *Words were originally magic.* New York, NY: W. W. Norton & Company.

Farah, M.J. (2017). The neuroscience of socioeconomic status: Correlates, causes, and consequences. *Neuron, 96*(1), 56–71.

Franklin, C., Zhang, A., Froerer, A., & Johnson, S. (2017). Solution focused brief therapy: A systematic review and meta-summary of process research. *Journal of Marital and Family Therapy, 43*(1), 16–30.

Freedman, J., & Combs, G. (1996). *Narrative therapy: The social construction of preferred realities.* New York, NY: W. W. Norton & Company.

Garrett, B. (2011). *Brain and behavior: An introduction to biological psychology* (3rd ed.). Thousand Oaks, CA: Sage.

Gottlieb, G., & Lickliter, R. (2004). The various roles of animal models in understanding human development. *Social Development, 13*(2), 311–325.

Güntürkün, O., & Ocklenburg, S. (2017). Ontogenesis of lateralization. *Neuron, 94*(2), 249–263.

Honderich, T. (2005). *The Oxford companion to philosophy.* New York, NY: Oxford University Press.

Kalat, J. (2019). *Biological psychology* (13th ed.). Belmont, CA: Cengage.

LeDoux, J. (2002). *Synaptic self: How our brains become who we are.* New York, NY: Penguin Books.

Lipchik, E., Becker, M., Brasher, B., Derks, J., & Volkmann, J. (2005). Neuroscience: A new direction for solution-focused thinkers? *Journal of Systemic Therapies: Special Issue: Psychotherapy and Neuroscience, 24*(3), 49–69.

Luke, C. (in press, July 2019). Response to Wilkinson: A neuro-informed humanistic perspective. *Journal of Humanistic Counseling.*

Luke, C., Miller, R., Beeson, E., Field, T., & Jones, L. (in progress). Ethical considerations of incorporating neuroscience into counseling.

Neukrug, E. S. (2011). *Counseling theory and practice.* Belmont, CA: Brooks/Cole.

Neukrug, E. (2018). *Counseling theory and practice* (2nd Ed.). San Diego, CA: Cognella Academic Publishing.

Ocklenburg, S., Packheiser, J., Schmitz, J., Rook, N., Güntürkün, O., Peterburs, J., &

Grimshaw, G. M. (2018). Hugs and kisses–The role of motor preferences and emotional lateralization for hemispheric asymmetries in human social touch. *Neuroscience and Biobehavioral Reviews*, *95*, 353–360.

Parsons, R. D., & Zhang, N. (2014). *Counseling theory: Guiding reflective practice.* Thousand Oaks, CA: Sage.

Prochaska, J. O., & Norcross, J. C. (2014). *Systems of psychotherapy: A transtheoretical analysis* (8th ed.). Belmont, CA: Cengage.

Prochaska, J. O., & Norcross, J. C. (2018). *Systems of psychotherapy: A transtheoretical analysis.* New York, NY: Oxford University Press.

Ramachandran, V. S. (2000). Mirror neurons and imitation learning as the driving force behind "the great leap forward" in human evolution. *The Third Culture.*

Schwartz, J. M., & Begley, S. (2009). *The mind and the brain: Neuroplasticity and the power of mental force.* New York, NY: HarperCollins.

Siegel, D. J. (2006). An interpersonal neurobiology approach to psychotherapy. *Psychiatric Annals*, *36*(4), 248.

Siegel, D. J. (2012a). *Pocket guide to interpersonal neurobiology: An integrative handbook of the mind.* New York, NY: W. W. Norton & Company.

Siegel, D. J. (2012b). *The developing mind: How relationships and the brain interact to shape who we are.* New York, NY: Guilford Press.

Sommers-Flanagan, J., & Sommers-Flanagan, R. (2012). *Counseling and psychotherapy theories in context and practice: Skills, strategies, and techniques.* Hoboken, NJ: Wiley.

Sommers-Flanagan, J., & Sommers-Flanagan, R. (2018). *Counseling and psychotherapy theories in context and practice: Skills, strategies, and techniques.* Hoboken, NJ: Wiley.

Sue, D. W., & Sue, D. (2016). *Counseling the culturally diverse: Theory and practice* (7th ed.). Hoboken, NJ: Wiley.

Sweatt, J. D. (2016). Neural plasticity and behavior–sixty years of conceptual advances. *Journal of Neurochemistry*, *139*, 179–199.

Weiner-Davis, M., De Shazer, S., & Gingerich, W. J. (1987). Building on pretreatment change to construct the therapeutic solution: An exploratory study. *Journal of Marital and Family Therapy*, *13*(4), 359–363.

White, C. (2013). *The science delusion: Asking the big questions in a culture of easy answers.* Brooklyn, NY: Melville House.

White, M., & Epston, D. (1990). *Narrative means to therapeutic ends.* New York, NY: W. W. Norton & Company.

Yalom, I. D. (2012). *Love's executioner: And other tales of psychotherapy* (2nd ed.). New York, NY: Basic Books.

图表版权信息

图 6.1：Eric Chudler. Copyright © by Eric H. Chudler.

图 6.2：Copyright © 2011 Depositphotos/Roxanabalint.

图 6.3（a）：Adapted from Benjamin Motz. Copyright © 2012 by The American Physiological Society.

图 6.3（b）：Copyright © 2016 Depositphotos/Maglyvi.

图 6.4：Copyright © 2012 Depositphotos/Ifong.

图 6.5（a）：Copyright © 2011 Depositphotos/Georgios.

图 6.5（b）：Copyright © 2015 Depositphotos/Rob3000.

图 6.7：Eric Chudler. Copyright © 2011 by Eric H. Chudler.

图 6.8：Copyright © Jurgitta (CC BY-SA 4.0) .

图 6.9：Copyright © Martin Debbane, et al., (CC by 4.0) .

第三部分

应用的整合

读者可能会注意到，以下四章中所使用的一些参考文献是研究者的综述，例如，艾伦·肖勒（Alan Schore）、丹尼尔·西格尔（Daniel Siegel）、路易斯·科佐利诺（Louis Cozolino）、贝塞尔·范·德·科尔克（Bessel van der Kolk）等人。这些作者以有意义的，甚至有时是特立独行的方式汇编了研究文献。然而，他们的贡献是巨大的。在很多时候，他们提供的是对神经生物学（基于实验室）研究的解释，因此，是对现有文献的推论和解释。换句话说，他们的工作代表了对神经生物学研究的反思，几乎都在理论的层面上，很像心理学中的弗洛伊德或贝克。之所以说他们的工作为本书提供了参考，一部分是因为我们不再需要为了提出一个基于神经科学的主张而列举数以百计的文章和研究。读者应该记住，这些引用不仅是为了简化写作，也是为了肯定这些学者的贡献。读者还应该牢记，这些是关于现实的模型，而不是现实本身。当然，在这些应用章节中，我根据多个来访者的案例进行了改编，呈现了一些临床片段。此外，我有意保持了文化歧义，努力在一般的层面上进行整合和应用，为将来基于种族和族群差异的进一步整合创造条件。

>>>

第七章

焦虑与神经科学

· **开篇问题** ·

✧ 当焦虑发生在个人身上时，是什么样子的？

✧ 焦虑症的最佳治疗方法是什么？

✧ 咨询师该如何将神经科学的发现运用到心理咨询中，而不给焦虑的来访者留下说教或强加压力的印象？

> 蒂姆（一）
>
> 蒂姆是一名21岁的男性，他的母亲认为他患有"持续的担心"，为他寻求治疗。蒂姆正在读大学三年级，这种持续的担心已经开始影响蒂姆在大学的学习表现。这也导致他几乎每天都有胃部不适。当被问及他在担心什么时，他会努力找出导致他担心的特定应激源或诱因。他说，看电视或玩电子游戏最能让他从自由漂浮的担心中解脱。不过，他补充说，在广告时间或游戏加载时间，他没法转移注意力，因此这种自由漂浮的焦虑感就会卷土重来。除了这种自由漂浮的焦虑感，蒂姆还描述了他在社交环境中的艰难处境：在这种环境中，尤其是当别人的注意力集中在他身上时，他就感觉自己在被评判。他的母亲说，这种情况似乎是从小学升中学时开始的。蒂姆补充说，他的母亲从始至终都参与了他的心理咨询（也包括许多其他的会谈），尽管他认为这有点"不正常"，但他还是能从母亲那里得到安慰。

文化考量

当从文化的角度考虑焦虑时，需要留意知觉的力量及其对焦虑体验的影响。例如，杜西特和鲁索蒂（Douthit & Russotti，2017）指出，精神神经免疫学（psychoneuroimmunology，PNI）和表观遗传学与那些"生活在边缘"的人的急性和慢性应激源相关。不难想象，基于某些随意的特征而让几代人遭受虐待、剥夺和系统性压迫，会在我们今天的来访者身上留下累积的负面影响。这并不是说生活在边缘的来访者有某些根本性或基础性的缺陷，而是其基因遗传和精神神经免疫学中的一些现实状况由此被凸显了。实际上，这意味着生活在边缘的来访者可能有焦虑的基因易感性，涉及他们的威胁检测系统、神经生物学和所在环境。换句话说，生活在一种自由漂浮的焦虑感中（广泛性焦虑障碍的特征），在某种程度上是生活经验的正常部分，这是主动遗传防御性基因倾向的经验结果（表观遗传学）。最重要的是，来访者在我们面前的个人经历是社会失败而不是个人失败的结果。

简介

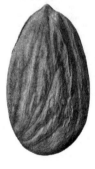

不管对焦虑了解多少，我们都只需要记住杏仁这种小坚果就可以。杏仁核是位于边缘系统中心的结构，其形状和大小都类似于杏仁（图 7.1）。杏仁核不仅在结构上是边缘系统的中心，它也是人类情绪的中心，尤其是焦虑和恐惧。

花一些时间，反思下列问题。

图 7.1　杏仁

1. 你（个人）对焦虑了解多少？

2. 关于焦虑你想了解什么？

3. 我们对焦虑这一领域了解多少？

在教授与本章同名的课程时，我会向全班提出这些问题，并将这些问题分为六个方面来解答：细枝末节的印象、症状、原因、（身体所在）位置或地点、影响和治疗。同学们对于这些分类给出了各式各样的回答，其中一些是非常关键的。表 7.1 对每个类别进行了列举和非正式分析，你可以看看有多少与你的经历重叠。

表 7.1 关于焦虑的民间智慧

细枝末节的印象	症状	原因
这很糟糕	无法集中注意力，高度警觉	转变
人们觉得焦虑通常发生在内向的和低自尊的人身上	想太多，或什么都不想	恐惧：脆弱、失控、成功
人们觉得焦虑的人脆弱、病态	哭泣	过去、现在、未来
焦虑限制了一个人的行动，离群索居	睡眠困扰	一切、任何事、无关紧要的事
一种异常的负面信号	躯体症状：掌心和腋下出汗，肌肉紧绷，心跳加速	期待：社会比较
比"担心"或"恐惧"更被社会接受	回避行为	

位置/地点	影响	治疗
任何地方	社会性的：难以与焦虑的人共同生活或产生爱	教育：这不是一种性格缺陷，而是一种真实的大脑机制
胸部	焦虑引发的行为会产生问题	不用刻意与之抗争
皮肤	焦虑的人会丧失共情能力	自我对话
肩膀	工作：专注、互动	支持来访者
头部	躯体：体重、睡眠、免疫系统、头痛、胸痛、消化问题	"不要太管它"
家里、工作场合、杂货店、关系中、行车时：任何地方、一切地方		停止非适应性行为
		放松技术
		找一些事情做
		次级获益：来访者要如何摆脱它

在阅读上述内容时，你注意到了什么？显然，对于焦虑是什么、它发生在哪里以及该如何应对，学生、咨询师和来访者都从不同的渠道获得并表达了很多不同的信息。

美国国家精神卫生研究所提供的基本信息

焦虑障碍

- 每年，大约有 4000 万 18 岁及以上的美国成年人（占这一人群的 18.1%）患有焦虑障碍。
- 焦虑障碍通常与抑郁障碍或物质滥用共病。
- 大多数患有一种焦虑障碍的来访者也患有另一种焦虑障碍。将近 3/4 的焦虑障碍来访者会在 21.5 岁前出现第一次发作。

对于大脑而言，焦虑是什么……

根据约瑟夫·勒杜（Joseph LeDoux）的观点，焦虑实质上是一种心理状态。勒杜是研究杏仁核在焦虑和恐惧中的作用的顶尖神经科学家。他的观点必然是近年来在其实验室以及全国各地的发现的基础上发展起来的。为了理解大脑中的焦虑，他建议我们首先将焦虑和恐惧区分开，然后将焦虑理解为一种不同于行为和生理反应的心理状态（LeDoux & Pine，2016）。勒杜（LeDoux，2015）以及勒杜和派因（LeDoux & Pine，2016）将恐惧描述为一种因显著或直接的威胁而产生的感受或心理状态。相比之下，焦虑是一种由无定形的、远端的、不确定的威胁而产生的感受或心理状态。这里的心理状态不同于基于大脑的行为和生理反应。勒杜和派因是这样阐述的："我们将监控并回应威胁的大脑回路称为防御回路，将应对威胁的行为称为防御行为，将支持防御行为的外围生理变化称为防御性生理调整"（LeDoux & Pine，2016，p.1084）。

这种区分对治疗是有意义的，本章将对此进行讨论。如图 7.2（彩）所示的边缘系统起着关键作用。

DSM-5 的描述

当我们深入探讨焦虑和广泛性焦虑障碍时，会发现很有趣且重要的信息：对于和焦虑有关的诊断与分类，从 DSM- Ⅳ 到 DSM-5（American Psychiatric Association，2013）发生了重大转变。在 DSM- Ⅳ 中，强迫症被归类为焦虑障碍。而在 DSM-5 中，强迫症和相关疾病（包括躯体变形障碍、囤积症和拔毛症）自成一类。急性应激障碍和创伤后应激障碍曾经也被归类为焦虑障碍，现在它们与反应性依恋障碍、脱抑制性社会参与障碍和适应障碍一起被列为创伤及应激相关障碍。DSM-5 中的焦虑障碍现在包括以下内容。

- 分离焦虑障碍。
- 选择性缄默症。
- 社交焦虑障碍。
- 惊恐障碍。
- 广场恐怖症。
- 广泛性焦虑障碍。

每一种障碍都有特定的症状、持续时间和强度，并且要符合一定的排除标准（例如，一般医疗条件、物质中毒和戒断）。由于 DSM-5 的重新分类，本章将使用焦虑作为一种现象的一般性描述，而不是试图解决鉴别诊断的问题或涵盖每一种焦虑障碍。例如，为了进一步诊断焦虑障碍，个体的恐惧或焦虑必须是"过度的"，这意味着超出了文化常模所期望的程度；必须是"持久的"，意味着需要足够的持续时间做出诊断；必然引发与恐惧或焦虑相关的"行为困扰"。总结起来，就是严重程度、持续时间和行为失调。以下是临床医生识别来访者焦虑的描述性清单，我们从广泛性焦虑障碍的诊断标准开始（见表 7.2）。

A.在至少 6 个月的多数日子里，对于诸多事件或活动（例如，工作或学校成绩），表现出过分的焦虑和担心（焦虑性期待）。

B.个体难以控制这种担心（曾经尝试过）。

C.这种焦虑和担心与下列 6 种症状中的至少 3 种有关：

——坐立不安或感到激动或紧张

——容易疲倦

——注意力难以集中或头脑一片空白

——易激惹

——肌肉紧张

——睡眠障碍（难以入睡或保持睡眠状态，或休息不充分、质量不满意的睡眠）

D.这种症状导致社交、职业或其他重要功能方面的损害。

E.这种障碍不能归因于某种物质的生理效应，或其他躯体疾病。

F.首先排除其他特定的焦虑、应激、情绪障碍。

（此处使用的清单在本质上是启发式的，并不全面。诸如此类的使用在本质上是危险的，因为尽管它们提供了将信息概念化的捷径，但也必然限制了可以提供的信息的范围和深度。因此，读者需要注意仅把它们当作有局限性的学习工具来参考。）

表 7.2　焦虑是什么?

理论	格言	分支	相关主题
精神分析视角	心理病理学是基于历史的	弗洛伊德学派	不求回报的爱或死亡
		阿德勒学派	自卑, 对自我的面对面感知, 源于自我与他人的面对面感知
认知行为视角	心理病理学是基于行为的	认知	源于歪曲的认知
		行为	焦虑是普遍存在的, 回避才是问题的原因
		接纳承诺	元焦虑才是问题
人本-存在主义视角	心理病理学是基于关系的	以人为中心	孤立
		存在主义	生命与死亡
		格式塔	焦虑是被呈现的
建构主义视角	心理病理学是被建构的	叙事、焦点解决	"管理对消除"(Quick, 2013)

焦虑在哪里……在大脑中吗?

　　DSM-5 区分了恐惧与焦虑, 它将恐惧描述为对真实或迫在眉睫的威胁的反应, 而焦虑则是对未来威胁的预期 (American Psychiatric Association, 2013)。这与勒杜 (LeDoux, 2003) 关于两者区别的讨论相呼应:"恐惧被看作对特定且立即出现刺激的反应, 而焦虑则是对可能发生事情的担心" (p.289)。因此, 焦虑可以被认为是一种感知, 导致情绪反应, 这种反应可以从认知和行为上解释, 无论这种行为反应是自动的 (战斗/逃跑/冻结), 自主的 (心率/呼吸), 还是自愿的 (接近/回避)。然而, 这里有一个需要注意的重点:焦虑和恐惧之间的界限并不那么清晰。实际上, 在从压力 (较轻的一端) 到恐惧 (另一端) 的谱系上, 焦虑处于中点。在压力和焦虑、焦虑和恐惧之间有明显的重叠。在大脑中尤其如此。

　　焦虑或担心若演变成障碍, 必须是过度的、持久的、不可控制的;必须有行为指标;而且, 焦虑与恐惧的区分点在于焦虑必须是基于假设的或预期的，而非基于现实（或未来）。理解这一点，对于临床医生、咨询师或其他工作者来说很重要。焦虑既真实，又不真实。焦虑不是关于已经发生了什么或现在正发生什么；它是关于可能发生的事情。若论共情，值得考虑来访者对这种认知－情绪－行为－背景现象的体验：他们的痛苦是真实的，但基于某些非真实的情况（LeDoux & Hofmann，2018）。说它是绝对真实的，对于与焦虑障碍做斗争的个体的亲友来说，这很难以理解，也很难产生同情或共情。亲友更可能试图说服他们摆脱焦虑！当来访者找我们寻求帮助时，往往会对自己焦虑的经历以及获取他人理解的尝试都感到无比受挫与沮丧。

广泛性焦虑障碍

在这部分讨论中，我之所以以广泛性焦虑障碍作为开始及结尾，有几个重要的原因。

1. 广泛性焦虑障碍是发病率最高的或最普遍的焦虑障碍之一。

2. 由于其弥漫性特点（缺乏特定的应激源、目标和环境强化物等），治疗起来极其困难。

3. 它与其他焦虑障碍（如社交焦虑和特定恐怖症）及情绪障碍高度共病。

4. 尽管在前三版 DSM 中，焦虑被归位"残余"障碍，但它的发病率、病程和困扰已经使它能被诊断为一种独立的障碍。与治疗广泛性焦虑障碍病人的医务人员或与他们一起生活的人最能了解这种障碍对于生活有多么大的影响和改变。

5. 勒杜（LeDoux，2003）等人指出，虽然 DSM 和临床工作者都曾试图区分焦虑障碍的类型，但在神经学层面，这些焦虑障碍的类型在一定程度上都有非常相似的机制。

6. 因为篇幅有限——在这一章节不可能涵盖所有的焦虑障碍类型。

7. 最后，通过巴德诺赫（Badenoch，2008）提供的神经心理学的镜头，可以了解到：广泛性焦虑障碍是焦虑的典型症状，她用人际神经生物学来解释焦虑的成因：

——基因易感性；

——神经递质和激素的改变；

——大脑结构和功能缺陷；

——人际关系中断（内在社区）；

——社会网络对神经网络的强化。

这些分类可以描述所有焦虑障碍类型的所有原因，自然也包括应激以及与应激相关的疾病（DSM-5）。霍利·黑兹利特 – 史蒂文斯（Holly Hazlett-Stevens，2008）提供了一个非常有用的分类，用于评估和理解广泛性焦虑障碍。在讨论对焦虑及其相关结构的评估时，她指出了如下几点。

- 担心的严重程度——来访者通常的焦虑程度，无论他的状况是否超出了诊断标准。
- 担心的内容——来访者经常陷入担心的范畴：关系、缺乏信心、对未来没有目标、工作和财务 [参见担心范畴问卷（Worry Domains Questionnaire，WDQ）；如黑兹利特 – 史蒂文斯（Hazlett-Stevens，2008，p.41）引用塔利斯（Tallis）、艾森克（Eysenck）及马修斯（Mathews）在1992 的著作]。

——元担心：来访者担心他的担心的负面影响。

——担心的信念：来访者对自己的担心的潜在获益的看法。

——不确定性的不容受性：广泛性焦虑障碍与来访者难以忍受模棱两可或不确定性之间的关系。

这些对于广泛性焦虑障碍的评估方式有助于确定与广泛性焦虑障碍及日常焦虑严重程度相关的因素。例如，在广泛性焦虑障碍中，担心的严重程度会在低水平的慢性担心和急性担心之间摇摆，前者在日常生活中令人不得安宁，难以集中注意力（Lader，2015）；后者总是在一天中特定的时间围绕着特定的活动（或不活动）展开。这两种不同的担心会引发来访者不同的行为反应。广泛性焦虑障碍的内容，也就是来访者的担心本身，可以是极度个人化的、特定类型的担心，也可以是更常见的漫无边际、自由漂浮的担心；在第一种情况下，来访者可能会漫无边际地描述自己的担心，但在谈及所爱的人、财务、未来或其他方面时，可能会明确一些。

整合

在第一章中，我为咨询师在心理咨询中的工作提供了一个非常简单的框架。每一位与焦虑的来访者工作的咨询师，都必须在一定程度上处理来访者的思维、感受和行为。每位焦虑的来访者都带着自身的遗传组成、生物因素、过往经历和塑造性环境。通过上述社会文化背景，这些因素既塑造着个体，也在被塑造。因此，我在表 7.3 中列出了各种因素，通过这种方式看待焦虑相关的神经关联或类似物（视情况而定）。

即使用最简短的方式呈现，表 7.3 的内容仍然很长、很详尽，但是包含了具体的和概念性的内容，与实践相关。虽然人们倾向于应用思维、感受和行为间关系的某些模型，但为了清晰起见，我把它们作为一个整体来处理，因为很多研究已经证明了它们之间的相互关系以及双侧性质。

表 7.3 焦虑的八个维度

维度	描述	神经关联	举例
思维	思维以闯入性、持久性、广泛性为特点（存在于广泛性焦虑障碍而非特定恐怖症中），无法控制，或只有在付出巨大努力后才能控制	有研究特别关注扣带回系统（包含边缘系统的外环）的作用，它导致了认知僵化，使来访者在非理性恐惧面前无法保持想法的灵活性（Amen，1998）	蒂姆的边缘系统高度活跃，特别是杏仁核，这使他无法围绕或超越焦虑做思考，使他被封锁在关于自身焦虑的焦虑想法上
感受	具有特定性或弥散性，聚焦于未来，以及对恐惧或即将到来的厄运/问题的主观体验	真实和现实的感觉在杏仁核中被激活，作为威胁反应的第一个回路，但它们不会进入前额叶皮质进行更高层次的加工，无法让感受始终处于可控范围	在理性推理过程中，焦虑可以在很大程度上被免疫。但是对蒂姆来说，在不转移注意力的情况下，他通过劝慰自己摆脱焦虑而尽力使自己免于焦虑，以此为他的感受赋予持久的力量
行为	回避，试图通过靠近/回避进行控制；靠近行为，通常涉及控制他人或管理想法，就像为缓解焦虑而进行自我对话	焦虑就像幽灵，当焦虑体验之后伴随着焦虑行为时，焦虑仿佛变得有形了，焦虑感受被证实了，这又给焦虑赋予了力量	蒂姆非常确信，他的焦虑体验预示着威胁，他也据此做出了反应。因此，他也在"开启"状态下关闭了威胁侦查系统
环境（过去和现在）	过去环境中的线索激活了当前的焦虑反应；这是由无法预测性和不确定性决定的；回避模式活化了主观焦虑感受；通过"回避伤害"来管理当前环境	早期环境中的威胁回避提示着危险，通过想象的担心或高度警觉，使危险变得可回避、可控制。这些信息储存在内隐记忆中，通过认知、情绪和行为浮现；大脑中的恐惧反应和回路仍按照早期经历的方式，对于过往储存的恐惧/焦虑的浮现产生感知	过度警觉系统："无论你是否真的看到了威胁，它都无处不在；比起遭受威胁的风险，万无一失的安全才最重要"；蒂姆在早前就习得了对已知和未知的焦虑/恐惧；基于过去经历所产生的恐惧，甚至会在当下存在

续表

维度	描述	神经关联	举例
经历	除了创伤后应激障碍，其他特定经历对于焦虑的强化是没有必要的，除非回避可以同时成为焦虑的"需要"，并作为一种保护因素而存在	考虑一下，脑叶如何连接运动神经元和边缘系统，如何将情绪内容添加进来并影响运动神经元的通电过程，从而对非言语行为和面部表情做出反应	蒂姆的大脑很早就出现了"学习焦虑"，因为他的脑岛将观察到的行为与体验到的情绪联系起来了
生物/遗传	焦虑的基因因素约占30%；导致肌肉紧绷的生理症状，坐立不安，胃部不适	经典条件反射在刺激配对和反应上发挥作用。在这种情况下，自主激活的躯体经验与焦虑的主观体验配对	在这一点上，无论蒂姆在何时出现胃部不适、肌肉紧绷或手心出汗，他都会通过经典条件反射原理自动地产生焦虑反应
社会文化背景	焦虑在女性中双倍出现，并且更容易出现在工业化国家	考虑到女性偏见，焦虑障碍会引发社会偏见，认为焦虑是"女人的事情"	蒂姆的焦虑体验与他的自我批判交织在一起：焦虑，评判焦虑，然后评判自己
关系	焦虑可以是一种孤立的障碍，因为你不能向他人展示你的伤痛。虽然大多数心理健康问题都是如此，但焦虑可能特别难以解释，它引发的压力有时会证明个体痛苦的合理性	与焦虑和广泛性焦虑障碍相关的躯体或自主唤起（例如，出汗、手颤、脸红）会加剧社交不适感，并可能导致社交活动退缩	蒂姆被问了很多次为什么他会焦虑。他害怕这个问题，不仅是因为害怕后续的生活经历无效化，也是因为他的社交退缩，或者试图隐藏他的经历

　　蒂姆有与生俱来的、独一无二的基因密码不由他决定。他的遗传密码包含了承载他性格气质和人格特点的模板，包括了对某些在出生时就伴随着他的思维、感受和行为方式的特定倾向。他出生时所处的早期环境，也并非自主选择的结果；并且，在生命的前20年里，环境因素可能不会有很大变化。虽然环境的具体方面可能会有所变化（例如，地址、养育者和学校等），但也维持着他所处的环境。就是在这样的背景下，他体验着世间种种，而世界

也经由他而变迁。蒂姆可以透过所处环境的镜头看这些经历，而这些经历又被他所处的社会文化背景塑造。接着，这些经历和环境影响着基因表达，有效地开启和关闭某些基因，继续影响随后的基因表达。在这种更宽泛的背景下，蒂姆的思维、感受和行为得以塑造。（在有关整合应用的四章里，每一章都将使用相似的段落结构和内容来引导读者更清楚地理解接下来的内容——冗余是有意为之的，也是有用的。）他的思维、感受和行为受到双向强化，被他的生物特质、环境和经历塑造，他的基因也被基因的表达和经历塑造。例如，他有关环境和特定经历的想法和感受会塑造后续的想法和感受，在很大程度上影响他对环境和经历做出的反应。虽然这六种因素都在更宽泛的文化背景下发挥着作用，但是它们也汇聚起来了，为蒂姆创造了个人的社会文化现实。（在整个过程中，环境的维度有时被分成两部分，有效地构成了八个维度。然而，这更多地用于说明某些维度的时间特性以及它们与其他维度的相互作用。）

基础：有关焦虑的理论

心理动力学 / 精神分析对焦虑的解读

厄洛斯与桑纳托斯：性与死亡，爱与生活。在弗洛伊德的概念中，这是驱动人类行为的两种主要力量。焦虑与性表达和非存在之间的联系更是如此。潜意识过程作为强化性和攻击的基础，是焦虑的根源。允许不可接受的冲动出现将导致极度焦虑，因为这些冲动可能引发评判、羞辱，最终是死亡（见1921 / 2010 年弗洛伊德关于恐惧和焦虑讨论）。我们的社会从这些原始概念出发走了多远？或者说，我们走了多远？焦虑源自躯体、心理、社会层面未被满足的需求。社会永远在突破礼仪的界限，总在面对自我防御机制可被突破到什么程度的问题。由此种种，所产生的紧张便是焦虑。类似第四章，在本节中，我们将通过依恋、意识和记忆的镜头详细探讨焦虑的心理动力学视角。

依恋：这是人类最早年的关系，基于与我们的主要照料者所形成或未形成的关系。这些早期的关系为我们提供了一个环境，让我们得以在性心理发展的五个阶段（厄洛斯部分）处理我们面对生活的紧张情绪。此外，这些最早年、最基本的关系也教会我们：所处的世界是否可以满足我们对爱和生存的需要（桑纳托斯部分）。这种论调最常见于精神分析的客体关系理论家［例如，卡伦·霍妮（Karen Horney）］和依恋理论家（例如，约翰·鲍尔比）的作品。如果个体能够相信自身可以从安全客体那里满足对爱和生存的需要，他就可以获得自由探索环境的机会。然而，当早期的依恋缺失或不稳定时，个体就会产生一种存在性焦虑。这种焦虑包含能量，而这些能量必须以某种形式存在——通常以防御机制的形式出现。

意识：意识或无意识，对于焦虑而言，都是喜忧参半的。如果我们的大脑把所有的任务都归为自动的、无意识的，甚至是自主的过程，并放到意识觉察的前台，那么系统将会很快过载，过热，停止运行，这确实会引发焦虑。同时，无意识的加工过程也会引发焦虑。用心理动力学的术语来说，我们的大脑在不断地记录，而这些隐性（背景中的、意识外的）记录会影响我们在某些情况下保持平静的能力。想象一下，在前一段描述的早年依恋中，隐含地记录了什么？这些关于世界的无意识信息如何影响思维、感受和行为？将这些无意识材料带入前脑，使得边缘系统以外的其他大脑系统也能引发控制，从而调节系统。其中一个解释就与记忆有关。

记忆：无论是在神经科学还是心理动力学层面，记忆（尤其是内隐记忆），都是理解行为的关键现象。思考一下阿尔弗雷德·阿德勒在 1929 / 1964 年对焦虑的理解，人类在婴儿和幼儿期的经历被自卑感浸透着：我们对于所处环境或自身的大多数东西，都无法触及、提升或控制（Neukrug，2018）。除非对这些经历的内隐记忆形成了青春期和成年早期的基础，否则在发展上都是合理的（May，1950/1977）。将自卑感的体验看作事实而非可塑的情绪，这决定了这一发展过程的影响。在阿德勒的作品中，我们看到了认知疗法和建构主义的自我创造方法的伏笔。阿德勒的主要治疗干预措施之一就涉及关于一般经历或特殊事件的早期记忆。来访者或咨询师如何得知某种记忆是相关的？据阿德勒所说，浮现的记忆就是相关的记忆，这仅仅是因为它确实浮现了。通过临床访谈，可以明确记忆的大意，并为对于早期环境中的自卑感的内隐记忆提供线索。

会谈中的精神分析

蒂姆（二）

咨询师：蒂姆，我对你的童年记忆很感兴趣，特别是关系方面的。你能描述一下你和主要照料者的关系吗？比如你的父母？

蒂姆：嗯……小时候，父母对我很关心。我记得爸爸告诉我，在我还是个学步儿在学龄前的时候，他都会在我身边，跟着我，不让我撞到东西，不让我的头受伤。我记得妈妈很情绪化，经常大哭大笑；无论她感觉到了什么，那种感觉都很强烈，并以这样的方式表达出来。我似乎记得他们常说的两句话——"我爱你"和"小心！"。他们总是那么说。

咨询师：我想我明白了。他们清楚地意识到了他们的爱和环境中的危险。你可以回忆一下，第一次经历我们现在所说的焦虑是在什么时候？

蒂姆：我觉得，当我离开父母或不在他们身边时，我就会很焦虑。这里有一个"重大事件"，就是当时我需要在夏令营里度过一周。头几天，我很痛苦，但我坚持留下来了。我永远不会忘记那种感觉！

咨询师：我现在可以从你的脸上看到当时的经历。

蒂姆：是啊，那是一种可怕的感觉。

咨询师：蒂姆，如果让你推测一下，你觉得这种体验与你的早期经历以及目前的焦虑体验有什么关系？

　　蒂姆：我不知道……

　　咨询师：好吧，我想我听到的是，你可能接收和编码了这样的信息——世界是一个不安全的地方，唯一安全的方法是亲近，在身体上亲近。当情绪来临时，它们可以恣意发展。你之前告诉过我，你爸爸不太会表达情感，而你的妈妈非常情绪化，这体现在与感受相关的信息上，即它们要么是回避的（出于不明原因），要么是无所不能的、非常真实的。

　　蒂姆：哇，一点没错。按照这样的解释，我若是不一直焦虑，那才奇怪呢！

蒂姆的焦虑：基于大脑的精神分析解读

　　考虑到生活中几乎没有什么事情是 100% 确定的，所以这种形式的焦虑尤其棘手。这种焦虑有时被称为预期焦虑，它的关键点是等待未来到来，方能得到解脱。由于未来是不可知的，这种焦虑对来访者来说只能是一种持续性的失败，因为他永远无法获得预防焦虑体验所需的先见之明。从人类经验的所有心理动力学观点中可以清楚地看到，早期的关系和早期的环境在塑造个人对世界的体验中扮演着重要角色。那么从精神分析的角度来看，在焦虑之人的大脑中会发生什么呢？

　　学习是获取关于世界的新知识的生物学过程，而记忆是在时间演进的过程中保留和重建这些知识的过程。

　　　　大脑有两种主要的记忆类型：对事实和事件、人、地点和物体的外显（陈述性）记忆，以及用于感知和运动技能的内隐（非陈述性）记忆。外显记忆需要海马和邻近皮质（对人类而言涉及意识觉察）的参与；内隐记忆不需要意识觉察，主要依赖于其他脑部系统，即小脑、纹状体、杏仁核，以及无脊椎动物的简单反射弧。（Kandel，

Dudai，& Mayford，2014，p.163）

内隐记忆：正如我们在坎德尔等人（Kandel，2014）的定义中看到的，内隐记忆就像被遗忘的录像机，吸收意识之外的信息，并塑造着学习。那么，在记忆方面，蒂姆从早期依恋和人际关系中学到了什么呢？这个问题的答案在于从神经－心理动力学的角度治疗蒂姆的焦虑的方法：将内隐记忆（那些在意识之外的记忆）带到意识中，使它们变得清晰。蒂姆的广泛性焦虑障碍一直处于自动驾驶状态。由于他对世界（人际关系、驱力等）的内隐记忆（学习）稳定不变，他的这种广泛性焦虑障碍一直在自动出现，贯穿了生活。这些习得反应（精神分析层面而非行为层面的意义）使他的杏仁核及相关结构与未知的威胁协调一致，这些威胁让他紧张不安，等待着极少真正出现的威胁。

会谈中的精神分析

蒂姆（三）

蒂姆：我该如何把这些关于记忆的信息运用在我和妈妈的关系上，从而摆脱这种焦虑呢？

咨询师：蒂姆，问得好；但是，这样问的话，就像在说所有的焦虑都是不好的，只能根除它，才能重获快乐。虽然在你目前的发展阶段，可以这么想，这么期待，但情况并非总是如此。

蒂姆：我很害怕！

咨询师：其实，我们现在已经找到了健康之路的入口！

蒂姆：啥？

咨询师：我们共同工作的目标之一是发掘这些内隐记忆的根源，以便重新记住它们。例如，你害怕不能消除焦虑反应的经历，这种根植于你内心深处的反应正在告诉我们答案。

蒂姆：为什么？

咨询师：嗯，当你描述你的经历和目标时，我听到逃跑和回避是你生活方向的基础。

蒂姆：听起来是这样的。

咨询师：你认为，这是从哪里来的？在你所处的早期环境中，你对这些事情有什么样的了解呢？

蒂姆：让我想一想……我们谈到我爸爸从来没有真正表现出情感，总是担心我会受伤。我的妈妈……好吧，她总是很情绪化，你也知道，第一次治疗，是她陪我来的。你是说这个意思吗？

咨询师：我认为，这些都是你早期环境的很好的例子（更不用说你现在的环境了，比如你和妈妈的关系），早期环境教会了你逃跑、回避、警觉、情感界限，等等。如果你告诉你的大脑，你所经历的是完全自然的，特别是你的早期环境，那会怎么样呢？那可能不是特别令人满意。即便你已经不在那样的环境中了，但它现在已经演变成你自己的一部分了，也是你生活的一部分。

蒂姆：我看着自己的经历，总觉得哪里不对劲，但我从来没有真正考虑过，我会因为在环境中习得了这些，而变成这样，就像是我的内隐记忆塑造了我的杏仁核，让我随时准备面对威胁。这样理解，我就觉得自己处于现在这样的状态是很自然的事情，也就没那么神秘了。

认知行为疗法对焦虑的解读

与担心相关的一个复杂因素是，担心本身在某种程度上是有害的，必须消除它、避免它、对它变得麻木或以其他方式消除它（Hazlett-Stevens，2008）。广泛性焦虑障碍的一个相关概念是，担心某件事实际上会增加这件事发生的可能性。在这里，我们再次看到了认知－情绪－行为三要素的力量（例如，负性思维与负性情绪——焦虑——相联系，导致生理唤起、行为回避等）。

关于担心类型的另一个考虑包括神奇的担心（magical worry），这与黑兹利特－史蒂文斯（Hazlett-Stevens，2008）的担心信念相似。这恰恰与前面描述的元认知相反。在这种思想中，持续的担心被认为在某种程度上预防或隔离了担心者与所担心的事件。例如，我们可以联想到，有些人在其爱人出远门时，会坚持强调安全旅行的重要性。潜在的信念是，这种担心有助于为人们提供一种安全措施——这基本上是一种迷信。这种类型的担心具有一定的创造性或适应性目的。另一个例子是，担心使人无法忘记重要的事情。比如，为了在面试当天早上及时起床，面试者可能会过度担心自己不能按时起床，结果难以入睡，在面试时昏昏欲睡，焦躁不安。不管出于什么原因，患有过度的、自由漂浮焦虑的来访者通常都有关于自身担心／焦虑的信念，因此在治疗中探索这些信念会很有效。

最后是操作性条件反射对焦虑的理解。与上面描述的焦虑信念相似，行为主义咨询师认为，慢性焦虑是有补偿的。想象一下，一个人从持续的担心中解脱出来片刻，会怎么样？这里有一些问题值得思考，可以提示一些可能性。

● 即使是在很短的时间内，担心减轻之后会发生什么？
● 当一个人的大脑被担心占据时，是什么阻止了他去思考，去感受，去行动？
● 如果一个人已经习惯了慢性焦虑，那么当他不再焦虑时，他会怎么样？

在咨询中，我经常问来访者，他们的大脑是如何反映焦虑的。虽然我在上面提到过这个话题，但这一概念非常重要，需要再次强调。担心和焦虑的体验本身已经够糟糕了，但是对于焦虑的担心（元焦虑），以及这种经历对他们的意义可能会加剧他们的焦虑体验。想象一下，当你和蒂姆在一起工作时，你会发现他过度活跃的交感神经系统持续发出了模糊的警报信息，而他的副交感神经系统却没有起到抑制作用（Grawe，2006）。他把焦虑体验为一种主观的、认知－情感的事件，然后通过联想学习，将它与生理反应联系起来。现在，他的身体适应了这些身体体验：掌心出汗，心跳加速，呼吸急促或深沉，肌肉紧张，等等。这至少有两种影响。第一种是生理体验与主观体验开始相互关联——吃东西时，蒂姆会胃不舒服，导致反胃，就像他的广泛性焦虑障碍一样。然后，他在意识层面会有这样一种体验：焦虑并不存在于生理体验之前。这与第二点有关，对来访者来说，对于担心的担心是一种深刻的体验。不仅是副交感神经系统在没有意识到威胁的情况下发出了警报信息，大脑还在把这些经历解释为自己需要担心的事情。这就形成了一个自我挫败的焦虑循环，即使在咨询中也很难打破。

正念以及聚焦于觉察的认知行为疗法可以处理这种对于担心的担心。这种流派可以在我们经历焦虑时，重新让我们关注注意力。担心和焦虑本身就已经够糟糕了：因为客观的、更高级的加工存在于一个与情绪的反应性加工完全不同的脑回路中，所以它们在很大程度上对当时的理性思维免疫。虽然这种差异确实存在自我保护和存续功能，但是人类的元认知能力也会引起并发症。

会谈中的认知行为疗法

蒂姆（四）

在处理蒂姆的广泛性焦虑障碍时，我们需要更仔细地看待他的体验：他有一种类似于焦虑的情绪体验，或是一种与焦虑相关的生理体验（例如，他感到胃里一阵翻腾，主观上对什么都不担心）。他也可能有这些体验，却没有意识到它们是焦虑。现在，让我们假设他开始思考和感受那种焦虑的感觉。一开始，他可能会试图找出焦虑源："我忘记什么了吗？""是因为出什么事了吗？"当意识到并没有"错误"发生，也没有什么客观的东西与焦虑的体验有关时，他转向了下一个想法或后续的一系列想法："我需要停止担心，因为没有什么是错的；没什么好担心的。"当这些想法并不能阻止焦虑时，下一个想法就会出现："没什么错误，我却无法控制自己不去担心。（这世界或在我身上）一定有什么不对劲！"

现在，让我们来反思一下，这在治疗中会是什么样子：一种"突如其来"的情绪体验（焦虑／担心）。

咨询师：蒂姆，根据你告诉我的，你的焦虑经历大致是这样的——你感觉到了焦虑（在身体上和情绪上）；你认为它与"客观事实"（"我一定在因为某种原因而焦虑"）有关；你不能确定产生焦虑的来源；你试图说服自己不要感到焦虑，但无济于事；你开始意识到你无法"管理"或"控制"焦虑。接下来会发生什么？你在这种情况下感觉如何？你会做什么？

蒂姆：我开始恐慌。我知道我的焦虑毫无理由，但我无法阻止它，这意味着我有问题。

咨询师：然后发生什么了呢？

蒂姆：然后就是焦虑的恶性循环，接着是自我评判。

咨询师：当然，不需要经过很多诸如此类的循环，一个人就可以直接跳到评判回避上，我们稍后会回到这个话题上。焦虑和担心会让来访者的个人体验变得复杂——对所有来访者来说，都是如此，而不仅仅是你。

蒂姆：是啊，感觉真的失控了，这让我感觉更糟！

咨询师：我想花一分钟谈谈当你经历这些的时候，你的大脑发生了什么。当你开始意识到自己的大脑和神经系统在做什么时，你就提高了外化焦虑体验的能力，而不是去评判它。例如，当焦虑出现时，你可能会对自己说，"哦，我那过度激活的杏仁核又发作了，它正告诉我什么都不用担心"。

蒂姆：（笑着／做着鬼脸）所以现在我得把自言自语加到我的问题清单

上了？

　　咨询师：蒂姆，从认知行为的视角来看，你已经在自言自语了。我们只是想让这些陈述更有成效。

　　我们决不能低估这种干预的有效性。协助来访者更有意识地觉察到，他们的大脑和自主神经系统正在告诉他们什么或对他们做什么，这对于治疗焦虑（和其他）障碍至关重要。通过将对话外化，将想法置于一个特定的大脑区域，而不是将它们整合到自我中，从而面对消极的自我对话，是疗愈蒂姆大脑的下一步工作。

蒂姆的焦虑：基于大脑的认知行为解读

　　霍巴特·莫勒（Hobart Mowrer）描述了工具性学习（环境的），这也有助于理解赫布型学习（神经病学的）。

> 　　根据莫勒的观点，焦虑可以激发我们在创伤性事件发生之前提前对它加以处理……因为焦虑的降低带来了缓解或安全感，所以这是工具性行为的一种有力的强化物（由于工具性行为满足了完成某些目标的需要，因此会被任意反应习得）。因此，降低焦虑的反应被习得，并被维持。（LeDoux，1996，p.232）

　　这项研究引发了尼尔·米勒（Neal Miller）的研究（引自LeDoux，1996）。在米勒的研究中，他通过将声音与电击配对，教会小鼠"害怕"蜂鸣器。当小鼠随机跳到笼子的另一端时，蜂鸣器的嗡嗡声和电击暂停。随后，电击终止，但在蜂鸣器仍存在的情况下，小鼠也进行了同样的逃跑或回避行为。我们对学习的了解是，习得是大脑中与行为相关的激发模式，是通过重复和强化获得增强的。

　　马丁·塞利格曼（Martin Seligman，1972）观察到，关闭焦虑动物的回避通路可以使恐惧反应消失。这里的关键点在于，这种反应在动物中比在人类中更有效。在某种程度上，与人类日常生活经历的各种变化相比，这些刺激是随机的，且在某种程度上是无害的，例如：有个人朝我们跳过来，在我们感到震惊的时候闪灯，这种情况就不太可能发生。相比之下，另一种情况反而可能真的会发生：有个人一直开着烤面包机，结果酿成了一场火灾，烧毁了他家厨房。勒杜（LeDoux，1996）也认为，焦虑是一种习得的反应，并强调杏仁核在情绪学习中的作用。

在勒杜的著作中，我们可以看到精神分析疗法和认知行为疗法对焦虑的理解有巨大差异："焦虑是创伤性习得经验的结果。由于创伤性习得涉及（至少部分涉及）恐惧的条件反射，类似的大脑机制可能同时导致人类的病理性焦虑和动物的条件性恐惧"（LeDoux，1996，p.235）。根据苏珊·米内卡（Susan Mineka）关于猴子对蛇与生俱来的恐惧的研究（例如，Mineka，1979），"人类通过观察他人在社会环境中的行为来习得很多东西。有人提出焦虑（尤其是病理性焦虑）有时甚至是通过社会观察而习得的"（LeDoux，1996，p.237）。

让我们再回到蒂姆的案例上，正规的认知行为疗法会与蒂姆探讨他的自我陈述，以揭示他的核心信念如何导致了自由漂浮的焦虑。这种机制有明确而充分的证据。但是从神经科学整合的角度来看，就像上面提到的那样，我们希望蒂姆能够增强意识，增加对大脑和神经系统如何运作的认识。所以，与其关注一个过往的想法，还不如关注一个后续产生的想法。

会谈中的认知行为疗法

蒂姆（五）

咨询师可能会挑衅地问："蒂姆，焦虑带给你的补偿是什么？"也许更

犀利的是："蒂姆，如果以你不再焦虑为代价，你会放弃什么？"这些都是不同类型的治疗性问题，因为他来这里接受咨询的事实似乎会被排除。然而，临床问题（特别是那些从神经意识的临床角度来看的问题）不仅仅是获得答案和收集信息。虽然蒂姆最初可能会质疑这些问题的目的，但这是他认识焦虑的一个良好开端。答案为他思考焦虑的目的铺平了道路，而焦虑的目的可能取决于他对焦虑的看法。例如，他可能会提供以下几类回答。

带着困惑的表情说："没什么！"

"我不知道；这是我所知道的唯一办法！"

"我感到有压力，一定要去解决它，克服它，或者逃离它。"

这一系列反应让我们深入地了解了蒂姆是如何理解自己的，尤其是他的大脑的。首先，更大的治疗图景是为了告诉他：问题都具有目的性。咨询师提出的问题很少可以直接推断出答案，也不仅仅为了满足自己的好奇心。在第二部分，我们看到自我评判、诋毁或诸如此类的对大脑的鞭答只会加剧问题。然而，他坚持这种体验：这揭示了几种可能性。首先，蒂姆在这种焦虑的循环和自我评判中获得了补偿。其次，伴随他焦虑的想法、信念和情感体验使得焦虑的体验更糟糕，而且很有可能导致其他问题和功能失调。在与蒂姆工作时，第一步是要让他明白，焦虑并非都是不好的、必须根除的。大脑中的焦虑和交感神经系统起着至关重要的保护作用，因此钝化或移除它们将会适得其反。此外，他对自身体验的评判几乎无助于改善他的感觉，所以应及时地重新定义他的焦虑体验以及他对焦虑的想法、信念和感受。

咨询师：蒂姆，你过去在焦虑时，有没有试过什么有效的缓解方法？

蒂姆：（嘲笑）不多。分散注意力是有效的，前提是完全分散注意力，但是焦虑还是会回来。我也试过药物，但服用完药物，我感觉昏昏沉沉。我试过放松练习，但这些练习似乎让我更焦虑了。

咨询师：好吧，这就是你感到前路无望的原因。我想邀请你在这周做一些事情，一开始可能有点尴尬。首先，不要试图停止焦虑。

蒂姆：是吗？

咨询师：我知道，我说过可能会觉得尴尬。我也会邀请你觉察感到焦虑的时刻，并以一些方式记下它。

蒂姆：哪些方式？

咨询师：我的一些来访者会随身携带一个记事本。当他们觉察到自己正感到焦虑时，就会在上面做个记号。其他一些来访者会大声说"就是它！"。如果你正在超市排队，那会更尴尬；但如果你独自在家，就还好。

蒂姆：好的，然后呢？

咨询师：就是这样。停止试图不再焦虑的尝试，试着觉察你感到焦虑的时刻（你的大脑"看到"某些东西而焦虑的时刻）。

人本 – 存在主义对焦虑的解读

心理咨询中的人本 – 存在主义流派的一个特征涉及整体观、联结和整合。思考这个问题的一种方式是心流（flow）。心流是米哈伊·契克森米哈伊（Mihaly Csikszentmihalyi，1990）描述的一种体验，在这种体验中，焦虑水平高到足以达到某种程度的唤起水平，而这种水平足以发挥良好的结果，而这种高水平又不至于高到使人的行为表现短路。这是挑战和技能之间的一种平衡。因此，我们可以看到焦虑的双刃剑性质：它提供了机体的唤起水平，激发我们的注意力、意识和聚焦能力；它也可以使我们的系统超载，引发"战斗、逃跑或冻结反应"。这种结果与心流相反，其基本功能是有限的，有时是严重的，其行为表现也是如此。这就是交感神经系统和副交感神经系统之间的互补关系。前者负责唤起身体准备战或逃反应，后者负责使身体恢复平衡。

对于大多数来访者或一般人而言，平衡是一种难以捉摸的（或许是虚幻的）体验，在这种体验中，我们往往感觉自己悬浮于一个极端与另一个极端之间。考虑一下，对来访者而言的常识性治疗方法：对于那些情绪活跃或反应活跃的来访者而言，咨询师可以专注于开发认知聚焦和认知技能。相比之下，对于智力或大脑使用过度的来访者，咨询师可以更多地关注情绪意识和情感激活。这些方法旨在促进对于世界的更加平衡的理解。想想像蒂姆一样焦虑不安、交感神经系统极度活跃或副交感神经系统极度活跃的来访者，可以如何将这样的觉察或理解运用于对他们的心理咨询呢？

这一流派超越了接纳与关系的视角，承认死亡是不可避免的。虽然这听上去不太积极，但是弗兰克尔（Frankl，1959/1984）特别指出，对这一事实的接受，可以成为一种强有力的推动力量：如何发现人生的意义？首先是承认人生是有结尾的，其次是承担责任，采取行动，在有限的人生中创造意义。从这一层面说，蒂姆的焦虑可能触及了一个终极的现实，那就是他持续感受到的、无法命名的威胁感。这种威胁感是一种原始的感觉，即时光短暂，生命终将结束。将这一事实经验与上述心流概念相结合，就是以下治疗性对话的基础。

会谈中的人本 - 存在主义疗法

蒂姆（六）

咨询师：蒂姆，如果可以……我希望和你尝试进行一个思想实验。

蒂姆：好的。

咨询师：到目前为止，你始终认为你的焦虑是消极的，是无论如何都要避免的，对吧？

蒂姆：当然。我讨厌它！

咨询师：好吧，但如果焦虑有一些价值呢？也就是说，这一信息有一定的意义，会是什么？

蒂姆：我无法想象，太不舒服了。

咨询师：我听到，这对你来说很不舒服，甚至到了你愿意做任何事来摆

脱它的地步。

蒂姆：我确实是这么想的。

咨询师：好，很好。让我们想象一下，每一天都是一段通往焦虑的旅程，每一刻都变得越来越紧张。

蒂姆：这种想象很容易。早上，当我醒来时，它（焦虑）就会跳到我身上，建立这种感受。

咨询师：在形成这种强度的焦虑的过程中，你的焦虑有没有向你传递什么信息呢？

蒂姆：信息吗？比如"危险！"？

咨询师：是的，就像那样。还有其他消息吗？

蒂姆：我不知道。这个信息量已经很大了。

咨询师：在危险信息之后的信息是什么呢？

蒂姆：（思考了一会儿）"做点什么吧！"

咨询师：非常有意思！

蒂姆：为什么？

咨询师：如果你的焦虑体验是在呼唤什么行动呢？在之前的治疗中，你提到过，靠看电视或玩电子游戏来分散注意力是有帮助的，但随后，焦虑就会"卷土重来"。

蒂姆：是的。然后呢？

咨询师：看起来你的焦虑确实是在呼唤行动。然而，你所采取的行动只有暂时作用。有没有不一样的时候：你采取了行动，并且产生了积极的结果？

蒂姆：你问起这一点，我确实有点尴尬。因为在你问我之前，我都没想起来。在做体力活，进行一项有明确结果的工作，或者解决问题或学习新东西时，我都感觉很好。过一会儿之后，我就会像是完成了什么一样。

咨询师：所以，听上去似乎在你起床及之后的某段时间内，你的焦虑会达到顶峰，充斥着整个系统，并阻止你采取行动。如果我们能在焦虑达到顶峰之前就意识到，你就能识别出让你感觉富有成效的事情？

蒂姆：（开始有精神了）那太棒了！

蒂姆的焦虑：基于大脑的人本－存在主义解读

在这一点上做简要的回顾，是为了强调这一治疗流派的三个理论如何理解大脑，并将神经科学整合进咨询，共同对蒂姆开展工作。第一个案例是以人为中心疗法。作为人本主义的缩影，以人为中心疗法试图与来访者建立联结：他们在何时身处何地，以及他们是谁。他们试图区分来访者的人格与他的行为来加以对待，让来访者从真正地被接纳中产生共振。这甚至在神经层面传达了咨询师对来访者的认可。镜像神经元系统的本质是运动神经元，研究证明，它通过脑岛与边缘系统建立中性连接（Iacoboni，2009）。这意味着动作（包括被再现的和被观察的）都携带情绪内容；这也意味着蒂姆在神经学上体验的第一件事就是咨询师的无条件接纳，这种接纳或外显或内隐。因为蒂姆总认为在所处环境中存在肉眼不可见的风险，所以他学习的结果便是无法看到事物的原貌。然而，一位与接纳产生共鸣的咨询师会反对这种学习，导致关系不和谐——这对打破蒂姆的焦虑回路来说是一件好事。

这些流派的第二种动力是上述对话中所说的：在存在主义疗法中，自由和责任以及焦虑和意义之间的联系。蒂姆的自由，或者更确切地说，他所感知到的自由，受限于大脑过度活跃的警报系统：交感神经系统的兴奋功能可能被锁定在"开"的位置，而副交感神经系统的抑制功能可能被锁定在"关"的位置。这使得警报信息如潮水般涌入，不受控制，阻止蒂姆采取行动——这恰恰抵消了焦虑的泛化。

第三种动力是整体论的格式塔理念。从心理学的角度看，思维、感受和行为变得整合，也隐喻了蒂姆的大脑不整合。巴德诺赫（Badenoch，2008）所提出的纵向整合，允许个体带着常规体验生活。在这种体验中，中脑（边缘系统）会发送可预测的警报信息，由前脑（前额叶皮质）解读及管理，发送信息用于纠正中脑信息错误或创建解决方案，以备日后之需。在后续的横向整合中，大脑左半球逻辑性的线性思维平衡了右半球创造的格式塔。在蒂姆的例子中，右半球产生的图像是充满危险的，并阻碍了左半球的平衡功能，这在很大程度上是由杏仁核的过度激活引发的。

会谈中的人本－存在主义疗法

蒂姆（七）

那么咨询师如何在咨询中管理这些洞察呢？第一种方法是，在接纳和规范的氛围中，内隐地向蒂姆发出这些信息。这听起来像是神秘主义，但实际上具有科学依据（例如，Iacoboni，2009；Ramachandran，2000）。咨询师的自我规范能力为蒂姆提供了一种神经关系模型，可以被内隐或外显地模仿。这可以在一定程度上解释，为什么许多来访者在接受咨询前已经阅读了大量自助书籍，但获得的帮助和改善寥寥无几。如果没有这种规范的关系（Badenoch，2008），就无法真正实现洞察、觉知以及获得充分的信息，效果将大打折扣。因此，从这个角度（一个在各种理论中都获得了认可的角度）看，排在第一位的干预就是咨询师本人。只有在这种情况下，蒂姆的大脑才能允许自己聆听、学习和体验。

在这种情况下，咨询师可能会使用上述信息，为蒂姆提供一个新的视角来看待他的焦虑。

咨询师：蒂姆，在我们一起工作时，我注意到你的左右大脑半球可能无法有效地与彼此沟通。

蒂姆：（怀疑地看了一眼。）

咨询师：先听我说。你大脑的左半球容纳了大部分的逻辑加工，右半球容纳了情绪觉察和意义。那么，想象一下，就像现在，你和我正处于一种相互交换意见的关系中，如果我们中的一人不说话了，或者另一个大声说话，导致听不见对方的声音，会发生什么？这样的关系不会很健康，是吧？

蒂姆：是的，不会很健康。这就是我的大脑里正在发生的事吗？

咨询师：是的，虽然目前我们的技术还没有发展到可以用扫描仪或血液检测来证明这一点的程度，但是我认为，的确是这样的。让我们暂时假设确实是这样的。

蒂姆：好的。

咨询师：我已经打印了一些卡片，上面写着大脑左右半球可能会告诉我们的信息。你可以看一看。

蒂姆：哇，我的右半球是受控的。

咨询师：看起来的确如此。接下来，我想提出一种方法，可以让你的大脑左右半球彼此交流，听到对方。

蒂姆：（又露出怀疑的神色。）

咨询师：这是一个被称为"角色扮演"的过程，需要摆两把椅子，分别代表你大脑的两边。

蒂姆：（现在看起来很紧张。）

咨询师：（注意到蒂姆脸上的表情）并不是真的要把你的大脑放在椅子上，而是让你坐在其中一把椅子上，代表大脑某半球说话；而我坐在另一把椅子上，代表大脑另一半球。然后，我们会讨论那是什么样的。

另一种方法是让咨询师使用空椅技术帮助来访者理解大脑半球的功能，但比起空椅技术，焦虑的来访者可能会在与咨询师的角色扮演中做出更好的反馈（Harriet Bachner，私人交流，2014.8.25）。

建构主义疗法对焦虑的解读

在建构主义疗法中，对现实的个人建构是一大特征，也是处理焦虑的一个最重要、最基本的考虑，部分原因在于焦虑的主观性质，即没有人能仅仅依靠谈论焦虑就从焦虑中解脱！黑兹利特 – 史蒂文（Hazlett-Stevens，2008）为焦虑的分类提出了一种偶然的建构主义，并以焦点解决流派来更好地理解蒂姆的经历，进而引导到可能的治疗途径：担心的严重程度、担心的内容、元担心、对担心的信念、对不确定性的不耐受。前面已经提到了元担心和对担心的信念，所以在这一部分，我们将更多地关注担心的严重程度。

担心的严重程度：考虑到与蒂姆的工作，我们使用了一种测量法来理解他焦虑的严重程度。虽然这种方法通常用于焦点解决流派，但其实许多咨询师都会运用。最简单的焦虑量表包括一个 1—10 分的量表，其中 1 表示几乎无担心或无焦虑，5 表示中度焦虑，10 表示最严重的、使人衰弱的焦虑。使用量表最重要的就是确保来访者对每个数字所代表的内容有非常清晰的了解。特别是在一开始的时候，这种方法有助于建立一个基线体验。例如，蒂姆最初注意到焦虑令他衰弱可能是在 11 岁时。尽管有些夸张，但是他的回答给了我们两条重要信息。首先，不管客观的衡量标准如何，他的焦虑经历是极度混乱和痛苦的。其次，他目前没有接受药物治疗，否认自助服药（毒品或酒精），坚持定期上学，并否认患有惊恐发作。这些都告诉咨询师，他的焦虑体验可能更接近量表上的 6—8 分。这样的方式有两方面意义：首先，它矫正了咨询师与蒂姆的交流，使他们的语言一致；其次，它把蒂姆的体验正常化了。例如，向蒂姆展示一个内容为病人惊恐发作的剪辑视频，可以帮助他认识到惊恐发作比焦虑更严重，也可以让他意识到，处理焦虑的复杂因素之一是对焦虑本身含义的恐惧或担心（参考班杜拉的研究，本书中引用了班杜拉关于生理唤起和自我效能感之间关系的研究）。

当咨询师与蒂姆这样的来访者工作时，他们会共享焦虑体验。除非广泛性焦虑障碍来访者挣扎于和焦虑的抗争中，否则他们总是习惯于和他人产生冲突，并且忽视自身的焦虑体验，常常以"为什么你不……？"的句子进行反问，从而交流他们对焦虑障碍的理解的缺乏。因此，如果咨询师想要挑战这类来访者的视角，就需要格外谨慎。这就需要我们一并考虑焦虑的严重程度及内容。

会谈中的建构主义疗法

蒂姆（八）

咨询师：蒂姆，你已经发现，你经历了最严重的焦虑，其分值是在 1—10 分，10 分是最严重的。

蒂姆：（紧张地笑着。）

咨询师：没关系。这些分数可以告诉我，你一直以来有多么不舒服，甚至痛苦。

蒂姆：我就说！

咨询师：那么，当你的焦虑自由漂浮，处于中等水平时，当你觉得还好时，分值有多少？

蒂姆：7 分或 8 分吧。

咨询师：这个分数不低。有没有比这更低的分数？是在什么时候，什么情况下发生的呢？

蒂姆：嗯，在玩电子游戏或看电视时，我觉得会下降到 3 分或 4 分，但那是因为我分心了。

咨询师：好的，我们不要太严苛，听起来，你好像找到了减轻焦虑的方法，这是一件好事。还有其他不好的方面吗？

蒂姆：那应该是我没有办法一辈子都这样。

咨询师：为什么不能呢？

蒂姆：嗯，我猜我能，但我不想。

咨询师：好，为什么不想呢？

蒂姆：因为……

咨询师：我听到你说你想从生活中得到更多。对吗？

蒂姆：当然。但这种想法很可怕。

咨询师：的确如此。但你至少找到了两种应对方式。

蒂姆：什么方式？

咨询师：第一，你来了这里。你本可以像很多人一样，选择继续转移自己的注意力。第二，你已经意识到，通过让大脑参与其他任务（转移注意力），你的焦虑会减少一半！你还有哪些事情可以做吗？

蒂姆：你是说，类似于花更多时间看电视，玩电子游戏？

咨询师：如果能通过这两种方法达到你想要的结果，那当然是一个选择。还有其他方法能调动你的大脑吗？

蒂姆的焦虑：基于大脑的建构主义解读

有一名登山者，名叫埃里克·韦恩梅尔（Erik Weihenmayer），确有此人，而非虚构的个案。他的特别之处就在于登上了珠穆朗玛峰。

不仅如此，更特别的是：他是一位盲人，唯一一位攀登上珠穆朗玛峰的盲人。他在没有任何人的帮助下，自己攀登了珠穆朗玛峰。他在攀登过程中，怎么看得见呢？当然了，他依靠的并非眼睛，而是舌头！埃里克穿戴了一种被称为"大脑端口（BrainPort）"的装置（图 7.3），能够帮助他用舌头"看见"东西。

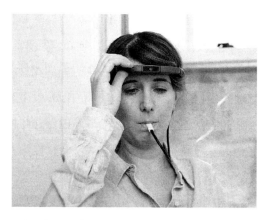

图 7.3　大脑端口　一款可穿戴设备，它可以将摄像头发出的视觉信号传输到舌面，再进一步将信号转化为舌头能感受到的脉冲，从而在大脑中重现图像。几乎没有人认为人类可以用舌头"看"，这反而支持了我们是在用大脑"看"的观点。

大脑端口设备使用绑在用户额头上的摄像机，将视频信号传输到一个包含 300 个电极的电极片上。这些信号通过他的舌头传递，并由他的大脑枕叶加以解读。在一次演示中，埃里克腰上挂了一个装有显示器的包，这样其他人就可以看到他的"视力"了。

分享这个故事的主要目的是强调一个关于视觉的简单而有力的事实：人类主要是用他们的大脑而不是眼睛看东西的。我们的眼睛在视觉中扮演的角色是接收和吸收来自环境的光线。来自环境的光通过角膜传送到视网膜，在视网膜上，信号继续传递到大脑的枕叶进行加工。眼睛作为一种接收的光线设备，它的复杂程度是惊人的，"仅仅"向大脑传递光信号就完成了那么多"任务"。不过，若没有大脑枕叶为光信号赋予意义，眼睛吸收的光线就没有内在意义。而且，这种意义是在经验、习得以及语境的基础上产生的。这种关于视觉如何工作的生理现实可能是最有力的治疗焦虑的隐喻概念，更不用说治疗其他问题了。在与来访者的心理咨询工作中，有很多方面可以运用这种生理现象。此外，建构主义疗法及它们对于建构现实的强调，类似于大脑如何用视觉刺激建构现实。

在治疗中，我可能会给来访者（此处指蒂姆）播放埃里克边用舌头"看"边攀登的视频。我可能会让他们回答，他们认为该视频和焦虑之间有什么联系。他们的回答取决于来访者本人的洞察力、觉知水平和个人动机。事实上，我经常会用这样的问题／任务来确定和评估来访者的洞察力、觉知水平和／或动机。在一般情况下，他们的回应相当具体，比如，"我猜你是想说，如果他能克服失明，我就能克服焦虑？"或"在与焦虑做斗争时，我必须更能意识到自己的其他感官"。这两种回应都不是我分享该视频的目的，但如前所述，它们可以让我了解来访者有怎样的想法，以及他们想到哪里了。我可能也会用这样的方式与蒂姆交流。

会谈中的建构主义

蒂姆（九）

咨询师：蒂姆，我们已经讨论过，你的身体是如何通过焦虑来准备好应对真实的或感知到的威胁的。在没有威胁的情况下，你似乎还是会感知到威胁。这就是我们经常提到的，自由漂浮的焦虑。

蒂姆：是的，没错。

咨询师：我想让你观看一段短视频，然后你可以说说自己的想法。

蒂姆：（看完视频后）哇，太不可思议了！如果他能战胜失明，我肯定也能战胜焦虑。但我仍然不知道该怎么做；而且，看到像他这样的盲人都能爬山，而我只会焦虑时，我感觉很难过。

咨询师：蒂姆，你刚刚透露了一些关于你自己以及你的体验的强烈想法，谢谢你的分享。让我们先来看看你是如何把这种自由漂浮的焦虑体验看得如此痛苦的，然后你又以有这种感受来评判自己，对吧？

蒂姆：是的。

咨询师：这种评判可以让你按你想要的方式去感受，去做你想做的事情吗？

蒂姆：你知道并不能。

咨询师：是的，我知道。但我们多在这里停留一会儿。和埃里克的失明体验类似，你的焦虑体验同样真实。我想让你从视频中看到的是，人类总是用思维来看待事物，而非通过眼睛。无论我们认为用眼睛看到了什么，都是大脑做出的解释。所以，因为大脑的解释不同，"看到的"可能也会有很大的不同。

蒂姆：我想我明白你的意思了。你是说，我的焦虑更多地源于大脑在告诉我环境中存在威胁，但并不一定意味着那些威胁真的存在？

咨询师：没错。

蒂姆：那么，知道了这些，可以让我更好地了解焦虑并非真实存在的吗？

咨询师：就是这样，焦虑是真实存在的，但可能不源于现实。

蒂姆：我觉得你要把我弄糊涂了。你是说我的焦虑是真实的，又不是真实的？

咨询师：快接近我想说的了。你的大脑可以"看到"那些感觉起来非常真实的威胁，但这些威胁可能并不源于外在现实。这也是焦虑会自由漂浮的部分原因：并没有确定存在的"可见"威胁，更多的是，你的大脑认为看到了威胁的感觉。

蒂姆：这说明我疯了吗？

咨询师：虽然你会有这种感觉，但是你当然不是疯了。

蒂姆：我确实是这么感觉的！那该怎么做呢？求助！

咨询师：好，第一步是我们今天已经开始做的：识别视觉刺激和看见（大脑的视觉）之间的区别。再举一个例子，这个瓶子是什么颜色的（举起一个橙色的瓶子）？

蒂姆：这是一个脑筋急转弯吗？

咨询师：不一定。

蒂姆：在这节课之前，我会说"橙色"。现在我不太确定了。

咨询师：我经常听到这个回答。我同意它是橙色的。你怎么知道是橙色的？

蒂姆：我只知道橙色就是这样的。

咨询师：好吧，但你是否曾有过不知道这个颜色是橙色的时候？

蒂姆：当然了，当我还是小孩子的时候。

咨询师：好的，那么是什么改变了你呢？

蒂姆：我妈妈或者有什么人教我了，这种颜色是橙色的。

咨询师：对，我也是。所以，在我们知道这个颜色叫橙色之前，我们并不知道橙色是何意。可以这么说吗？

　　蒂姆：我想我知道你要说什么了。直到我的大脑知道那个特定的颜色意味着"橙色"，它才变成了橙色。

　　咨询师：是的，继续说。

　　蒂姆：这就是说，当我的大脑"看到"了威胁，并让我感到焦虑的时候，那是因为我学会了通过这种方式"看"，从而产生了这种感觉？

　　咨询师：是的。所以……

　　蒂姆：所以，我了解了，我的焦虑是一种功能，是大脑学习了用这种方式"看"世界。那么我该如何修复我的大脑呢？

　　咨询师：这是一个很重要的问题。第一步往往是最重要的一步，因为我们意识到了大脑告诉我们的信息并不总是可靠的。我们建构了自己对现实的看法。对你的焦虑而言，更可行的方法是管理它，而不是消除它。

对蒂姆的总结

　　显然，为了更有效地控制自己的焦虑，蒂姆还有很长的路要走。然而，通过注入神经科学的隐喻和知识，在整个咨询过程中，蒂姆可以采取一种或多种不同的方法来管理他的焦虑。与此同时，他也在学习倾听大脑和症状的声音，并自己决定如何处理这些症状，在相当长的一段时间里，他感觉自己被赋能了。

解释你的大脑

扬和克拉斯克（Young & Craske，2018）描述了生存回路对包括社交焦虑和创伤后应激障碍在内的情绪障碍的影响。图 7.4（彩）标明了涉及恐惧条件反射、情绪障碍和心理治疗的大脑区域。

恐惧条件反射是本节的目标，因为它与焦虑和创伤后应激障碍有关。例如，利塞克等人（Lissek et al.，2014）总结道："将恐惧条件反射过度泛化到类似于恐惧情境的安全经历，可能是广泛性焦虑障碍的心理病理学的重要成因。因为在个体所处环境中增加焦虑线索，会引发并保持与广泛性焦虑障碍相关的焦虑和担心"（p.909）。这项研究的一个启示是，不管广泛性焦虑障碍来访者是否记得，他们都在习得中接受了一种条件化恐惧，并将它扩展到其他情况。这些情况从表面上看可能不会引发恐惧或焦虑。但这加剧了他们的体验，因为试图描述自由浮动的担心会让他们感到"抓狂"。

本章总结

这一章罗列了咨询师在治疗焦虑障碍时可能会遇到的棘手问题。我们似乎都经历过担心和焦虑，那往往是极度短暂的恐慌或痛苦。类似于 DSM-5 这样的工具可以帮助我们量化那些质性体验的范围和持续时间，从而提供一种虽不完美但清晰可见的感知，即焦虑是否已经演变成一种需要治疗的心理障碍。

随着我们在本章中讨论了诸多神经 - 觉知疗法，你可能已经注意到了不同的流派之间也有明显的重叠。在某种意义上，对于焦虑障碍的治疗而言，因它有复杂的症状表现，所以咨询师需要尽可能整合一切可用的资源。在这方面，我们当然也知道，治疗焦虑并没有"最好的方法"。

为了整合针对焦虑的不同心理咨询方式，并加以应用，了解焦虑的神经科学基础大有裨益。咨询师将神经科学融入对焦虑的治疗，并将焦虑视为一种社会的、生物的和现象学的体验。在考虑将神经科学研究应用于心理咨询时，咨询师既可以从字面上加以运用（例如，解释交感神经系统和副交感神经系统在焦虑中的作用），也可以选择将它引申为对咨询原则的隐喻（例如，眼睛的视觉和大脑的知觉）。

随着我们能更好地理解第一章中关于应用整合的部分，很多事情也就会变得有理有据了。首先，基于大脑的心理咨询取向并不像我们想象的设有很高的技术门槛。一些读者在阅读完后，并没有发现可以对大脑进行直接干预的方法——毕竟咨询师并不会使用深部脑刺激（deep brain stimulation，DBS）来改变大脑的模式。另有些读者会感到欣慰，他们可以将神经科学中的诸多知识用于治疗焦虑的来访者，却不用记忆一长串术语和概念。总的来说，很多文献都指出，将神经科学与心理咨询相结合，对心理咨询具有革命性意义，亦是充分可行的下一步。

本章概要

在本章中，我们实现了以下目标。

- 建立焦虑及其治疗的生物学和理论基础。
- 明确本书中涉及的四类治疗方法是如何处理焦虑的。
- 描述这些理论与神经科学发现在治疗焦虑方面是怎么整合的。

参考文献

Adler, A. (1964). *Social interest: A challenge to mankind.* New York, NY: Capricorn Books. (Original work published 1929)

Amen, D. G. (1998). *Change your brain, change your life.* New York, NY: Three Rivers Press.

American Psychiatric Association. (2013*). The diagnostic and statistical manual of mental disorders* (5th ed.). Washington, DC: Author.

Badenoch, B. (2008). *Being a brain-wise therapist.* New York, NY: London.

Csikszentmihalyi, M. (1990). *Flow: The psychology of optimal experience.* New York, NY: Harper & Row.

Douthit, K. Z., & Russotti, J. (2017). Biology of marginality: A neurophysiological exploration of the social and cultural foundations of psychological health. In T. A. Field, L. K. Jones, & L. A. Russell-Chapin (Eds.), *Neurocounseling: Brain-based clinical approaches* (pp. 45–60). Alexandria, VA: American Counseling Association.

Frankl, V. E. (1984). *Man's search for meaning.* New York, NY: Washington Square Press. (Original work published 1959)

Freud, S. (2010). *Beyond the pleasure principle* (C. J. M. Hubback, trans.). London, UK, and Vienna, Austria: International Psycho-Analytical. (Original work published 1922)

Grawe, K. (2006). *Neuropsychotherapy: How the neurosciences inform effective psychocounseling.* New York, NY: Taylor & Francis.

Hazlett-Stevens, H. (2008). *Psychological approaches to generalized anxiety disorder: A clinician's guide to assessment and treatment.* New York, NY: Springer.

Iacoboni, M. (2009). *Mirroring people.* New York, NY: Picador.

Kandel, E. R., Dudai, Y., & Mayford, M. R. (2014). The molecular and systems biology of memory. *Cell, 157*(1), 163–186.

Lader M. (2015) Generalized anxiety disorder. In I. P. Stolerman and L. H. Price (Eds), *Encyclopedia of psychopharmacology* (pp.). Berlin/Heidelberg, Germany: Springer.

LeDoux, J. (1996). *The emotional brain: The mysterious underpinnings of emotional life.* New York, NY: Simon & Schuster.

LeDoux, J. (2003). *Synaptic self: How our brains become who we are.* New York, NY: Penguin Books.

LeDoux, J. E. (2015). *Anxious: Using the brain to understand and treat fear and anxiety.*

New York, NY: Viking.

LeDoux, J. E., & Pine, D. S. (2016). Using neuroscience to help understand fear and anxiety: A two-system framework. *American Journal of Psychiatry*, *173*(11), 1083–1093.

LeDoux, J. E., & Hofmann, S. G. (2018). The subjective experience of emotion: A fearful view. *Current Opinion in Behavioral Sciences*, *19*, 67–72.

Lissek, S., Kaczkurkin, A. N., Rabin, S., Geraci, M., Pine, D. S., & Grillon, C. (2014). Generalized anxiety disorder is associated with overgeneralization of classically conditioned fear. *Biological Psychiatry*, *75*(11), 909–915.

May, R. (1977). *The meaning of anxiety*. New York, NY: Ronald Press. (Original work published 1950)

Mineka, S. (1979). The role of fear in theories of avoidance learning, flooding, and extinction. *Psychological Bulletin*, *86*(5), 985–1010.

National Institute of Mental Health. (n.d.). *Health and education: Statistics*.

Neukrug, E. (2018). *Counseling theory and practice* (2nd Ed.). San Diego, CA: Cognella Academic Publishing.

Quick, E. K. (2013). What is solution focused anxiety management, and how is it different from other approaches? In E. K. Quick (Ed.), *Practical resources for the mental health professional* (pp. 1–18). San Diego, CA: Academic Press.

Ramachandran, V. S. (2000). Mirror neurons and imitation learning as the driving force behind "the great leap forward" in human evolution. *The Third Culture*.

Seligman, M. E. (1972). Learned helplessness. *Annual Review of Medicine*, *23*(1), 407–412.

Tallis, F., Eysenck, M., & Mathews, A. (1992). A questionnaire for the measurement of nonpathological worry. *Personality and Individual Differences*, *13*(2), 161–168.

Young, K. S., & Craske, M. G. (2018). Survival circuits in affective disorders. *Current Opinion in Behavioral Sciences*, *24*, 83–88.

图表版权信息

图 7.1：Copyright © 2013 Depositphotos/Mayakova.

图 7.2：Copyright © BruceBlaus (CC by 3.0).

图 7.3：Copyright © by Wicab, Inc.

图 7.4（a）：Adapted from Katherine S. Young and Michelle G. Craske, *Current Opinion in Behavioral Sciences*, vol. 24, no. 2018, pp. 84. Copyright © 2018 by Elsevier B.V.

图 7.4（b）：Copyright © 2013 Depositphotos/Roman84.

第八章

抑郁与神经科学

· **开篇问题** ·

◇ 当抑郁发生在个人身上时，是什么样子的？

◇ 抑郁症的最佳治疗方法是什么？最重要的是，临床工作者要如何帮助来访者做有益于康复的事？如果来访者不愿意做，该怎么办呢？

◇ 咨询师该如何将神经科学的发现运用到心理咨询中，而不给抑郁的来访者留下说教或强加压力的印象？

唐娜（一）

　　唐娜是一个有重性抑郁发作史的 36 岁女性。她第一次抑郁发作是在 14 岁。在她的家庭医生的转介下，她来到一个社区精神卫生中心门诊寻求治疗。唐娜描述，她感觉未来毫无希望，对做任何事都感到无能为力，几乎每天都有自杀的念头，但否认有具体计划或是自杀意图。她不相信治疗可以帮到她，因为"它从来就没真正起效过"。不过，作为一位单身母亲，在 7 岁的儿子和 11 岁的女儿的要求下（因为她在一个周末和孩子谈了很多关于自杀的话题），她还是回到了治疗中。唐娜描述自己情绪烦躁，没有动力也没有兴趣做任何事，能做的只是"最低限度地"照顾孩子。她每天昏昏沉沉，又焦躁不安。虽然她想着"我知道需要去运动"，但也没有做任何运动。她从中学开始便在与体重做斗争。

文化考量

抑郁症，作为一种人类现象，它本身便是复杂的。当从文化与神经生物学的角度考虑抑郁症时，其复杂程度更甚。首先，心理咨询师必须意识到现有诊断对被忽略的、被边缘化的群体造成的伤害（Sue & Sue，2016）。这一情况在抑郁症中尤甚。如系统性原因导致的抑郁，女性群体中过高比例的抑郁，以及不同文化中有关抑郁症状的口头语，几乎都可以让基于伦理与文化敏感的治疗工作变得非常复杂。DSM-5 表明，失眠与乏力是最普遍报告的抑郁症状。然而"在许多国家，大多数抑郁症案例在基层医疗设置中未能被识别诊断，而且在很多文化中，躯体症状很可能构成了主诉"（American Psychiatric Association，2013，p.166）。在将抑郁症作为一种文化嵌入现象的个人体验以及其他诊断进行研究时，海斯和埃尔福特（Hays & Erford，2018）提出了以下咨询师"须知"。

> 当传统诊断程序无法为非主流的来访者群体提供良好的支持时，心理咨询师需要慎重地考虑处理方式。咨询师需要问自己，是否有正当理由将未曾在非主流群体中验证过的且在历史上曾验证过其有害性的诊断代码运用在他们身上。当第三方付款人只认特定诊断可报销，且没有将文化特定性诊断包括在内时，咨询师需要仔细考虑如何处理这个问题。他们需要找出并使用的诊断策略应是对他们的所有来访者最有益且伤害性最小的。最重要的是，他们需要承担专业责任，去改变那些会伤害到非主流群体来访者的专业实践工作。（p.588）

这段摘录所述亦可用于将神经科学知识融入心理咨询，尤其是对抑郁症的治疗工作。

简介

抑郁症目前是当今世界最常见的精神疾病。每年，大约有 7% 的人口——这意味着在美国约有 1610 万成人，而全球约有 3 亿人——受它折磨（Center for Behavioral Health Statistics and Quality，2016；World Health Organization，2017）。虽然并非歧视，但女性被贴上抑郁症标签的概率是男性的 2 ~ 3 倍（National Institute of Mental Health，2011）。这无疑是一个具有煽动性的发现，很多人已经对 DSM-5 是否反映了性别偏见提出质疑（American Psychiatric Association，2013）。不过，从宏观视角看，患病人数在节节攀升，社会影响不断增大。作为心理咨询师可以看到，它对个体的影响也是毁灭性的。然而，对于这样一种普遍存在的疾病或障碍，心理学、精神病学和咨询领域仍未在治疗方法上达成共识。对于 2019 年的一个抑郁症病人，下面按由弱到强的顺序总结了你的治疗选项。

1. 给朋友打电话。

2. 做一些运动，像瑜伽或是健身操。

3. 帮助他人。

4. 与心理咨询师谈谈。

5. 让全科医生给你开抗抑郁药（抑郁到一定程度，谁还有时间、金钱、精力去谈论它呢？）。

6. 住院。

7. 电击疗法。

8. 上诉某几个选项的结合。

这份清单并没有贬低现有疗法的意思，因为这些方法已经拯救了很多生命，帮助很多人提高了生活质量。这种如此普遍的痛苦对于个体、家庭、社会和经济都造成了严重影响，然而在探索它的治疗方法上，还有很长的路要走。

美国国家精神卫生研究所提供的基本信息

关于重性抑郁障碍有以下基本信息。

- 在美国15—44岁人口中，重性抑郁障碍是致残的主要原因。
- 重性抑郁障碍每年约影响1450万美国成年人，即6.7%的18岁及以上美国人口。
- 虽然重性抑郁障碍可能发生在任何年龄段，但其始发年龄的中位数是32岁。
- 重性抑郁障碍在女性中的患病率高于男性。

对于大脑而言，抑郁是什么……

本章的内容便是对这个重要问题进行详细的探讨。不过，此刻，你对这个问题的直觉是什么？你想到了什么？倾向于行为描述吗？是认知方面吗？或者是情绪方面？社会方面？医学方面？还有，当一个人说"我有抑郁症"或"我抑郁了"时，能得到怎样的典型回应？在当代社会背景下，"我很抑郁"已经成了常用的口头语，其意义广泛，从表示闷闷不乐的口头用语，到表示郁郁寡欢，再到表示"我需要去住院"。这便是咨询师所处的社会文化背景。我们会遇到抑郁一词的各种用法，且当我们使用这个词时，需要判断我们要表达什么意思，来访者又是什么意思。所以，基于上述问题，对你而言，什么是抑郁？你的回应会决定或在极大程度上影响你的治疗方式。最后，就像我在每个关于治疗的章节中会问的，你经历过抑郁吗？是你自己经历过，还是你的所爱之人经历过？

DSM-5 的描述

让我们暂时回到对临床抑郁症的描述，包括重性抑郁发作和重性抑郁障碍。对 DSM-5（American Psychiatric Association，2013）抑郁症诊断标准的简短总结如下所示。

A. 在两周内，出现 5 次或以上心境抑郁，或者丧失兴趣或愉悦感。

1. 心境抑郁，既可以是主观的报告，也可以是他人的观察。

2. 兴趣或愉悦感丧失，在大多数时间里，在大多数场景下。

3. 体重减轻或增加（一个月内变化 5%），食欲减退或增加。

4. 睡眠紊乱——睡眠过多或不足。

5. 精神运动性激越或迟滞，由他人观察所见。

6. 疲劳或精力不足。

7. 感到自己毫无价值，过分的、不适当的内疚感。

8. 注意力减退，犹豫不决。

9. 反复出现死亡的想法，反复出现自杀观念或自杀意图。

B. 这些症状导致显著的社交、职业或其他功能的损害。

C. 这些症状不是某种物质或其他躯体疾病导致的。

当然，还有额外的限定和说明，不过因为本章的目的不是去辨别唐娜的抑郁症诊断，所以让我们就限于以上所列吧。很快，你就会注意到，将抑郁当口头语是多么不恰当，以及这如何剥夺了那些达到诊断标准的病人的权利，比如，"我爱的（电视）节目取消了，特别抑郁"。而患重性抑郁症的个体因为其心境状况、兴趣水平和各种失调的系统，正在工作日、上学日或人际关系中备受煎熬。在我们探讨大脑与抑郁的关系时，请牢记这一点，抛开科学不谈，这里有一个真实存在的人，处于真实的痛苦中。表 8.1 是对本章内容的导览，它有助于确定治疗的最佳概念化是针对一种综合征（在这个例子中是重性抑郁障碍）好，还是根据严重程度来处理症状好。

从理论的角度来看，对于"抑郁症是什么？"这个问题，有各种不同的回答，甚至是在前面介绍的四种治疗流派中。当我们探讨抑郁症在大脑中的定位时，可以思考一下它（可能）的定位会如何影响你对抑郁症是什么的回答。

表 8.1　抑郁是什么？

理论	格言	分支	相关主题
精神分析视角	心理病理学是基于历史的	弗洛伊德学派	忧郁症（melancholia）和丧失
		阿德勒学派	自卑感
认知行为视角	心理病理学是基于行为的	认知	扭曲的思维导致扭曲的情绪以及扭曲的行为
		行为	回避导致对回避行为的强化
		基于正念的改编	情绪是真实的，导致情绪成为现实。
人本-存在主义视角	心理病理学是基于关系的	以人为中心	意味着缺乏让它蓬勃发展的支持性环境
		存在主义	有选择的自由却放弃选择
		格式塔	自我的分裂——口中的自我与行动中的自我的对抗
建构主义视角	心理病理学是被建构的	叙事、焦点解决	自己设定一种充满问题的叙事的结果

抑郁在哪里……在大脑中吗？

当我们准备深入探讨抑郁症这个主题时，另一个需要探讨的点是，抑郁症具体位于大脑内的哪个位置。当你快速瞥一眼 DSM-5 里关于抑郁症的诊断标准时，你注意到了什么？在看这些诊断标准时，要思考大脑内的哪些部分分别控制这些功能，这是我们在这本书中谈论过的。是否有一个叫抑郁症的实体入侵并影响了个体的这些系统和结构？如果有，"抑郁症在哪里？"这个问题的答案就取决于一个人的具体症状吗？这样的话，抑郁症不就是多个脑区损伤或疾病导致的一系列症状的集合吗？这便是一系列症状组成的综合征了吧。或者，抑郁症是不是位于别的地方？它是不是位于一个恰巧与其他脑部区域相连的特定位置，会对那些脑区产生强大的负性影响？换句话说，抑郁症是抑郁症吗？或许，它只是一种为描述一系列使人虚弱的现象而虚构的结构？

　　此外，更普遍的是，抑郁症是否存在于其他地方，例如，在身体中，作为一种社会建构的疾病而存在于社会中，或者存在于另一个特定的地点，如家里、职场或别的地方？在这里问这个问题是为了让我们反思，我们对这个障碍是否有任何潜在的偏见。抑郁症是否位于大脑中？如果是，在哪里？或者，它是一种心理疾病吗？抑郁症是不是由我们的集体幻觉虚构的，是不是为了豁免于个人责任而创造出的借口？还有哪些问题有助于进一步阐述我们对抑郁症的想法？从海兹勒（Hazler，2010）那里复制来的表8.2回答了一个首要问题，可以肯定的是，想要解开抑郁症的奥秘，我们还有很长的路要走。因此，这里再次强调，神经科学并非万能药，这个表展示了我们仍在努力试图理解抑郁症。即使在神经科学家之间，对于抑郁症是什么以及抑郁症位于脑内何处等问题，都难以达成共识。这也给咨询师留了自行解读的空间，将神经科学的研究成果应用到对来访者的工作中，特别是考虑到我们对抑郁症治疗的理解来自关于精神药物效果的逆向工程时——我们知道它们起作用甚于知道它们为何起作用（Sanacora，Treccani，& Popoli，2012）。

表8.2　重性抑郁障碍的临床相关神经生理假设

假设	主要优势	主要劣势
遗传脆弱性	双生子研究的实证表明，重性抑郁障碍有30%～40%的风险源于遗传	没有具体的重性抑郁障碍风险基因或基因-环境的相互作用被明确确定
异常的HPA轴活动	早期或近期的压力作为重性抑郁障碍风险因素的可能解释	以HPA轴为靶点的药物没有一致的抗抑郁疗效

假设	主要优势	主要劣势
单胺缺陷	几乎每一种单胺再摄取抑制剂都有抗抑郁性质	单胺缺陷可能是其他原发性异常导致的继发性下游效应
特定脑区的功能紊乱	对特定脑区的刺激可产生抗抑郁效应	重性抑郁障碍的神经影像文献很少能给出重叠的研究结果
神经毒素和神经营养的过程	在抑郁疾病过程中，脑体积损失的可能解释	没有在人类身上找到具体的神经生物学机制
γ-氨基丁酸能活性的减退	磁共振波谱学和尸检研究的合并证据	以 γ-氨基丁酸系统为靶点的药物没有一致的抗抑郁疗效
谷氨酸系统的调控异常	以谷氨酸系统为靶点的药物的潜在快速且牢固的疗效	因为几乎所有大脑活动都涉及谷氨酸，所以特异性值得怀疑
生理节律受损	对生理节律的操纵（例如，睡眠剥夺）可以有抗抑郁效果	对于生理节律干扰和重性抑郁障碍之间的联系没有分子层面的解释

来源：Adapted from Hazler（2010）.

整合

和上一章一样，我也在本章为咨询师的治疗工作提供了一个很简单的框架，这一次是关于抑郁症的。每一位咨询师在与每一个抑郁症来访者的工作中，都必须在某些程度上处理来访者的思维、感受和行为。当抑郁的来访者开始治疗时，都带着自己的遗传组成、生物因素、过往经历和成长环境。这些因素都在社会文化背景的框架下塑造、被塑造以及正在经历塑造。和之前一样，本章提供了一个表（见表8.3），后面对这个表进行了讨论，概述了通过这些因素来看待抑郁症的方式，它们各自有什么样的观点、相关的神经关联与类比以及案例。

和关于焦虑症的上一章一样，表8.3就算力求简略，也相当长且详细了。但它确实有助于勾勒本章接下来的内容。

表 8.3　抑郁的八个维度

维度	描述	神经关联	例子
关系	孤立感，愧疚感；从与他人的关系中退缩	神经可塑性和脑源性神经营养因子，都与基于关系的抑郁倾向相关联，因而与社会性退缩等症状的加重有关	重要的是了解唐娜的关键人际关系，以及这些人际关系有多大可能导致她面对环境压力做出抑郁反应
思维	难以思考、集中注意力或做决定；思维缺乏弹性，易极端，且负面导向；自杀观念	前额叶皮质和它的资源显得耗竭，导致应对日常生活场景的"加工能力"减退，不太能应对重大人生挑战	唐娜的想法聚焦在她对自己生活的不满中。她的左脑加工模式减弱，比如，逻辑性变差；太自我关注，以至于她的注意力基本是向内投注的
感受	无望感和无助感；兴趣丧失，情绪抑郁；无价值感，负罪感	HPA 轴控制神经内分泌系统（控制神经递质，尤其是 5 – 羟色胺的释放）。HPA 轴失调就无法响应系统的要求	唐娜的情绪体验反映了大脑内 5 – 羟色胺减少，因而无法通过其他脑回路传递信号。这些脑回路管理左脑和右脑的整合，以及许多其他结构和系统
行为	进食和运动发生改变——减少或增加；迟滞，作为疲乏的迹象；自杀尝试	除了反射和自主行为（呼吸、心跳），身体会按大脑的指令行事；抑郁症的无意识反应之一便是为了应对紧迫的威胁而保留资源，导致系统的抑制；缺乏横向整合会使逻辑行为被锁定在意识之外	唐娜经常被劝，当情绪低落时，她应该"去走一走"。然而，如果唐娜有能力去做如此目标导向的行为，她便不会抑郁了。因为即使是过于简单的指令也需要系统资源

续表

维度	描述	神经关联	例子
环境 （过去和现在）	就早期环境塑造希望和效能的意义而言，环境失效了；当前情绪环境由孤立、回避和消极情感构成。 ［负性情感是在DSM-5中经常使用的概念，既可以在抑郁症中作为一种人格特质，也可以用于人格障碍的进一步检查。这意味着"频繁而强烈地体验各种各样的负性情绪（如，焦虑、抑郁、愧疚／羞耻、担心、愤怒），以及相应行为的（如，自伤）和人际的（如，依赖）表现形式"（American Psychiatric Association，2013，p.825）］	孩子从他们的早期环境中利用外显学习和内隐学习来获得有意义的神经网络发展；或者，抑郁的行为可能被他人强化，以致抑郁性学习回路形成；大脑开始通过右脑加工模式，以扭曲的时间定向，再创造其早期环境（对过去的消沉，对未来的无望，都出现于现在）	首先，唐娜的母亲深受焦虑症折磨，且有B类人格障碍的特征（例如，边缘型、表演型、反社会型、自恋型），所以唐娜不能内化自我调控行为；再者，唐娜的大脑已经通过内隐记忆，储存了精神上不适者的"照顾与抚育"；唐娜相信，她的每一种情绪、每一个想法都是对现实世界的真实反映，如此，"这太难了"的想法便对现实将要花费的精力和资源下了判断，结果就是不再费力去做了
经历 ［为了保持这里的论述，我刻意在唐娜这个案例里回避了对创伤的讨论。这是因为从很多方面看，比起当下的问题，创伤更容易让来访者理解（这也是我在关于焦虑的章节里也限制了对创伤的讨论的原因）。虽然创伤扮演了重要角色，但讨论更潜在的经历将使我们专注于理解涉及抑郁症的大脑机制。］	除了创伤经历，任何一个或多个组合在一起的遭遇会（从神经学的角度）塑造一个人对世界的看法。关于自己、他人或世界的看法会被检验为有效或无效	来访者通过两个系统用两个方式记录经历：内隐记忆编码在意识之外发生，而外显记忆编码在意识之内发生；感知是先经由杏仁核评估危险，然后通过前额叶进行逻辑加工	唐娜看起来回忆不起她在得抑郁症之前有任何"大事件"；不过，她可以识别与非事件相关的情绪，且与她无法理解的人相遇；她记得自己渴望获得成年女性的关注，但对此她无法解释

续表

维度	描述	神经关联	例子
生物／遗传	据估计，抑郁症有40%的遗传性；也可能会呈现其他生物学倾向；整体生理健康与抑郁体验相关	基因并非决定性的：基因，就算有，也可能永远不会被表达出来（被开启）。就算被开启，其他开启的基因也可能将其效应抵消掉	基于她母亲的精神健康状况，唐娜无疑可能有抑郁症倾向的基因；加上唐娜的一些生理特点，她的脂肪储存、代谢率及其他看不见的生理因素，可能会使"就去走一走"不那么容易
社会文化背景	既是共同性，也是独特性的标志：种族、民族、性别、家规、能力、规模	隐性和显性的生活规则都会通过赫布定律塑造行为，社会和文化期待会改造行为，那些行为也会增加它们被重复的可能性	作为一位女性（被诊断为抑郁症的可能性是男性的7倍还多），唐娜的社会背景教导了她如下规则："情绪感受是危险的……快跑。""情绪感受便是现实……你感受到的会成真。""这个世界是不安全的……躲起来。"

　　如前所述，也和第七章中的来访者一样，唐娜生来就有自己的基因密码，这完全在她的控制之外。而这些遗传基因中也包括了她的人格与气质的生物学模板。特定的思维、感受和行为倾向随着遗传基因跟着唐娜一起出生了。而且，她也是毫无选择地被生在一个特定的早期环境中。不出意外的话，她很可能会在这样的环境中度过她人生前20年的大多数时光。她所处环境的细节或许可能发生改变（例如，地址、监护者、学校等），不过那仍是她的成长环境。便是在这样的环境背景下，她体验着这世间，而这世间赋予她经历。唐娜将会透过她所处环境的镜头看这些经历，这些经历会进一步被她的社会文化背景塑造。这些经历和环境会影响基因表达，有效地开启或关闭某些基

因，转而影响随后的基因表达。这便是唐娜形成其思维、感受和行为的更广泛的背景。（虽然应用某些模型呈现思维、感受和行为之间的关系很诱人，但基于这部分的主旨，也为了清晰起见，我将它们作为一个整体来讨论。许多研究已经验证了它们的相互关联性和双边性。）她的生物、环境以及经历将会进一步塑造她的思维、感受和行为，并且这些因素会彼此强化。这些也会通过基因表达和经验塑造她的遗传。例如，她对环境和经验的想法和感受将会塑造随后的想法和感受，但也会在很大程度上影响她对环境和那些经历的反应。所以，这六个因素都发生在较大的环境背景之下，但它们也汇聚起来创造出了她个人的社会文化现实。

基础：有关抑郁的理论

当你反思以上问题时，你是否记得，之前提到"抑郁症是什么？"这个问题时，你的反应是什么？在这部分，我们会透过四种主流理论取向的镜头，来探索这个问题。显然，由于篇幅和领域的限制，并非每一种理论都会被呈现出来，被呈现的理论也可能没有获得它们应得到的篇幅或关注。

心理动力学／精神分析对抑郁的解读

以精神分析的视角去概念化抑郁症的方式之一，便是将抑郁症划分成神经症性（"简单型"）抑郁症和精神病性（"严重型"）抑郁症。在前者中，抑郁症多是对丧失需求的预期；在后者中，抑郁症则是对丧失需求满足状态的实际体验［见奥托·费尼切尔（Otto Fenichel，1996）阐述了对抑郁症的性心理发育阶段的讨论］。此外，严重型抑郁症是对客体和环境的自恋性需求没有被满足导致的；缺乏满足感加上系统耗竭导致极度愤怒。而就神经症性抑郁症而言，这种刺激缺乏可能会导致相对温和的愤怒反应的出现。

弗洛伊德（Freud，1922）更多地将抑郁症视为丧失和忧郁症导致的结果——仍是自我满足感丧失导致一系列阻抗机制，将个体封锁起来，使他无法意识到丧失的真实源头，从而难以获得精神宣泄。费尼切尔（Fenichel，1996）将之与丧失自尊或丧失增进自尊的方式（例如，从客体身上获得满足感）联系在一起。最佳的表述如下所示。

> 在抑郁症的现象中，或多或少的自尊丧失是最为显著的。主
> 观公式是，如果自尊丧失的主要原因是外在供应的丧失，那么"我
> 已经失去了所有，如今的世界是空虚的"；如果主要源于内在供应
> 的丧失，那么"我已经失去了所有，因为我不配拥有任何东西"。
> （Fenichel，1996，p.360）

而随后让人难以相信的行为是，抑郁症个体之后会试图指责或讨好他们环境中的原始客体，以求修复他们受损的自尊。这在精神分析取向中可以看到，所有抑郁症都是从"没人爱我"这类念头开始的，这是必然的自恋需求变得强烈的例子之一（Fenichel，1996）。

阿德勒没有获得他应得的赏识，他是衔接心理学理论的整体发展与心理动力学理论的针对性发展的关键人物——在某种意义上，他是典型的新弗洛伊德流派，拥护弗洛伊德的很多理念，又有足够的勇气去质疑，并且最终修改（与彻底否定）弗洛伊德的一些自我参考的命题。同时，阿德勒预言了认知理论，但鲜为人知。斯通（Stone，2002）认为，阿德勒的个体心理学以三个方式解释了抑郁症：（1）作为对自卑情结的表达，尤其是通过器官自卑的方式出现；（2）作为认知扭曲；（3）作为个人小说和人生谎言（生活方式）的逻辑结论。在第一种情况下，人生挑战看起来有太多风险，若是失败了，便确认了所感知到的自卑；在第二种情况下，我们创造关于我们所处环境的信念，导致进一步的孤僻；在第三种情况下，我们为应对失败风险而创造出

的假象，成了驱动行为的教条式信念。

在我们开始整合工作前，我得重申，回顾是必要的。再次回顾抑郁症的标准可能对读者有益。你可能会惊讶地看到现代概念中的抑郁症的行为和体验与百年前的精神分析学者的描述之间的联系。现在，让我们把这些与唐娜放在一起看看。

会谈中的精神分析

唐娜（二）

从精神分析的视角看，唐娜的抑郁体验很有可能源于生命中显著的丧失，导致忧郁症（DSM-5 中用的术语是重性抑郁症）。早期精神分析学者可能会探索唐娜的过去，寻找一个导致了丧失以及后续的抑郁症的特定创伤。较现代的概念也会涉及一系列丧失——真实的或感知到的，无形的或有形的。例如，唐娜否认有过显著创伤的经历，像是挚爱之人的死亡、被人身侵犯、无家可归或其他事件。然而，以下对话使用了阿德勒的方式探索她的早期记忆，揭示了关于丧失的一些不一样的东西。

咨询师：所以，唐娜，随着我们谈话，我有一种感觉，你感到有什么不见了，有什么曾经在的，或者是你希望在的。如果可以，试着回想关于你和家人最早的记忆。那是什么？

唐娜：哦，我不知道……最生动的、反复出现的记忆其实是一些场景，比如，我问妈妈一些事，通常是和情绪有关的，她看起来像是在强撑着应对这些问题，最典型的回应便是"我不知道，宝贝，情绪感受什么的挺吓人的"。（任何咨询师都知道，"我不知道"是很常见的反应。当正念的咨询师经历这种情况时，他们会让来访者使用这句话来"争取时间"，而不是惊慌失措地提出另一个问题，或给出更多的提示来"帮助"来访者。）

咨询师：那么，当你回忆那些场景时，你当下的内心体验是什么？

> 唐娜：挫折和失望！我当时只是个孩子。面对这样的回答，除了也变得害怕情绪，我怎么知道要怎么办？喔，我的天，我之前从来没有真正这样想过！
>
> 咨询师：所以，如果我们从丧失的角度讨论这个问题，我们可能会说丧失的是你从未拥有过的东西。那会是什么呢？
>
> 唐娜：丧失的可能是安全感和情感上的勇气吧。作为一个孩子，我需要知道我的妈妈是可以处理那些让我害怕的东西的，而不是让我感到更加害怕！

唐娜的抑郁：基于大脑的精神分析解读

从精神分析的视角看，抑郁症主要与丧失有关。我们之前讨论过，丧失可能是一种显著的创伤，也可能是一种过程缓慢的、逐渐瓦解人心的丧失。可以说，发展出一种神经精神分析抑郁症的理论是很有诱惑力的——确实存在这种理论——但通过早期依恋的镜头，从横向和水平整合的角度来看抑郁症，更符合本书的宗旨。

用唐娜的话说，她——特别是作为一个孩子——与她父亲的关系是"足够亲近"的，但肯定并不协调（这在之后会进一步探讨）。她与母亲的关系则无法达到协调，虽然她母亲比她父亲更多地待在她身旁，但母亲总是专注于自己的内心世界，很少与女儿建立情感和关系联结。对依恋理论学者而言，也在西格尔（Siegel，2006）的人际神经生物学范式下，印刻在唐娜脑海里的是松散的关系联结和情绪的调控异常。甚至是在她能说话前，也肯定在她可以流畅地表达其体验前，这种不协调的关系范式便被印刻在她大脑内。巴德诺赫（Badenoch，2008）从神经–关系–依恋的视角很好地进行了描述。

斯蒂芬·波格斯（Stephen Porges，2001，2007）创造了神经感受（neuroception）这个词，用来谈论我们的神经生物学如何让我们先天装备了对安全、危险和生命威胁的探测器。当信息进入觉察时，负责制定意义的杏仁核和相关回路会进行关于安全的初期评估。这是在意识水平之下进行的，并且会立即触发多个神经生理适应性反应。如果有关于安全的神经感受，那么就是第十对脑神经的有髓分支——腹侧迷走神经——会抑制交感神经系统的"战或逃"反应，并且允许社会交往／安全型依恋展开。有趣的是，这一迷走神经的有髓分支从脑干一路延伸到心脏，参与对面部表情的感知、对嗓音的感知以及理解性倾听的能力，这些是建立牢固依恋的基石（p.60）。

应用到实际治疗中，这意味着唐娜很可能在童年时便从环境中获取了不安全或至少是不明确的安全信息，将它们编码到大脑中，并且有效地抑制了她的自我调节反应的发展。因此，她的杏仁核运行着的是她的自我厌恶感，以及涉及依恋、人际关系和亲密关系的关系威胁感。所以，她的想法和感受有效地创造了一个封闭的情绪系统，阻隔了健康的信息、情绪和关系经历的摄入，也同时阻隔了有害情绪和关系经历的释放。这样的结果是，从右脑模式加工到左脑模式加工的异常和崩溃，以及大脑皮质、边缘系统和脑干的异常和崩溃。对唐娜来说，在本质上，情感和关系等于威胁，而大脑皮质和左脑挣扎着试图操控这个威胁。

会谈中的精神分析

唐娜（三）

与唐娜的治疗工作有许多种方式，与其在这里提供关于其中一种方式的访谈对话，不如根据之前的讨论，提供对部分治疗过程的一段简要描述。在本质上，咨询师对唐娜的作用类似于一种情感上的和关系上的替代品。目的在于让唐娜（和她的大脑）从咨询师那里获得对情感和关系的调控，久而久之，唐娜的大脑慢慢可以开始以整合的方式重组。在实践操作上，唐娜会根据自己不健康的关系模式描述她的感受或对待咨询师，而咨询师的反应则会与唐娜过去的原始客体的反应截然不同，唐娜和她的大脑便会体验到不协调感。在此节点，唐娜便需要选择是后退（脱离治疗并自我关闭），还是体验这份变化。这将迫使她的大脑对这些情绪和关系的新数据做些什么。随着时间的推移，她的大脑开始重新整合，她也开始汇报症状的缓解。

认知行为疗法对抑郁的解读

"行为至关重要！"行为很重要，而最重要的是，跨越行为主义的流派，所有精神障碍都是根据人的行为来定义的。因此，抑郁症在行为主义看来是行为抑制（Wolpe，1973）。在行为学派中，认知过程涉及不准确的、幻想性的想法导致的无益的、非建设性的行为。然而行为学派已经发生了很大程度的演变，所以让我们花些时间更深入地看看它的组成部分。

行为：在经典行为主义中，行为有多个用途。而在抑郁症中，或者就行为抑制而言，这个现象是会自我强化的，无论是从经典行为主义的立场（前因和后果），还是从操作性行为主义的立场（配对的刺激和反应）。简而言之，抑郁症的行为（或者说缺少的行为）导致个体直接或间接地付出了代价。有趣的是，这个观点与阿德勒对抑郁症的概念相呼应。

认知：抑郁的思维，那些贫乏的、固定的或刻板的以及犯逻辑错误的思维，会导致行为上和心理上的代价（"我是一个受害者，不能指望我做任何其他事"），继而导致抑郁的行为。个体是通过他们的认知来创造他们的世界的，行为紧随在认知之后，所以错误的思维导致错误的行为。贝克（Beck，1995）的认知三联征描述了个体对自我、对世界、对未来的负性观念。

情感：这个层面映射了正念和建构主义对现今认知行为主义的影响。当来访者有某种情感体验（例如，无价值感或无望感），且将自己依附于那种情绪体验，相信那便是现实时，他们就抑郁了。当思维和感受被当成实在存在的现实时，它们对后续的思考、感受和行为发挥出了负性控制。相反，如果情绪被视为瞬间的、有时效性的（这种感受只是短暂地出现在此），那么它们对个体能发挥的控制便少了。

会谈中的行为主义

唐娜（四）

从严格的行为主义视角看，唐娜的想法和感受反而比随之而来的行为相关性小。因此，咨询师会强调帮助唐娜清醒地意识到她进行抑郁症相关行为时获得的奖励。唐娜的环境里有某些事物在强化她的抑郁行为（行为抑制）。而咨询师的工作是让这些进入唐娜的意识，同时也警惕不要因唐娜的体验去责备她。

咨询师：唐娜，在抑郁的时候，你会做什么？

唐娜：我会睡很多觉。我会吃很多零食。我会待在家里看电视。

咨询师：如果将那些行为归纳到一个行为类别中，会是什么类别？

唐娜：呃，不好的东西？

咨询师：好吧，不要去评价它，让我们仅仅定义它。借着睡觉、吃零食、待在家里、看电视，你是在做什么？

唐娜：好吧，我猜我是在逃避。

咨询师：逃避什么？

唐娜：你的意思是，比如，我的生活？

咨询师：如果这是你的意思，我想是适用的。那是怎么发挥作用的？

唐娜：那不管用！我超重了，身材走样，还很抑郁。

咨询师：好吧。让我们假设这是有用的，它的作用是什么？

唐娜：我不知道你的意思是什么？

咨询师：你说那一系列行为是回避行为。它们在帮助你回避某些事物吗？

唐娜：回避什么？

咨询师：这就是我希望你能告诉我的。

唐娜：根据我们的共同工作，我得说我回避的是我的感受。

咨询师：那些行为有没有帮助你回避你的感受？

唐娜：没有。

咨询师：你确定？在我看来，你很有效率呀。

唐娜：好吧，我猜我能看到它用在哪里了。

咨询师：所以有什么理由让你放弃去做有用的事呢？除非你决定改变目标，不再回避，而是转向其他事。

唐娜：哦，好吧，我想我明白了。但什么是更好的目标呢？

咨询师：让我们谈谈吧……

唐娜的抑郁：基于大脑的认知行为解读

话说"人如其行"，而且脑基础、行为、赫布理论也在很大程度上验证了这一观点。但这里有一个重要的警告，如果将来访者视为其行为的总和，那将是违背绝大多数关于治疗关系的研究结果的。不过，从神经学视角，这里有一个不证自明之理——如果你总是做你总做的事，那么你将会得到你总是得到的东西。唐娜已经将她的大脑训练得能对特定刺激做出特定反应了。例如，当她感知到威胁时，她便会将自己抽离，在情绪上、关系上、行为上及认知上。她的抽离行为催生了她认为的安全感、保障感，甚至是舒适感，即使那些反应并不让人感到充实或满足。对此时的唐娜来说，回避感知到的威胁获得的奖励或补偿胜过任何趋向行为所能获得的潜在的（因而可以说是缥缈的）奖励。久而久之，她的大脑修剪掉了趋向型回路，而加强了回避行为，因而这些行为变得自动化，甚至在某种意义上自主化。然而，将她带进治疗的原因是，那些回避行为对大多数人来说是无法长期维持的，至少不是没有负性后果的。

上述关于关系的讨论间接提及了威廉·格拉瑟（Glasser，1965）的一个关键性贡献。在他的现实疗法中，他提出了一些大胆的主张，尤其是与行为主义有关的。（需要指出的是，关于现实疗法和选择理论，不同治疗阵营之间存在着地盘之争。行为主义阵营和建构主义阵营都声称这些是它们的。本书将它放在行为疗法中，这在很大程度上是因为该模型有助于为更偏历史性的

行为主义意识形态与更偏关系的疗法建立联系。）在开始谈论作为人类，我的基本需求时，他写到，

> （我们）必定要与他人往来……他人的一个本质特征是：他必定要与现实自我接触，并且能够满足自己在这世上的需求。（Glasser，1965，p.7）

作为他的 10 个治疗公理之一，格拉瑟在别处补充到，所有持久的精神病理都是关系性的（Neukrug，2018）。这便是不能简单地只给唐娜以及大多数来访者一个认知行为工作表和作业的部分原因：治疗工作给人们提供了一个从神经学上调整他们行为的环境。

施瓦茨和贝格利（Schwartz & Begley，2002）在对强迫症病人的研究中讨论了治愈大脑的心智之力，也讨论到蒂斯代尔（Teasdale）对正念和抑郁症的并行工作（引导了他之后基于正念的认知疗法的发展；Teasdale et al.，2000）。在以下讨论中，我们会看到，关于建构主义疗法和正念疗法——将注意力和心理能量导向内在体验——已经在多个理论疗法中得到发展。蒂斯代尔一边将抑郁症状的正念体验与治疗中"缺乏正念的情绪"（我称之为病理性叙事）相提并论，一边又将它与"概念化"或无休止地思索自己的抑郁相提并论。无论是哪种，都没有让来访者以有益的方式与他们抑郁的主观体验进行交流。相比之下，以正念为基础的认知疗法引导来访者"将（他们的）想法和感受作为短暂的、漂流而过的'心理事件'，而非将它们作为对现实的准确映射。与其将消极想法和感受作为'这就是我'进行反应，不如将它们视为'可以被考虑和检验的心理事件'"（Schwartz & Begley，2002，p.248）。

在这些正念疗法中，心灵在告诉大脑要如何思考，如何行动。脑干内的活动要听中脑（边缘系统）和前额叶皮质发号施令——在中脑的指令下对威胁做出反应，在前额叶皮质的指令下进行协调和逻辑性反应。正念疗法为这些系统带来平衡，允许边缘系统在最初鸣响警钟，但不做出行为反应，而

是让警钟经受观察，直到前额叶皮质可以对这个信号进行思考。这给系统争取了时间，使它准备做出非回避性的反应。让我们看看这在治疗中怎么发挥作用。

会谈中的行为主义

唐娜（五）

　　首先是行为主义者，其次才是正念行为主义者，初始的步骤是处理唐娜的行为。"当你感到抑郁时，你的身体会做什么？"这可以作为给唐娜的第一个问题。这给唐娜的信息是，首先，她可以开始客观（正念）地观察抑郁的主观体验，然后，抑郁是行动——她需要能够处理那些行为。她可能观察到的第一个行为实际上是一个念头（这也是一个行为）："噢，我抑郁了！"她的第二个行为是停止她在进行的任何行为，然后坐下来。思维反刍的行为很快会随之而来。用蒂斯代尔的语言，唐娜在机械地情绪强烈和试图劝自己脱离抑郁之间来回摇摆，但两者都被证实无效。在这些时刻，唐娜的海马和杏仁核共谋着指导她的行为抑制，回忆那些验证她的抑郁情绪的事件，然后更加抑制行为。正念，神经觉察行为疗法，会指引她专注于此神经过程和伴随而来的行为，显示她的大脑是怎样破坏她的行为的。

人本 – 存在主义对抑郁的解读

　　以人为本、以来访者为中心的罗杰斯式疗法的基本原理是，治疗工作创造了一个促进来访者的内在成长的环境。人本 – 存在主义观点里对抑郁症的假设涉及一个信念：人类是生来知道如何成长的，但是在缺乏共情、真诚和无条件积极关注等由罗杰斯（Rogers，1961）提出的核心条件的情况下，经历和环境能使人的成长本能失效。因为这个缺乏营养的环境，个体失去了他们天生的成长倾向，因而停止成长。这样一来，一个可预计结果就是抑郁症。这是有理可循的，在目的论（聚焦于未来）的观点里，抑郁症来访者不再能看到未来的希望，且卡在现在的思维中，认为最好的时光都在过去。这便与存在主义流派有了概念性联系。

存在性：意义、目的和现象学。这些词反映了存在主义视角对抑郁症的理解，虽然只点出了其中的一部分。作为一个个人现象，抑郁症束缚了个人超越自身（超长时间或高度集中地、耗尽心力地专注于自己），而专注于意义与目的的能力。他们对所处世界的个人体验（现象学）是一种无方向、无动机的行动（或者更贴切的说法是：不作为）。连时间都静止了，流逝得缓慢异常（Ghaemi，2007）。对创造意义的个人责任的拒绝，导致他们对这个世界的主观体验是，一个缺乏意义的地方，因而不再在意个人责任。于是，在格式塔疗法对抑郁症的概念化中，他们是支离破碎的。

体验性：弗里茨·珀尔斯和他的格式塔疗法将抑郁症视为对内在的愤怒。作为众多后弗洛伊德主义者之一，他专门写过"神经官能症"，但他在格式塔疗法的接班人对抑郁症有过类似的讨论。与罗杰斯的著作所共鸣的是，来访者有未满足的需求，致使他的自我感断裂，随之而来的便是不作为或自我攻击行为。写到"神经官能症"时，珀尔斯（Perls，1976）将抑郁症现象总结为"被过去和过时的行为方式束缚，对现在的模糊不清是因为他（来访者）只能透过一块黑色玻璃看当下，对未来感到煎熬是因为他对当下失去了掌控"（p.44）。我们看到，脱节的时间定向导致了脱节的自我感和行为。

会谈中的人本–存在主义疗法

唐娜（六）

就像在很多理论和疗法中，专业术语可能会让来访者望而却步，这组理论也是如此。持该理论取向的咨询师需要向来访者阐明那些语言，将人本主义的成分描述为人类潜力，将存在主义解释为存在的意义。合在一起便是，在治疗性关系的背景下，咨询师会帮助唐娜发挥自身的潜力，用于发现和创造她人生的意义。格式塔咨询师会通过来访者此刻的体验，将这份意识带进会谈：并非让唐娜自己讲述她的抑郁症，而是希望她演示她是如何对这些症状做出反应的。

咨询师：（从罗杰斯模式开始）唐娜，我注意到当你谈及你的症状时，你说得好像它们就是你的全部，好像你就是你的抑郁症（然后静静等待对方的回应）。

唐娜：感觉就是这样的，所有的一切就是抑郁症，就像我们之前讨论过的，我的症状和试图逃避症状。

咨询师：所以，你的意思是，抑郁症已经占据了你的大部分生活。

唐娜：是的。我想这也是其他所有人看到的，一个行走的抑郁症。

咨询师：（反映其意思）所以你剩下的全部都"喂给"抑郁症了——唐娜已经被抑郁症取代了。

唐娜：（哭泣）我感觉就是这样的。

咨询师：在我们的关系中，我首先看到的你是一个人，一个在与一些思维、感受和行为抗争的人。对于这一点，你有什么感觉？

唐娜：我知道你的工作便是如此，不过，我希望相信你眼里的我与我所看到的自己是不同的。

咨询师：如果让你首先看到你是你，然后看到的才是带着抑郁的思维、感受和行为的你，那会怎样？

唐娜：那会很不一样。我想会感觉很不一样，会好些吧……

咨询师：（转换到体验模式）所以，唐娜，我们已经花了一些时间谈论你的感受。接下来，你可不可以展示一下你在（你身体的）哪里体验着那些感受？

唐娜：（不适地在座位上扭动）我不确定你是什么意思。

咨询师：如果你身体的一个位置，比如你的手、肚子或头感觉得到你的症状，那么会在哪里？

　　唐娜：你的意思是，就像我感觉胃里翻腾似的？

　　咨询师：这是一个好例子。还有其他的吗？

　　唐娜：哦，我的腿有很沉重的感觉，我额头上的青筋开始跳了。

　　咨询师：在识别你能在什么时候、什么位置体验到抑郁症时，你有一个机会去观察在语言和行动之间的脱节。

唐娜的抑郁：基于大脑的人本－存在主义解读

　　基于大脑的人本主义疗法的最主要、最基本特征是，糟糕的关系会抑制大脑发展或者破坏大脑健康，而健康的关系会促进大脑的韧性和有效运作。这个疗法的首要目标是创造一段治愈性关系，在这段关系背景下，咨询师的健康大脑给来访者提供了一个健康的模板。治疗中的第一步是识别来访者的大脑会对咨询师造成什么影响（通过镜像神经元），然后聚焦于咨询师的大脑对来访者的影响（同样通过镜像神经元）。

　　上述的第一种情况，咨询师必须理解，不渎职之所以是任何助人专业的核心道德准则，是因为我们有能力造成伤害。我们伤害唐娜的方式之一是无意识地允许她的行为和情感触动咨询师的镜像神经元，导致咨询师走向崩溃。除了咨询中清晰的角色和力量的不均衡，来访者亦有影响咨询师的显著力量。镜像神经元研究表明，我们的大脑对他人行为的反应犹如我们自己在进行那些行为一般。这对共情有着潜在意义（Iacoboni，2009），尤其是当咨询师还没有适应这种影响时。唐娜并不像她自己想的那般无能为力，而且当咨询师对此视而不见时，唐娜的影响只会增强。

　　对于第二种情况，咨询师对唐娜的影响甚至早于她公开说或做任何事。我们对大脑内隐的社会加工的理解不断加深，有助于咨询师意识到自己对来访者言语和行为的微妙反应，以及他们自己的微妙信号是如何被来访者接收和编码的，而这些有时会导致关系破裂。大多数读者会记得，他们有过无法

"触动"另一个人的时候。可能不明显，但就是有什么在那里，而你无法把你的手指放上去触动他。其中一些经历可以用我们内隐的、无意识的反应来解释；像唐娜这样的来访者定然能觉察暗含拒绝之意的微妙暗示。同时，咨询师也可以利用这种力量，首先关注唐娜的能量而不吸收它（告诉她的大脑不要反应），然后向她发送接受性的、接纳性的回应。这给她造成了不和谐感，甚至是在神经层面上，并且可以在治疗过程中被公开化。

会谈中的人本－存在主义疗法

唐娜（七）

在治疗中，唐娜投射了一种抑郁的情感、举止和行为。咨询师最初的神经反应便是镜像地反映这种能量（以及有时候，通过表面平静的方式矫枉过正，呈现出不真诚的样子，给来访者的信息便是像其他人一般虚伪，即使其初衷是好的）。换作一位正念的咨询师，他可以折射那些暗含的信息，并投射自己大脑调节后的信息给唐娜。这让咨询师的力量可以为唐娜创建一个神经地图，甚至是下意识地，远远超出咨询师使用的言语。若唐娜继续投射一种以抑郁为中心的能量或是神经地图，咨询师则以经过调节的反应与之制衡。这是非常强大的，尤其是考虑到唐娜生活里的大多数人都是继续以拒绝她的体验或者矫枉过正的平静（就像一些孩子对他们患抑郁症的父母所做的那样）来回应她的。咨询师的回应之所以有力，部分原因在于这并非一种反应，而是一种自我衍生的、平衡的自我投射，为一种健康的、以大脑为基础的关系设定了期望。

建构主义疗法对抑郁的解读

当你与正在经历抑郁的人谈话时，从他们说话的方式中，你注意到了什么？在绝大多数情况下出现的，是语言中的无望、无助和绝望。如果现实是建构的（个人的及／或社会的），而且现实是通过语言构成的，那么关于他的现实，来访者的语言告诉你了什么？建构主义取向的治疗试图通过来访者的语言来理解来访者的抑郁体验，因为他们的语言创造且维持着他们的抑郁。问题饱和语言保持着无助、无望的导向，使他们陷入自己创造的现实。这种疗法具有固有的滑坡效应，因为如果执行不当，来访者可能会感到被误解、被评判和被贬低（就像"责怪受害者"）。然而，当配合着共情与同情之心运用此疗法时，来访者会允许自己被挑战，即除了他人、世界或是命运给他们带来的痛苦之外，他们自己如何促成了当下的境遇。

焦点解决疗法：焦点解决疗法是建构主义哲学的自然衍生，它让建构主义对抑郁症的理解变得可操作。焦点解决疗法可以从处理有问题的语言运用开始，例如，"我抑郁了"的部分原因是"抑郁"一词的模糊性和无止境的无助感（O'Connell，2012）。咨询师需要更清晰地理解来访者的抑郁体验对他们来说具体是什么。咨询师会指导来访者描述具体行为，他们可控制的那些行为。再次强调，现实是通过语言建构而成的，对于抑郁症的来访者来说，建构的现实是不明确的，因而难以获得改善。这个取向的价值之一便是它对抑郁症的概念化。焦点解决疗法将抑郁症概念化为狭义的消极语言，而不是更广泛的、以力量为导向的语言。与焦点解决疗法相似，但不同的是，叙事疗法试图将来访者的抑郁作为一个外在的现实加以理解，因此与个人是相分离的。

当你与一个被诊断为抑郁症的来访者工作时，你要如何进行治疗？你是否会将抑郁症作为一种综合征，就像那是一个真实存在的事物而非社会建构的疾病？或者，你是否会要求来访者把他们的症状按优先顺序排列，并确定他们想从哪里开始治疗（睡眠、胃口、体重、精力等）？通常，来访者来接受治疗的原因是想"感觉好些"，或者至少是有所改变。一位咨询师要如何帮助来访者"感觉好些"呢？通过治疗"抑郁症"或是那些症状吗？无论回答是什么，这些问题都很重要，因为它们挑战了咨询师对现实如何被建构的看法，并有助于咨询师认识自己的视角，以免盲目地将它强加给来访者。

会谈中的建构主义疗法

唐娜（八）

现实是建构的，并且这种建构是通过语言来建构的。我们的字句创造了我们的现实。这是建构主义疗法的特征。这句话的意思是，我使用的语言体现了我为自己创造的现实，关于世界、关于他人以及关于自己。建构主义取向的咨询师会探索唐娜所使用的语言，以便理解她的世界观、她对自己生活的描述。那些充满困境的故事构成了一种抑郁性的叙事。建构主义咨询师会倾听这些故事，但不会像叙事疗法那样淡化她的经历。

咨询师：通过我们一起做的工作，你了解到，我们通过诉说自己的故事去建构我们的现实。更多地了解这些故事的方式之一，是给我们的人生"篇章"加上标题。

唐娜：好吧。

咨询师：对你现在所处的人生"篇章"，你会给出什么样的标题呢？尽可能多一些创意。

唐娜："我抑郁了"？

咨询师：很好。继续头脑风暴，我会适时地加入，来帮你找到一个合适的标题。想想我们在治疗中谈论过的一些内容。

唐娜："流沙中的生活"？"我倒下了且无法站起来"（这里没有问号）。

咨询师：好的。说出后者时，你的面部和身体有了些变化。发生了什么？

唐娜：嗯，其他的看起来都很无力，不过在这一点上，虽然仍然不好，但感觉可能还有什么是我可以做的，可以帮我自己的。

咨询师：听起来，比你平时说话的方式更有力量。如果那是这一篇章目前的标题，你希望这个标题变成什么？

唐娜：像"倒下，但未出局"之类的。

咨询师：很好！你对此感觉如何？（请注意，和本书中的其他对话一样，为了清晰且适用，这里已经进行了缩写。这些对话不需要详尽无遗，因此来访者与咨询师之间的互动被简化了。实际的治疗过程可能而且确实需要明显多得多的互动。）

唐娜：这感觉像是承认我正处境艰难，但也并非总是这样。

唐娜的抑郁：基于大脑的建构主义解读

"信之则见！"大脑左半球主要负责以左脑模式加工信息（Siegel，2006），文字、语言、直线性、逻辑性，而右脑的主要作用在于创造力与整体性——如果你愿意，可以创造一段叙事。作为一个例子，回忆一段我们共有的操场旋律："棍棒和石头可能打断我的骨头，但文字永远不会伤到我"。实际上，只是回忆仍会刺痛人心。因为我们对大脑和语言的理解清楚地论证了，大到整体语言，小到具体的字词，都可以对个体造成伤害。我们使用的（从左脑产生的）语言可以创造画面，而那些文字的描述承载了情绪的重量，这归功于杏仁核的情绪记忆和对威胁评估的管理。文字可以实实在在地留下神经印记，影响情绪，从而引导行为。

当唐娜生活在她的抑郁现实中，她使用的语言通过她的行为成为现实。蒂斯代尔等人的（Teasdale et al.，2000）基于正念的认知疗法和海斯的（Hayes，2004）接纳承诺疗法，以及由玛莎·莱恩汉（Linehan，1993）为边缘型人格障碍创立的辩证行为疗法，都运用且发挥了语言对信念及行动的影响。现在，我们知道了这也是神经学事实。之前讨论过，在很大程度上，大脑会相信你所告诉它的。用僵硬且武断的语言构成的满是困境的叙事，会导致在大脑神经网络内，人们透过现下处境看到未来希望的能力受到限制。

与唐娜的治疗，需要对她的语言有所警觉，判断其语言是否有效，并采取行动替换一些特定语言。大脑的神经可塑性会让有现实基础的新语言创造出新的画面。

会谈中的建构主义疗法

唐娜（九）

唐娜目前相信她抑郁了，有一种力量居住在她体内并让她的生活苦不堪言。当她相信这是唯一"真实"的现实时，她就不得不与这种主宰她行为的诊断幽灵做斗争。我们已经知道了，她的大脑会相信她所告诉它的，并且以此指导她的行为。如果通过基于大脑的治疗，唐娜重写她的抑郁篇章，会怎么样？咨询师可以协助唐娜首先将自己视为一个人，只是带着一些她想要处理的体验和行为（注意：在焦点解决疗法中，"处理"一词可能会给来访者赋予更多权力，而"改变"与"修正"可能给来访者带来很大的压力与包袱）。唐娜决定，她想先处理疲乏／精力水平问题。因为是"抑郁症导致疲乏"，所以之前的治疗试图改善她的抑郁症，以帮助她有更多精力。在两次会谈之间，唐娜罗列了人们（并非抑郁症病人）提升精力水平的一些方式。她选了两点，节食与运动，作为"老生常谈"，并立即变得气馁了。通过更深入的审查，发现这两点捆绑着她另一段潜伏的叙事："肥胖是不可接受的，而骨瘦如柴是可接受的"。在这一阶段的治疗目标不是试图将叙事改变成"肥胖者也有价值"，因为考虑到唐娜的处境，这是卑微的、屈尊的、明显无效的。相反，咨询师将她的注意力转移到机会上，包括就餐时选择不同食物的机会；去散步的机会；和她的孩子一起运动的机会；意识到即使她选择的食物不是最好的，但可以接受那是她的选择的机会；等等。从焦点解决疗法的视角看，唐娜可以在下一周关注：（1）她有多少次感觉更有活力，（2）她有多少次吃得更好或者更好地照顾了自己。建构主义疗法认为，唐娜的人生叙事是经历很长时间发展起来的，不会在一夜之间改变。具体的、短期的成功会让唐娜能够开始重写她的叙事。

对唐娜的总结

唐娜若想让自己的思维、感受、行为以及关系都变得完整，显然还有很长的路要走。然而，通过与咨询师的关系，她开始体验到对自己世界观的一系列挑战。她持续地轮流处理她的症状，哪个症状最显著就处理哪个。通过每次处理一两个症状，无须太久，她的抑郁症便能得以处理，系统性地重新连接她的大脑，以适应人际关系，更有效地改变。

解释你的大脑

撰写本书时，正如本章前面讨论的，抑郁症有多种神经生物学模型，包括单胺、神经可塑性和谷氨酸，每种模型都提出了自己的治疗方法（Field, Beeson, Luke, & Jones, under review）。戴尔、班－安德森和桑切斯（Dale, Bang-Andersen, & Sánchez, 2015）给出了一个流行模型的图示（图 8.1）；在我们研究抑郁症的心理药理学治疗时，请记住该模型。

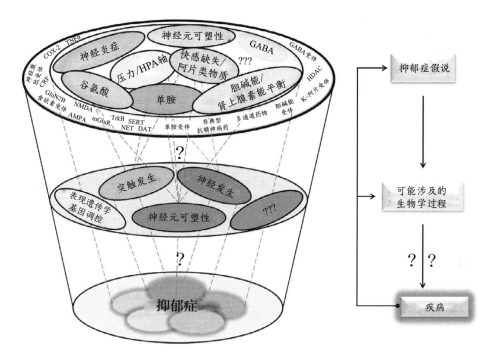

图 8.1　提出的抑郁症假说　关于抑郁症的假说和相应的药物靶点显示在顶层椭圆形区域。抑郁症的病因学中的几个生物学过程被列在中层椭圆形区域。底层椭圆形区域代表了人类抑郁症，不同的颜色描绘了疾病的病因、诊断和临床表现的异质性。不同的抑郁症假说、它们所影响的生物学过程和人类疾病之间关系的例子用虚线表示（Dale et al.，2015）。AMPA = 氨甲基磷酸（aminomethylphosphonic acid），COX-2= 环氧合酶 – 2（cyclooxygenase-2），CRF = 促肾上腺皮质素释放因子（corticotropin releasing factor），DAT = 多巴胺转运体（dopamine transporter），GABA = γ – 氨基丁酸（g-aminobutyric acid），HDAC = 组蛋白脱乙酰酶（histone deacetylase），mGluR = 代谢型谷氨酸受体（metabotropic glutamate receptor），NET = 去甲肾上腺素转运体（norepinephrine transporter），NMDA = N – 甲基 – D – 天冬氨酸（N-methyl-D-aspartate），SERT = 丝氨酸转运体（serine transporter），TNFα = 肿瘤坏死因子 – α（tumor necrosis factor- α），TrkB = 原肌球蛋白受体蛋白激酶 –B（tropomyosin receptor kinase B）。

抑郁症的药物治疗

5－羟色胺是已知的在抑郁症中至关重要的神经递质。尤其是它的减少与抑郁症状密切相关，而它的增加则与抑郁症状的缓解密切相关，至少对很多人来说是这样的。而隐患在于，5－羟色胺和抑郁症之间的准确联系仍是神经学和心理学的谜团。关于5－羟色胺和抑郁症的研究继续以先验的方式进行着，即事后推断。在这里，我只稍稍深入探究三种治疗方法。这三种方法从精神药理学视角看都在治疗抑郁症上获得了成功，但其准确机制还有待理解。有一点是清楚的：神经递质是那些在神经元的突触间隙架起桥梁的化学物质，作用是让动作电位穿过间隙传送到下一个神经元。5－羟色胺是其中的一个关键性神经递质，与抑郁症状有着紧密联系。

单胺氧化酶抑制剂

听起来相当非实证研究，这个治疗抑郁的方法是从肺结核药物的副作用中偶然发现的。而这种物质实际上是从第二次世界大战所用的火箭燃料中提取出来的［勒杜（LeDoux，2003）提供了关于这一类抗抑郁药物的精彩讨论］。服用了这种药物的病人被观察到发展出了欣快的情绪。而后在抑郁症个体身上试验发现，一些抑郁症状得以缓解。这里使用的药物是异丙烟肼，第一次为单胺氧化酶抑制剂（monoamine oxidase inhibitor，MAOI）提供了证据，即使那时已有先验证据表明了神经递质5－羟色胺和去甲肾上腺素在抑郁症中的关键作用。单胺能够协助5－羟色胺在突触间隙传递，而后单胺的分解则会"关闭"这种传递。单胺氧化酶抑制剂可以阻止单胺的分解，从而保持传递的进行，让更多在突触后末端的神经递质活跃得更久（Garrett，2011）。不过和很多早期的抗抑郁药一样，单胺氧化酶抑制剂的副作用限制了它被更广泛、更长期地使用。

三环类抗抑郁药

另一种被偶然发现的抗抑郁药是从治疗精神分裂症的三环类药物中发现的。其命名源于它们的化学结构带有三个环（LeDoux，2003）。三环类抗抑郁药的作用同样是将单胺留在突触间隙，但并非阻止它们分解。三环类可以阻止突触前末端对单胺的重摄取。这是抗抑郁药机制的关键发现，因为它指明了通向 5－羟色胺选择性重摄取抑制剂的道路。然而，再一次，单胺药物的广泛效应会导致副作用——一种药物影响的系统越多，就会有越多计划外的影响，或者说有更多副作用。

5－羟色胺选择性重摄取抑制剂

与所有神经递质（以及它们的支持酶，如单胺）类似，一旦神经元的动作电位完成了它的工作，5－羟色胺就会被重摄取进入突触前末端已备下次使用。建立的理论是，如果神经递质促进信号传递，那么越多 5－羟色胺在突触间隙停留越久，就越有助于有效的神经元对神经元的交流。一旦 5－羟色胺被特定识别，被设计为唯独对 5－羟色胺起作用的 5－羟色胺选择性重摄取抑制剂（serotonin-selective reuptake inhibitor，SSRI）便会执行任务。就如其名字所指，像盐酸氟西汀等 5－羟色胺选择性重摄取抑制剂会阻隔 5－羟色胺的重摄取（再吸收）进入突触前末端，使它存在更长时间，从而促使信号传递完成。

注意：重要的是记住，即使是在 40 年后的今天，科学家知道 5－羟色胺选择性重摄取抑制剂有效，也更了解它们是怎么工作的了，有一个谜团也仍未解开，即这种药可以在几小时内对受体位点产生影响，但是为什么抑郁症状的减轻通常有长达几周的延迟（LeDoux，2003）。

本章总结

抑郁症无处不在：在媒体中、在临床中、在整体环境中、在关系中以及在大脑中。但关于它究竟在大脑的哪里，人们仍在争论。精神药物可以改善抑郁症状，但关于它们具体是如何工作的，仍然笼罩在一团迷雾中。这一现状并不会让咨询师胆怯，因为与抑郁症相关的行为标志是可以治疗的。

在本章接近结尾时，当我们采取基于脑的、症状导向的方式治疗抑郁症时，关于"抑郁症是什么？在哪里？"的问题可以这样总结：抑郁症是一种多系统的大脑疾病，通过5－羟色胺的扩散存在于大脑的每一处，影响多个系统，尤其是那些负责调控认知、情绪、行为、意动、睡眠与食欲调节、动机和人际关系的系统。抑郁症不是一件事，也不位于特定位置。正因为如此，不能单维度地治疗抑郁症。

纵观本章，抑郁症最初是一种遗传倾向，目前还不能通过血液来检测；存在于社会环境中；可以通过各种经历触发和加剧，因为它们都是个人所经历和解释的。这意味着，没有两种抑郁症是相同的，也没有两个抑郁症病人是一样的。对抑郁症动力学的神经学理解允许——如果不是要求——咨询师游走在不同的治疗模式和范式之间，以符合来访者和他们的抑郁症的当下状况。

本章概要

在本章中，我们实现了以下目标。

- 建立抑郁及其治疗的生物学和理论基础。

- 明确本书中涉及的四类治疗方法是如何处理抑郁的。
- 描述这些理论与神经科学发现在治疗抑郁方面是怎么整合的。

参考文献

American Psychiatric Association. (2013). *The diagnostic and statistical manual of mental disorders* (5th ed.). Washington, DC: Author.

Badenoch, B. (2008). *Being a brain-wise therapist.* New York, NY: Norton.

Beck, J. S. (1995). *Cognitive therapy: Basics and beyond.* New York, NY: Guilford Press.

Dale, E., Bang-Andersen, B., & Sánchez, C. (2015). Emerging mechanisms and treatments for depression beyond SSRIs and SNRIs. *Biochemical Pharmacology, 95*(2), 81–97.

Fenichel, O. (1996). *The psychoanalytic theory of neurosis* (2nd ed.). New York, NY: Routledge. (Original work published 1946)

Field, T. A., Beeson, E., Luke, C., & Jones, L. K. (in press). Neuroscience conceptualizations of depression by counselor. *Journal of Mental Health Counseling.*

Freud, S. (1922). Mourning and melancholia. *Journal of Nervous and Mental Disease, 56*(5), 543–545.

Garrett, B. (2011). *Brain and behavior: An introduction to biological psychology* (3rd ed.). Thousand Oaks, CA: Sage.

Ghaemi, S. N. (2007). Feeling and time: The phenomenology of mood disorders, depressive realism, and existential psychotherapy. *Schizophrenia Bulletin, 33*(1), 122–130.

Glasser, W. (1965). *Reality therapy: A new approach to psychiatry.* New York, NY: Harper and Row.

Hazler, G. (2010). Pathophysiology of depression: Do we have any solid evidence of interest to clinicians? *World Psychiatry, 9(3)*, 155–161.

Hayes, S. C. (2004). Acceptance and commitment therapy, relational frame theory, and the third wave of behavioral and cognitive therapies. *Behavior Therapy, 35*(4), 639–665.

Hays, D. G., & Erford, B. T. (2018). *Developing multicultural counseling competence: A systems approach* (3rd ed.). New York, NY: Pearson.

Iacoboni, M. (2009). *Mirroring people: The science of empathy and how we connect to others.* New York, NY: Picador.

LeDoux, J. (2003). *Synaptic self: How our brains become who we are*. New York, NY: Penguin Books.

Linehan, M. M. (1993). *Cognitive-behavioral treatment of borderline personality disorder*. New York, NY: Guilford Press.

National Institute of Mental Health. (2011). *What is depression?*

Neukrug, E. (2018). *Counseling theory and practice* (2nd ed.). San Diego, CA: Cognella Academic Publishing.

O'Connell, B. (2012). *Solution-focused therapy*. Thousand Oaks, CA: Sage.

Perls, F. (1976). *The gestalt approach and eye witness to therapy*. New York, NY: Bantam Books.

Porges, S. W. (2001). The polyvagal theory: phylogenetic substrates of a social nervous system. *International journal of psychophysiology*, *42*(2), 123–146.

Porges, S. W. (2007). The polyvagal perspective. *Biological psychology*, *74*(2), 116–143.

Rogers, C. R. (1961). *On becoming a person: A therapist's view of psychotherapy*. Boston, MA: Houghton Mifflin.

Sanacora, G., Treccani, G., & Popoli, M. (2012). Towards a glutamate hypothesis of depression: An emerging frontier of neuropsychopharmacology for mood disorders. *Neuropharmacology*, *62*(1), 63–77.

Schwartz, J. M., & Begley, S. (2002). *The mind and the brain: Neuroplasticity and the power of mental force*. New York, NY: Regan Books.

Siegel, D. J. (2006). An interpersonal neurobiology approach to psychotherapy. *Psychiatric Annals*, *36*(4), 248.

Stone, M. H. (2002). Individual psychology of depression. In M. A. Reinecke & M. R. Davison (Eds.), *Comparative treatments of depression* (pp. 88–111). New York, NY: Springer.

Substance Abuse and Mental Health Services Administration, Center for Behavioral Health Statistics and Quality.

Sue, D. W., & Sue, D. (2016). *Counseling the culturally diverse: Theory and practice* (7th ed.). Hoboken, NJ: Wiley.

Teasdale, J. D., Segal, Z. V., Williams, J. M. G., Ridgeway, V. A., Soulsby, J. M., & Lau, M. A. (2000). Prevention of relapse/recurrence in major depression by mindfulness-based cognitive therapy. *Journal of Consulting and Clinical Psychology*, *68*(4), 615.

Wolpe, J. (1973). *The practice of behavior therapy*. New York, NY: Pergamon Press.

World Health Organization (2017).

图表版权信息

第九章
应激和创伤相关障碍与神经科学

◇ 当一个来访者、同事或者朋友对你说他"有压力"时，这对你来说意味着什么？当你面对一个说自己"有压力"的来访者时，你将如何开始治疗工作呢？

◇ 在治疗中，如何从临床角度和社会角度分别看待应激？

◇ 咨询师该如何将神经科学的发现运用到心理咨询中，而不给压力重重的来访者留下说教或强加压力的印象？

迈克尔（一）

迈克尔是一名40岁的男性来访者，他一直在寻求能够帮助他处理生活中多重应激源的心理治疗。迈克尔曾患有焦虑症伴抑郁症，但从未被彻底地治疗过，他很了解应激障碍和强迫症的症状指标。因此，他一直在寻找能够帮助他应对各种变化的治疗方法。他将自己的主要应激源描述为对事业的不满意。或者更确切地说，目前的工作地点让他感到不满意，总体而言，这种不满意超出了他对工作本身的不满意。他表达了对于换工作的矛盾情绪，因为换工作基本上意味着要搬迁到另一个城市，他得举家迁徙，包括读一年级和三年级的两个儿子。迈克尔关于工作的挣扎状态已经持续了一年半，并且由于他父母生活状况的变化而变得复杂。虽然迈克尔的父母已经离婚很久了，并各自组建了家庭，但是在过去的6个月里，他父母的身体状况双双急转直下。迈克尔的父亲自从 3 年前与第二任妻子离婚后就一直独居；他最近正在办理退休手续，退休的主要原因就是健康问题。迈克尔的妈妈依旧是再婚状态，却经历了心理失调以及与之相关的健康问题。迈克尔感觉，直系亲属（财务、子女上学和家庭稳定）、职业（工作满意度、单职工家庭的收入水平）以及照料父母等生活琐事让他左右为难。

文化考量

应激，包括创伤后应激障碍和急性应激障碍在内的应激相关疾病，与所有精神健康疾病一样，在进行诊断和治疗时必须考虑文化因素（Owens & Parsons，2018；Sue & Sue，2016）。同样，与文化相关的应激障碍也必须考虑神经生物学因素（Douthit & Russotti，2017）。文化少数群体、其他边缘化以及代表性不够鲜明的群体的成员所体验的应激与主流群体不同（Sue & Sue，2016）。为了消除这些顾虑，DSM-5 在诊断与治疗相关应激症状时提供了以下指导。

在临床判断个体对应激源的反应是否适应不良时，应考虑到个体的文化背景……压力源的性质、意义和经验以及对应激源反应的评估可能因文化而异。（2013，p.288）

同样，对创伤后应激障碍的考虑必须包括对文化影响和来访者习惯使用语的表达。因此，DSM-5 中强调，"对创伤后应激障碍的当地表达方式的综合评估应包括对痛苦的文化概念的评估"（p.278）。此外，DSM-5 从文化角度为评估精神健康障碍提出了以下要求（pp.749–750）。

- 个体的文化身份。

- 痛苦的文化概念化。

- 心理社会性应激源与易感性和韧性的文化特征。

- 个体与临床工作者之间的关系的文化特征。

- 整体文化评估。

这些指导同时也在呼吁咨询师提升自己的文化知识、文化意识和文化技能（多元文化和社会平等咨询能力），并把它们应用到与来访者的工作当中（MSJCC，Ratts，Singh，Nassar-McMillan，Butler，& McCullough，2016）。当我们使用神经科学的诊断和治疗方式来处理应激和创伤时，这一点尤为重要。

简介

试着回想一下你同别人的最后一次对话，无论是私人方面的还是专业方面的，这次谈话中是否提到了"压力／应激（stress）"一词。在日常对话中，人们通常使用"stress"一词来表示压力，而在临床上，"stress"则是用于描述症状的专业词语，即应激。无论这个词被用于哪种情况，当我们和处于应激状态的人进行沟通时，最重要的是辨别他表达的内容是否属于需要引起重视的临床症状，因为压力／应激无处不在，并且能够引起潜在的破坏。事实上，"谢耶（Selye）认为，'存在于健康和疾病里的应激，无论是从临床上、社会学上还是哲学上，都是我所能想到的人类最具有意义的课题'"（Szabo，Tache，& Somogyi，2012，p.472）。应激／压力一词在我们的文化中已经普遍存在，无论是作为一个经常使用的词语，还是一个用以描述症状（并且是需要引起临床重视的症状）的术语。应激有一些特征与日常生活和临床治疗息息相关。第一，医学界已经开始通过临床诊断识别应激，即通过 DSM-5（American Psychiatric Association，2013）。我们随后将在本章对此进行详细阐述。第二，应激既是客观的，又是主观的。思考一个关于桥梁的类比：当桥梁的承重（外部施加的）超出了它的抗张强度（内部压力体验）时，我们说它在承受压力；并且当承受太多压力时，桥梁就瓢曲了。第三，正如正念疗法强调的，如果我们身处其中时没有惊慌失措，那么压力／应激也可以激发力量。肌肉的生长和发育就是一个很明显的例子：肌肉的压力可以帮助它们生长。第四，尽管 DSM-5 中没有将压力状态／应激状态作为应激障碍的确切诊断标准，但压力或应激可能早就在电视媒体或者互联网中被过度宣传了。因此一旦压力／应激出现，人们往往早已对它们有了复杂的看法，而咨询师也不得不面对和整理这些关于应激的看法。

对于大脑而言，应激是什么……

根据 DSM-5，应激是"个体对扰乱其均衡状态、消耗或超出其应对能力的刺激性事件产生的特异性的或者非特异性的反应模式"（American Psychiatric Association，2013，p.829）。应激源是"扰乱个体正常生理、认知、情绪或行为平衡的任何情绪、生理、社会、经济或其他因素"（American Psychiatric Association，2013，p.829）。同样，根据 DSM-5，心理应激源指"任何与精神障碍发作、发生或者急性发作有关的、临时的（以及可能有原因的）生活事件或生活变化"（American Psychiatric Association，2013，p.829）。

其中一项与本章关系密切的变化——一项带有临床意义的变化——是适应障碍已经从一个孤立的分类（DSM-IV-TR，American Psychiatric Association，2000）调整为 DSM-5 中一个全新的、重新被概念化的类别。这个新的类别被称为创伤及应激相关障碍，其诊断标准如下所示。

● 反应性依恋障碍。

● 抑制性社会交往障碍。

● 创伤后应激障碍（皮质醇分泌水平降低，但对皮质醇的敏感性增加）。

● 应激障碍。

● 适应障碍（皮质醇分泌水平增加）。

● 其他特异性创伤及应激相关障碍。

● 非特异性创伤及应激相关障碍。

如果想要介绍诊断标准中列出的每种心境障碍、应激源以及相应的神经科学 - 心理疗法，就超出了本书的范畴。因此，书中运用了几个范本强调了治疗工作中的神经动力学，从轻度的"口头上的"压力和适应障碍，到伴有创伤后应激障碍的严重的、长期的应激。如果从内部和外部的角度来看待"应激是什么"，那么我们认为应激是由人际间神经生物学的定义所引导的。这个观点为我们理解应激提供了一个非常有意义的全新角度。应激是"来自内部或者外部的，迫使个体失衡的状况"（Siegel，2012，pp.AI–78）。

从心理学角度看，应激具有双重意义。"应激是环境中存在的、引起机体方面异常需求的状况，如威胁、失败或丧失亲友等。同时，应激也是一种内部状况，指个体对于应激环境的反应"（Garrett，2011，p.234）。"某种情境是否会对个体产生应激，往往是个体差异的问题，也许是由于个体对环境的感知，也许是由于个体心理的反应"（Garrett，2011，p.234）。在思考应激的双向概念时，让我们比较下面的陈述。

"我感到有压力。"

"我压力很大。"

第一个陈述"我感到有压力"表达了个体觉察到外界压力正在对自己产生冲击。而在第二个陈述"我压力很大"中，并没有提到外部因素；相反，我们看到的只是一种被称为压力的个人体验。现在，请对比下面的两种观察结果。

> "那似乎是有压力的。"
> "你似乎压力很大。"

同样，在第一种情况下，"那似乎是有压力的"是一个关于压力事件和压力情境的叙述，并且几乎与个体对这个事件或情境的回应及反应毫不相干。相比之下，"你似乎压力很大"并没有对环境做出假设；但这个陈述让我们知道个体感受到了压力。这两个例子阐明了一些有关于应激的、有说服力的事实，并且带有和治疗有关的暗示。

问题本身表达重点的转换对于我们理解和处理应激是非常重要的，无论是对于咨询师，还是对于来访者。在这个例子中，合适的回答应该是：应激源是绝对外部的、真实的现象，在所处环境中有明确的起源。应激源产生于个体外部，从某种程度上讲是客观的，并且有明确的存在论标志。DSM-5 对此提出了明确的叙述：死亡、创伤、改变等。在很多情况下，无论应激是外部的还是外来的，都是无法避免的，甚至是无法改变的，因为应激和环境有关，个体难以从外部对它加以控制。从另一层意义上讲，有关应激的另一种不同的理解开始崭露头角。相对于前文提到的应激是客观的、外部驱使的状态，这种理解中也隐含着一个假设，即应激是主观的、内部驱使的状态或现实。这种对应激的理解是治疗中的主域，因为咨询师对于来访者在治疗之外的选择几乎或者根本无法掌控，而他们也同样无法掌控生活的变化无常。因此从另一层意义上讲，应激又涉及在外部应激发生之后，个体身上又发生了哪些事情。应激源一词有时候优先被用于描述外部应激。然而，应激源是事件或者情境，并且只有在被个体通过其主观感受感知为应激时才会变成应激。当然，战争、创伤、死亡等被视为明显的例外，但是我们将在下面的诊断标准中看到，这些事件以及随之而来的思维、感受和行为的确被列为应激障碍的诊断标准。

DSM-5 的描述

DSM-5 中关于急性应激障碍和创伤后应激障碍的诊断标准增加了附加解释，介绍了个体遭受应激的途径，因为这两种障碍有同样的诊断标准。DSM-5 的诊断标准 A 中的描述如下所示。

A.以下述一种（或多种）方式接触实际的或被威胁的死亡、严重的创伤或性暴力。

1. 直接经历创伤性事件。

2. 亲眼看见发生在他人身上的创伤性事件。

3. 获悉亲密的家人或朋友身上发生了创伤性事件。注意：在家人或朋友实际的或被威胁死亡的案例中，创伤性事件必须是暴力的或事故的。

4. 反复经历或极端接触创伤性事件令人作呕的细节（例如，急救员收集人体残骸，警察反复接触虐待儿童的细节）。注：诊断标准 A4 不适用于通过电子媒体、电视、电影或图片的接触，除非这种接触与工作有关。

如同前文中有关焦虑和抑郁的探讨，表 9.1 基于四种主要理论流派，提供了一幅关于应激的详细图解。

表 9.1　应激是什么？

理论	格言	分支	相关主题
精神分析视角	心理病理学是基于关系的	所有	童年早期的依恋关系决定了对应激的耐受性
认知行为视角	心理病理学是基于行为的	所有	逃避导致了与压力接种相对立的收缩和僵化
人本‑存在主义视角	心理病理学是基于存在的	所有	缺乏支持的环境/关系导致了对自我意识的威胁，既有感知到的，也有真实存在的
建构主义视角	心理病理学是被建构的	所有	一个管理质疑的历史方法（关于成功的记忆被过滤掉）

应激在哪里……在大脑中吗？

这个问题的一部分答案见于 HPA 轴。在第二章中，我们看到下丘脑的作用是调解目标导向型行为，如吃、喝和性行为等，但是它也对自主神经系统和垂体施加了影响，并通过这种方式进行激素调解（Garrett & Hough，2018）。类似第八章中关于"抑郁在哪里……在大脑中吗？"的问题讨论，在人们眼中，"应激"似乎也存在于神经递质中。但这只是答案的一部分。我们已经利用有限的篇幅讨论了应激在激活后存在于大脑中的什么位置。可在此之前，应激又在哪里呢？换言之，"应激"是如何进入下丘脑的？这些回答将起到抛砖引玉的作用，引出下文所要讨论的各个治疗方案。下丘脑刺激垂体释放应激激素，使之对应的肾上腺分泌激素（Garrett，2011）。

- **肾上腺素**作为神经递质，经常与去甲肾上腺素一并起到发送应激相关信号的作用。
- **去甲肾上腺素**作为神经递质，其功能是激活与环境有关的注意和唤起，尤其是在处理应激时。
- **皮质醇**作为糖皮质激素，加速与糖（和蛋白质）相关的新陈代谢过程，以便增加神经敏锐度（至少在短期内）（Cozolino，2010）。
- **促肾上腺皮质素**，是另一种"应激激素"，在垂体和肾上腺之间充当激素释放因子。

应激网络：下丘脑、垂体和肾上腺皮质以及交感肾上腺髓质

以下文字出自一篇描述压力、创伤、关系和成瘾之间关系的文章（Luke，Redekop，& Jones，2018）。卢克等人简要描述了一位心理咨询师如何看待与

压力有关的系统。

　　HPA 轴由下丘脑、垂体和肾上腺组成。下丘脑是中脑／后脑的边缘结构，它控制着许多非自主性的生活功能，如消化、睡眠和体温等。在下丘脑的诸多功能中，最值得我们注意的或许是"对环境中应激源的紧急反应"（Saper & Lowell，2014，p.R1111）。这句话的意思是：杏仁核首先检测到威胁（感知），下丘脑通过自身对垂体的调解功能，在人们对威胁做出反应的过程中起关键作用（Garrett & Hough，2018）。垂体促进激素的产生和释放。处于应激状态时，垂体会触发肾上腺产生和分泌皮质醇，这个过程是垂体和肾上腺皮质（外部部分）之间的主要化学链。皮质醇属于糖皮质激素，由肾上腺皮质分泌，可以加速与糖（和蛋白质）相关的代谢过程，并为处于应激状态下的高度紧张的身体提供能量，尽管这些能量并不能维持太久（LeDoux，2012）。HPA 轴也是人体分泌内源性阿片类物质的系统。S–腺苷甲硫氨酸系统作用于交感神经系统，可以触发肾上腺（肾上腺髓质）内部释放去甲肾上腺素和肾上腺素。去甲肾上腺素既是激素，也是神经递质，尤其是在人们对应激做出反应的过程中，去甲肾上腺素可以激活与周围环境相关的注意和情绪唤起。伊诺克（Enoch，2011）指出，充满应激的早期环境会阻碍婴儿大脑应对应激的心理韧性。如果这种发育脆弱性随着年龄的增长而愈发严重，可能会转化为成瘾易感性。

　　应激是对行动的号召；它是大脑对身体发出的信息，这些信息提醒身体注意有东西发生了改变，这种改变也许发生在个体身上，也许存在于周围环境中。但这些消息是从哪里来的呢？同大脑中的大多数信号一样，应激信号发生在周围环境中并直达感觉系统。情绪刺激通过触觉、味觉、视觉、听觉和嗅觉进入大脑。这些感官体验随后在大脑中通过两条通路加工：丘脑和感觉皮质（LeDoux，2003）。

丘脑加工除嗅觉以外的其他所有感觉输入。这条最初级的快速通路让应急响应信号通过自身直接传导到杏仁核，等待下一步更为精细的响应／反应加工。在第七章介绍焦虑时，我们已经非常详细地探讨过丘脑的功能。第二条通路通往感觉皮质，这条通路通过感觉皮质在对应脑叶上的强大功能向我们展示了一幅关于刺激的更为完整的画面（如，颞叶加工听觉，枕叶加工视觉）。加工过程的完成需要付出一项成本：速度。这两条通路有助于平衡反应速度和知觉的准确性。

思考应激在大脑中的位置时，我们可以将它更为精确地叙述为：应激起源于外部环境，被感觉器官接收，再通过两条平行通路对刺激进行传导。丘脑首先掌管这些刺激，并将这些刺激直接传导至杏仁核进行应急准备。随后，这些刺激到达对应的感觉皮质区，进而得到更彻底的分析加工。上述过程会引起前文中提到的下丘脑反应。然而，应激又是一个内部现象，由丘脑、杏仁核、下丘脑以及海马之间的相互关系决定（例如，边缘系统因应激反应而启动）。

因此，应激也存在于海马中（经历应激和抑郁的个体，海马的体积会缩小）。就在此处，在海马中，我们观察到了持续应激的负面影响，这种持续应激既来自外界环境，又来自个体在心智中对应激产生的认知。而短期应激之所以很容易被适应，是因为其刺激信号会导致皮质醇爆发式地释放到边缘系统中，影响代谢，让躯体做好应对准备。然而，强烈的紧张或皮质醇长期分泌过多会引起通往海马的树突发生病变，进而影响长时记忆（LeDoux，2003）。这一点也可以用来解释创伤事件的细节为何难以被记起，以及个体持续暴露在应激中所表现出的记忆力锐减。

整合

在第一章中，我为治疗工作提供了一个非常简单的框架。每位咨询师在和被应激困扰的来访者一起开展治疗工作时，都必须在一定程度上处理来访者的思维、感受和行为。每个处于应激／痛苦中的来访者前来接受治疗时，都有自己的遗传基因、生物因素、经历以及成长环境。这些因素在创造它们的社会文化背景中形成，同时也被社会文化背景塑造，或者正处于被塑造的过程中。因此，我在表9.2和下文的讨论中列出了一种理解应激的方法。这种方法通过上述因素及其各自的、相互的神经关联或类似物，根据具体情况来审视应激。

尽管表9.2使用了概括性的语言，但其内容依旧非常详尽具体。现在让我们看看以下八种因素如何影响来访者迈克尔的咨询过程。

迈克尔生来带着自己的基因密码，他完全无法掌控这件事情。他的部分基因密码包含了气质类型和性格模板，这些都是由生物学基础决定的。这些模板包括个体倾向于采用何种特定的方式进行思考、感受以及产生行为，而这些都是与生俱来的。同时，他出生在一个无法选择的早期环境中。在他人生的前20年里，他基本上都生活在那个环境里，并且持续受到环境的影响。尽管生活环境中的一些细节可能发生改变（居住地点、养育者、就读学校等），但它们仍然会在环境中留下痕迹。正是在这样的环境里，他体验了世界，而世界也赋予了他经验。迈克尔会以他所处的环境为镜头来审视这些经历，而这个镜头是由他所生活的社会文化背景塑造的。这些经历和环境有效地开启和关闭了某些基因，并会影响后续的基因表达。这就是形成了迈克尔的思维、情绪和行为的更为广义的环境。（虽然我们会忍不住套用那些有关思维、情绪和行为的心理学模型，但为了将此处阐述得透彻，我将它们视为一个整体，因为已经有许多研究证明了思维、情绪和行为之间的相互联系和双边性。）他的思维、情绪和行为相互促进，并由他的遗传基础、环境和经历塑造。而这些因素也通过基因表达和经验塑造了他的基因。例如，他对于环境和某些经历的思维和情绪会影响他后续的思维和情绪，但同时也会强烈影响他对环境和经历做出反应（做或不做）。这六种因素全部产生于大的文化背景，它们共同创造了迈克尔的社会文化现实。

表 9.2　应激的八个维度

维度	描述	神经关联	例子
关系	无论是早期的关系还是当下的关系，都对来访者面对有害应激以及创伤事件的压力接种方式起着重要作用。它们也是形成应对应激和创伤的心理韧性的基础	早期关系问题会强化大脑和中枢神经中的应激反应系统，进而抑制心理韧性的发展，导致个体日后对应激和创伤的易感性	不去过分苛责迈克尔早期的养育者，也不去过分追究迈克尔当下的境遇应当归咎于谁，咨询可以围绕着关系重建展开，这一步可以先从迈克尔和咨询师的关系开始
思维	个体将应激源体验为压力、痛苦等，对应激的认知（例如，自我对话）通常决定了个体对应激的体验程度；持续言语；专注力和注意力下降；记忆问题；在极端情况下，可能会发生解离症状	海马中的新陈代谢率发生改变，引起短时记忆受损和暂时的长时记忆丧失；长期或强烈的应激会引起海马中树突的死亡	迈克尔接受治疗时，仅仅将重点放在他的消极自我对话上，因为他在自我对话中忽略了过去成功应对应激状况的经验
感受	范围从轻微不适到严重的情绪调节异常；从轻度焦虑到真实的事件再现感	左右半球之间的协调，以及前脑、中脑和后脑之间的协调可以让个体在应激期间尽可能地进行调节	迈克尔的右脑和中脑使他在应激情境中能够客观地看待问题和解决问题
行为	回避是应激行为反应的一个特点：回避与应激相关的情绪，回避与特定应激事件有关的情境	当个体感知到接近应激源或者应激事件时（依赖于记忆产物，在海马中被唤起），杏仁核会变得异常活跃，并响起警报；忽略高阶认知过程	迈克尔的大脑将回避作为他应对问题的模式，逃离对于他来说就如同呼吸一样容易，这让他的回避行为变为无意识的。如果不是故意为之，这种无意识基本上就是功能性的

续表

维度	描述	神经关联	例子
环境（过去和现在）	暴露于某个应激源（如，死亡、严重伤害、性侵犯）	遭遇应激之前的环境让个体形成了认知模式、情绪模式和行为反应模式，这些模式影响着个体对环境刺激的评估和理解	外部环境通过改变、转变、矛盾等形式，对迈克尔施加了许多变化和客观压力
经历	对于个体来说，情绪、身体状况、社会、经济和其他因素或事件是最基本的外部因素，它们客观存在，独立于个体	对于生命意义、起源、复发的可能性的理解和归因被内部具体化，并通过神经叙事给外部事件赋予意义和价值	迈克尔正在经历这些主观感受上真实存在的应激源（正如每个人那样），这塑造了他后来关于这些应激源的经验
生物/遗传	环境事件可以触发基因表达；焦虑在女性群体中更为盛行；来访者很可能有相关的易感基因，使其杏仁核过于活跃	基因不是决定性的：基因，即使有所显现，也可能从来未被表达过（将它调至"开启"位置）；即使处于"开启"位置，别的"开启"基因也可以抵消其他基因的影响	迈克尔当然亲身经历过应激状态，他将这些亲身经历理解为应激的标志，迈克尔的基因也通过这种方式被强化，使他的应激状态变得愈发严重
社会文化背景	下列因素既可以用于总结相同之处，也可以用于区分不同之处：种族、民族、性别、家庭教育、能力、身材等。它们也被广泛使用；见 DSM-5 中关于痛苦的文化概念化（pp.822–837）	应激并不是孤立的，特定的社会系统有它特有的关于应激的社会规则、体验应激的方式以及应对应激的方法	迈克尔对于应激的回避是一种在环境中养成的习得性行为；形成这种习得性行为的环境是他同各个家庭成员之间的关系，这是造成他目前问题的最突出的、最为相关的社会文化背景

基础：有关应激的理论

心理动力学／精神分析对应激的解读

弗洛伊德用"被压抑情感的回归"解释了为何使用抑制（suppression）和压抑（repression）等方式对痛苦进行心理回避并不会产生效果（Freud，1926/1959，引自 Shaver & Mikulincer，2005，p.34）。弗洛伊德关于无意识以及无意识对日常行为产生影响的理论观点预示了神经科学领域关于大脑中应激机制的研究发现。勒杜（LeDoux，2003）对此进行了拓展并指出：面对创伤事件时，个体形成外显记忆，并将它作为恐惧反应主要驱动的能力具有一定的局限性（对比无意识的、内隐记忆的形成）；无意识对于事件意义的编码总是优先于有意识（外显）记忆的形成，并引起个体对那些创伤事件更为痛苦的、更容易让人衰弱的理解（LeDoux，2003，p.225）。在勒杜的叙述中，我们可以看到精神动力学中已经被证明的关于应激理论的三个观点。

- 生物学动机驱使的生存导致个体对环境中的威胁做出反应。
- 记忆（内隐记忆和外显记忆）在评估威胁方面所起的作用。
- 后天习得的依恋类型和早期关系。

上文引用弗洛伊德的观点从心理动力学角度解释了应激和痛苦的两个关键因素，并将它们同上述三个观点结合在一起：应激经常猛烈地再次袭来，无论我们有意识还是无意识地回避。应激和痛苦的趋避模式理论已经存在了很长时间，并从个体心理学理论体系中独立出来，被纳入了许多其他理论体系（Roth & Cohen，1986）。罗思（Roth）和科恩（Cohen）强调了趋近和回避二者之间的显著差异。应对应激的意愿存在于一个压抑 – 敏感连续体中。在这个连续体的压抑一端，我们找到了回避过程，正如我们在精神分析概念中所描述的。连续体的另一端是敏感过程，趋近过程就存在于此，同它在认知行为疗法中存在的形式相似。回避模式，正如其名，包括逃避应激和应激源，以及逃避和应激源有关的负性情绪。此外，回避模式还包括由创伤相关应激所引发的焦虑、预感和痛苦回忆等。趋近过程将在下文被详细讨论，因为这些过程与脱敏疗法的前提和结论联系得更为紧密，正如它在行为条件中被普遍应用。

根据罗思和科恩（Roth & Cohen，1986）的研究，趋避模式中的压抑在不同个体之间存在差异，"包括焦虑唤起对刺激及其结果的回避，并且个体级别的差异也决定了个体回避威胁的大致倾向"（p.812）。这一点符合精神分析思想中的两种主要防御机制：抑制和压抑。DSM- Ⅳ -TR 从行为上将这两种不同的防御机制进行了概念化，为从业者提供了实用性很强的参考，并且至今依旧适用：在抑制机制下，"个体有意识地避免思考令人不安的问题、欲求、感受或者经历，并以此来应对情感冲突或内外部应激源"（American Psychiatric Association，2000，p.757）。相反，在压抑机制下，"个体从意识觉察中驱逐了令人不安的欲望、思维或者经历，并以此处理情绪冲突或内外部应激源"（American Psychiatric Association，2000，p.756）。

在这两段描述中，我们将"有无意识"视为关键的区分点：抑制更像是一类有意识的过程，而压抑则是一个无意识的过程。然而，每种防御机制的起源都是相同的，因此就有相同的目标。防御机制的起源存在于早期依恋关系中，而早期依恋关系则形成了个体在面对威胁时所唤起的关于安全和安全感的内隐记忆。此外，防御机制的目标是从意识中消除与威胁和不适有关的感受，因为它们是真实的或者感知到的威胁事件所形成的暗示。回忆一下鲍尔比（例如，Bowlby，1973）在关于婴儿期和童年早期依恋关系的著作中的相关论述：依恋的安全性取决于"当个体需要时，依恋对象的可亲近性、回应性和支持性"（引自 Shaver & Mikulincer，2005，p.26）。这些依恋关系帮助个体认识到，在周围世界中探索或得到需求的满足是安全的。这是一种基于安全型依恋关系的压力接种方式。

没有这些安全型依恋关系，就没有历史积累的安全感可供支取。这会导致用于处理应激的应急反应仅有一点或者说几乎没有认知过程和解决方向，因而个体主要通过抑制和压抑来应对应激。谢弗和米库利内瑟（Shaver & Mikulincer，2005）描述了两类应对应激的模式：依恋关系的超活化和钝化。超活化的特征是过分依赖依恋对象，甚至在一些最为良性的行为和评价中都会看到对抛弃和分离的威胁。相反，钝化则包括远离主要依恋对象和依恋关系，经常抑制思维和记忆。

会谈中的心理动力学疗法

迈克尔（二）

咨询师：所以，迈克尔，我听你说过，你感觉自己有点左右为难，既要养育孩子，又要照顾上年纪的父母，同时还在不断尝试应对工作和职业上的复杂局面。在这种情况下，你似乎被难住了，并且很疲惫。

迈克尔：我在这两件事中间左右为难！我真的有点理不出头绪！

咨询师：所以，问题似乎比我们想象的难办。

迈克尔：的确如此！

咨询师：让我们来看看你通常都是怎样应对压力的。在上一次感到压力过大时，你都做了哪些事情呢？

迈克尔：嗯，让我想想。我那时曾经尝试尽快摆脱它。

咨询师：好！你是怎么做的呢？

迈克尔：我想我试图忽略它，能拖多久就拖多久，直到我不得不去解决它。大约是在第一个孩子出生时，我那时完全不知道该怎么做。实际上，我在家陪伴第一个孩子的时间很少。

咨询师：那段时间似乎还留下了一点情绪没有被处理好。

迈克尔：如你所说，我有很多后悔的事情，那件事就是非常后悔的一件。

咨询师：让我们再来花点时间谈谈你的父母。他们都是怎样应对艰难时期的，比如压力？

迈克尔：嗯，你的问题很有意思！在我的记忆里，我经常感觉自己在为父母的情绪负责，但是他们二人的情绪又有不同的原因。我妈妈经常非常紧张，当我在她身边时，她会将情绪都发泄到我身上。至于我爸爸，他常常缺位，有时找不到人，有时他在情感上不能给我任何关注，或者二者兼有。

咨询师：噢，这些关系似乎对你产生了影响。

迈克尔：他们的确如此。但是，这和我现在经历的事情有什么关系呢？

咨询师：这是个好问题！让我们一起思考一下。如果可以，我想把刚才听到的情况做一个总结。妈妈将她的情绪发泄到你身上，爸爸经常缺位；现在他们又同时需要你去照顾；你试着离开或者逃避压力；在同你第一个孩子相处的那几年里，你可能有一些没有处理好的内疚感，甚至悲伤情绪……

迈克尔：（插话）哦！我现在明白了！

咨询师：和我说说。

迈克尔：面对压力时，我做的第一件事是我爸爸曾经做过的——逃避。当我还是个孩子的时候，爸爸的做法就伤害了我。现在我自己也成为家长了，我却对孩子做了同样的事。妈妈让儿时的我为她的情绪负责，甚至是在我不知所措的时候。现在，我感觉自己进退两难，被困在一个需要再次去照顾他们的境地中。与此同时，我（再一次）还需要关注自己的生活琐事。我想逃避，但是我不能；如果不逃避，我又不知道自己该做些什么。

迈克尔的应激：基于大脑的精神分析解读

一百多年来，精神分析理论的一个重要特征和贡献就是对记忆和童年早期事件的研究。弗洛伊德很有先见之明，他预见了无意识记忆的存在，并指出了它们在指导当下行为中起到的作用。神经科学作为一个独立学科，为这一理论提供了极大的支持。瑟尔（Searle，2004，2013）在关于意识和大脑成像的研究中揭示了"神经对刺激的反应"和"人们对决定的认知"之间有何联系。记忆往往以一种特定的方式工作，即依照它被编码、储存以及检索的相关方式。例如，具有重要情绪内容的事件被以不同的形式编码和储存，当你想要检索这些事件时，便会从与警觉、情绪、内容等相关联的各个大脑分区提取出"零碎的信息"。当我们从这个角度与来访者打交道时，以下几点是最为重要的。

- 回忆实际上就是重新组合——你现在正在喝橙汁吗？如果橙汁瓶子上写着"浓缩"，这就意味着原汁经过水分蒸发后，从精华中被萃取、分离，经过密封和储存，再与水（可能还有其他成分）混合在一起，最后变成"新鲜"的橙汁。严格来说，这的确是橙汁，可它的结构和原来略有不同。这有点像我们目前对记忆的理解：记忆不会被记住；但它们会被重建成和原来很像的样子，并且还被添加和删除了一些零碎的信息。

- 动机并不值得信任——我们做事总有一些显而易见的理由（我们认为自己知道为何要做手头上的事情），随后也就有了做这件事情的真正原因，尤其是根据弗洛伊德的观点。行为的产生有许多驱动因素，其中有很多因素是看不见的，或者说存在于我们的意识觉察之外。假设我们总是能够意识到，或者渐渐意识到这些，便会导致狂妄自大。因此，扭曲的倾向是我们作为人类所固有的易犯错误。这就是我们为何要教导新手咨询师尽量少使用"为什么"对来访者进行提问，因为即便一个来访者并未处于防御状态，他也经常不知道"为什么"（Sommers-Flanagan & Sommers-Flanagan，2014）。还有一点需要提到的是，大脑会在需要时填补知识空白。

- 反复回忆是协调无意识过程和记忆重建及动机的关键。不管来访者所经历的早期生活环境如何（几乎无关紧要），咨询师都应当把这些早期记忆视为可塑造的建构，而治疗关系和治疗环境则会提供一个可以探索记忆的情境。大脑中安全型依恋的印记会对记忆进行整合，而这个整合过程如果没有在儿童期发生，那么治疗中仍然有机会弥补一些神经缺陷——尤其是记忆整合方面的神经缺陷，并激发更有效的应激管理模式。

会谈中的心理动力学疗法

迈克尔（三）

正如我一直在应用部分做的那样，我会提供一个关于咨询师如何帮助迈克尔的描述，而非单纯的咨询记录文本。咨询师一开始也许会先为迈克尔解释，记忆并不是它们过去本来的面貌——我们曾经认为记忆只是纯粹的事件记录——而现在，我们会把它们理解为被记住的现象，它们每次被唤起的时候都会被重建。它们也的确是重现的记忆。以这一点为背景，咨询师可以邀请迈克尔根据先前的治疗互动，从他过去的经历中找到一个重要的记忆去深入探索。例如，他可能会在和父亲的互动中选择一段记忆，在这段记忆中，他的爸爸"缺位"或"逃避"情绪。然后，咨询师会要求迈克尔将这段记忆拿出来，并观察记忆中的情绪、认知以及情境内容。随后，迈克尔可以思考这个事件被赋予的意义，以及关于该事件的记忆。这个过程中会出现一些关键点。

作为一个孩子，迈克尔在不知不觉中记录下了这件事。多年来，他一直在重构这段回忆（当然其他事件也和这件事一样），并不断思考父亲行为的动机。他始终将自己当前的情绪体验不断地注入这段记忆，因此随着每次对事件的重温，父亲的动机会在迈克尔的心中变得越来越消极。

上述过程导致了两个令人不适的现实：第一，迈克尔早期的内隐认知对他产生了负面影响，使他在不知不觉中允许这些内隐认知对他当下的行为产生影响；第二，他不得不承担这样的痛苦——对他爸爸的气愤和内疚——以便继续治疗那些记忆。当迈克尔对过去事件进行回忆时，一旦他开始将当前的情绪体验分离出来，便会让自己有了重新回忆的选择［参见 Cozolino（2010）关于"改变记忆"的例子］。

压力接种训练：唐纳德·梅肯鲍姆（Meichenbaum，2003，2007；Meichenbaum & Cameron，1989）已经开发了一种创新的方法来处理应激，这种方法被称为压力接种训练（stress inoculation training，SIT）。该方法是这样看待应激的："他们（Lazarus & Folkman，1984）的模式提出，应激发生在被知觉的需求消耗了或者超出了系统（个人、家庭、团体或者社区）的被知觉的资源可满足那些需求时，特别是当系统的效益被判断为或者被认定处于危机中时"（Meichenbaum，2007，pp.499–500）。这种方法的强大之处，正如伯恩（Berne，1961）在有关沟通分析的著作中写到的那样，将应激置于个人与环境之间，而不是单独"责怪"个人或者环境。然而在描述压力接种训练模型时，接种明显是与回避相反的行为，因为压力接种训练主张逐步暴露于压力面前，以便建立压力耐受性、提高情绪觉察和调节能力。梅肯鲍姆（Meichenbaum，2007）解释了压力接种训练的价值，特别是在类似迈克尔找回自己这样的案例中。有些应激确实超出了个人的控制范围，比如"不可逆转的损失"。在这种情况下，"直接采取行动去应对"并不是很好的选择。相反，这种情况更需要关注自身的疗法，比如正念、"注意力转移"以及"适应性情感表达"（Meichenbaum，2007，pp.499–500）。

压力接种训练由三个部分组成：教育、技能培训和应用。我之所以在这里使用压力接种训练的描述，在某种程度上是由于它提出了一种灵活的方法来帮助来访者在思维和行为上变得更加灵活。在这一点上，我们看到了认知行为疗法的现代应用，以及它们所包含的正念觉察。海斯（Hayes，2004）在接纳与承诺疗法等双重目标疗法中对此做出了最好的描述：增加来访者的心理灵活性并扩充他们的行为选项。

认知行为疗法对应激的解读

　　一个纯粹的认知反应可能开始于来访者通过确定自己关于应激源的自我对话并将它和自己的核心信念联系到一起。这些核心信念曾经让来访者陷入消极的或功能失调的思维模式，就像案例中的迈克尔那样。纯粹的行为疗法主要观察来访者的行为，而经典行为疗法会观察来访者为外界环境中的事物、人物和事件建立的联系，正是这些因素与压力反应一一配对。从斯金纳的行为理论来看，咨询师将找出迈克尔应激状态的先导事件，或者前提性事件，以及应激所产生的结果性事件或后果性事件。如果不考虑治疗方法的变化，咨询师可以通过对这三种认知行为疗法的交替重复使用来确定迈克尔的回避行为模式。这种方法的基本假设是：目前的应激与其说是问题，不如说是一种长期回避症状。而当下的问题则说明了一种围绕着回避模式的"思维－行为"问题解决方式。

会谈中的认知行为疗法

迈克尔（四）

　　咨询师：迈克尔，我们发现自己处在一个充满挑战的地方，因为处理压力最有效的方法就是在它发生之前解决它。

　　迈克尔：（看起来持怀疑态度。）

　　咨询师：当然，那并不意味着我们无法处理你目前的压力。让我们可以看看你的压力是如何发展到这个水平的，以及今后如何减轻这些压力。我知道你现在正在受到伤害并且正在寻求安慰，所以我想知道你是否能同意这种说法——似乎有什么事情让你来到这里，并且这也不太可能是你最后一次感受到压力。

　　迈克尔：（犹豫）是的，我承认。我没有完全明白，但我感觉你很清楚

现在正在做什么，所以依旧认为这是一件好事，尽管我有些疑惑。

咨询师：谢谢你，迈克尔。我不会辜负你的信任。首先，让我们来分析一下你的情况。根据你前面告诉我的，你从来没能很好地应对压力——你说你的默认模式是忽略压力并且等待压力消失，或者等待情况自行缓解。你说过这种方法有时很有效。所以你解决问题的肌肉似乎萎缩了，就像我们的身体肌肉那样，当我们没有以正确的方式使用它们时，它们就会萎缩。现在的问题是，你的肌肉需要比平时更努力工作，而你却发现自己没有"肌肉张力"来完成它。

迈克尔：到目前为止听起来还不错，因为我讨厌锻炼！

咨询师：我能理解你的意思。因此，我们既要知道如何去应对现在的挑战，又要检查这些肌肉为何会变得越来越弱，还要找到合适的方法去保护你将来免受同样的肌肉损伤或超负荷。与此同时，我们还要为目前的状况寻找一些资源。

迈克尔：那真是太好了，因为我的方法还没有真正起作用。

咨询师：那些都是会改变的，如果你特别想改变它，就努力去改变。

咨询师继续探索迈克尔的应激回避方式，这些行为共有的模式会增加应激的力量并明显降低迈克尔的反应能力。他们考虑回避行为如何削弱一个人的生活空间，而压力接种则可以打开空间，使人得到更多的活动空间。这些空间可以转化为来访者的心理灵活性，即一种让人不再拘泥于两极化思维的能力（从"我可以做这个或者那个"到"我有许多方式来看待这个问题"）。随后，心理灵活性可以丰富一个人的行为目录，使它从"我可以面对或逃避"进展到"现在有各种各样的选择"。他们通过讨论，从认知层面上理解上述治疗方法；在会谈中从情绪层面加以练习；并且在两次会谈中间，从行为上和关系上练习这些新的行为。

迈克尔的应激：基于大脑的认知行为解读

回避行为导致思维僵化，反之亦然。在大脑当中，这种思维和行为的结合只能增加未来相同情况发生的可能性。对来访者而言，赫布定律在治疗中是一个强有力的理念，因为它解释了来访者的思维和行为是如何与他的大脑结构和功能联系在一起的，以及大脑发生的变化随后如何掌管未来的思维和行为。每当来访者进行消极思考或使用其他僵化思维时，他们都增加了自己下一次思维紊乱或者僵化的可能性，并且最有可能发生的行为也会受到限制。

大脑几乎不会忘记。那些记忆或思维模式可能并不总是在心智的最前端——事实上，它们在绝大多数时间是在心智之外的——这是大脑自动思维和核心信念的基本组成部分。那些思维–感受–行为的模式被深深地铭刻在神经网络中，以至于可以在意识之外运转，一部分原因就是它们是独立存在的。我经常告诉来访者，大脑有自己的心智。为了在治疗中验证这一点，咨询师可能会要求来访者提供一个最近发生的、关于思维失调的例子。在通常情况下，来访者往往很难想出这样的例子。然而，当被问及最近的负性情绪体验时，来访者的响应便会相对迅速。一旦我们解构感受，并把与负性情绪相关的思维和行为带入意识，自动思维就变得清晰了。情绪记忆更容易被个体记起，因为它们储存在杏仁核而不是海马（因此它们时刻准备着指导行为去回避威胁）。同时，由于情绪固有的重要性，尤其是对于情感导向型来访者来说，他们倾向于先去感受，再去思考或行动。

海马和杏仁核确保大脑可以记住，即使那些记忆不受直接意识的控制。而大脑的效能则导致了与趋近相关的突触和回路被修剪，借以加强回避行为。一旦来访者开始明白并接受这一点，即他们未加思索的想法和行为已经让他们的大脑劫持了随后的思维和行为（让改变变得极其困难），他们在治疗上的精力和投入通常就会增加。

会谈中的认知行为疗法

迈克尔（五）

迈克尔：所以，如果我的大脑陷入了这一刻板模式，我该如何摆脱它呢？

咨询师：这是一个非常值得思考的问题！让我们来仔细地思考一下这个问题以及可行的解决方案。当你问我"我应该如何摆脱它？"时，我完全理解你为何会这样问我。但是，从目前的治疗工作来看，你在这方面遇到了什么问题吗？

迈克尔：天哪，我又把这个模式重复了一遍，不是吗？我刚才的做法就是在寻找逃避或者回避的方法。我如何才能改变自己的提问方式呢？！

咨询师：让我们重新思考一下这个问题。有没有什么提问方式能让你的大脑意识到，逃跑或回避并不是一种解决问题的选择？

迈克尔："我要怎样做才能解决这个问题呢？"这样问如何？

咨询师：我们现在就在讨论这个问题。不管是什么因素让你陷入这种状况，包括神经上的或者环境上的因素，只有你才能改变自己。

迈克尔：我现在明白了——当我这样说的时候，我就感觉不一样了。

咨询师：太棒了！你是怎样做到的呢？（咨询师可以从谈话情境中推断出这个问题的答案，但他在努力帮助迈克尔加深这种体验。）

迈克尔：当我觉得要靠自己来解决这个问题的时候，我的胃里突然有一点不舒服，但我也觉得有些兴奋，并且看到了希望。这好像意味着我可以为此做些什么。我感到紧张，但我得到了鼓舞！

咨询师：我想再对你说一次，太棒了！坚持住！你现在已经可以接受下一个脑科学理论了，即神经可塑性。实际上，你可以改变大脑的兴奋方式，当思维和行为出现时，你可以挑战它们，并以此打破大脑的现有模式。

迈克尔：这个理论听起来很强大（好吧，也有些可怕）。

咨询师：没关系。你一开始的反应是"这太可怕了"，因为从前的大脑在这种情况下会说"生活是可怕的，改变是可怕的，害怕是可怕的"。

迈克尔：是的。

咨询师：在此之前，你可能会将这些思维看成现实。现在，我想邀请你把这些思维拿出来，并和它们较量一下。

迈克尔：（怀疑的表情又回来了。）

咨询师：想象你自己有这些思维（你能够感觉到它们，所以知道它们存在）。你可以让自己来决定是否保留它们、修改它们或者干脆全部抛弃它们。让我们再仔细看看……

人本－存在主义对应激的解读

与安全型依恋相似，生命或死亡的话题会出现在人们意识到威胁之后，并且以接纳程度或价值条件为基础。约瑟夫（Joseph，2004）提出的概念化应用对于迈克尔的治疗工作很有参考价值，可以用来治疗创伤后应激障碍。从这一点我们可以做出推论，并用以人为中心疗法来处理应激。在介绍创伤后应激障碍和以人为中心疗法时，约瑟夫（Joseph，2004）认为，"创伤事件的特征……（导致了）自我和经验之间的矛盾分化……（导致了）从否定到认识到这些经历的存在……我们是脆弱的，未来是不确定的，生活是不公平的"（p.106）。从人本－存在主义疗法的观点看，最后一个分句对于处理应激有着丰富的意义。人类是脆弱的，未来是不确定的，生活当然就是不公平的，并且人类通常会生活在对这些现实的默认当中，直到他们需要亲自面对这些默认的现实发生在自己身上。像迈克尔这样的来访者，上述三种情况几乎同时发生，而当他拥有的资源看似不足以帮他应对这种情况时，他倾向于把这些情况积攒到一起处理。所以，此处的第一个现实是：他感受到的压力是客观的，外部效度是正常的。同时，这些应激源是真实存在的，因为他从主观角度可以体验到他们。从某种意义上讲，尽管他无力阻止父母衰老或者身体变差，但这个主观部分可以由他自己通过许多方法来控制。约瑟夫（Joseph，2004）对罗杰斯理论解释的第二部分也在这里有所体现。同时，这部分内容也探索了迈克尔的价值条件，既包括在他早年经历中对他加以影响的价值条件，也包括他自己强加给自己的价值条件。当然，我们期望这些挣扎具有发展适宜性。依据迈克尔的年龄和职业发展阶段以及心理发展状况，他可以从自己的治疗中探索意义。同时，正因为他通过父母每况愈下的健康状况体会到了死亡的宿命，因此他也被迫面对自己的衰老和死亡。

会谈中的人本－存在主义疗法

迈克尔（六）

咨询师：迈克尔，我想指出几类你正在经历的人本－存在主义类型的危机，我想请你一起探讨一下，这些危机有多适用于你看待事物的方式，可以吗？

迈克尔：当然可以。

咨询师：你父母的健康问题让你不得不为他们承担更多的责任，我们既看到了一种对峙，也看到了一种责任，这种责任让我们不得不做出选择。同时，它也为生活带来了意义；这一点又与第二个危机有关——个人意义的危机。你描述了你喜欢的工作，但在一个让你不太满意的地方从事这份工作。我也听到你把抚养孩子描述成给你带来自我怀疑的事情。

迈克尔：是的，听起来我的确是这样。并且当这些东西被放在一起时，会让人感觉更加难以承受。

咨询师：当然，这也是大多数人在遭遇丧失、转变和角色改变的情况下，探索生活意义和目标时会经历的事情。我也见过这种现象发生在与你的情况相似的案例中，而那些来访者同样也来自价值条件对他们施加影响的环境。

迈克尔：什么是"价值条件"？

咨询师：从我所建议的角度看，人们倾向于朝着他们想要的方向成长，直到或者除非他们经历了一个缺乏价值感的环境。在这个环境中，他们所得到的爱是基于某些东西的——任何东西——而不是他们作为人的固有价值。

迈克尔：这听起来让人很有感触。

咨询师：为何会有感触？

迈克尔：我首先想到在成长过程中，情绪表达似乎是被限制的，尤其是在男性家庭成员中间。我的父亲从来没有表现出情绪，他仅仅表达过对某些人和事物的不喜欢。

咨询师：请继续说下去。

迈克尔：哎，我从前必须隐藏自己的情绪，必须保持冷静和善于分析，才能被父亲接受。我始终记得那是什么感觉。

咨询师：嗯，那你在妈妈面前又是什么情况呢？

迈克尔：在妈妈面前时，情况刚好相反——我感觉自己有责任安抚她的情绪，随时随地都是这样。我只记得自己夹在爸妈两人相互冲突的期望中间。

咨询师：这是你对自己过往经历的生动描述。这些经历似乎不太容易被战胜。

迈克尔：没错。但这和我现在的情况有什么关系呢？

咨询师：这是一个很好的问题。让我们从神经学的角度看待这个问题……

迈克尔的应激：基于大脑的人本 – 存在主义解读

人本 – 存在主义疗法（尤其是格式塔疗法）所支持的整体论强调了分裂自我所固有的问题。在神经科学的术语中，这个概念隐喻地反映在胼胝体中，并且的确存在于大脑中交感神经和副交感神经系统之间的互补过程中，以及大脑左右半球的互补过程中。同时，这个概念也存在于后脑、中脑和前脑的垂直连接中。

胼胝体：胼胝体是密集的神经和神经纤维束，在生理上连接大脑的左右半球。为了评估这种结构的价值和意义，只需关注美国的国家胼胝体疾病组织（National Organization for Disorders of the Corpus Callosum）。这是一个非营利组织，可以确诊至少 33 种由胼胝体问题所引发的疾病。在某种程度上，这些都与胼胝体结构在大脑的左半球和右半球之间所起到的连接作用有关。尽管咨询师目前还不能直接影响来访者的胼胝体，但胼胝体的结构和功能作为一种有价值的类比，可以用于支持整体论、连接和关系。

这一点在治疗中起到的作用是帮助来访者了解他们与自己的关系（一个公认的、复杂的、抽象的概念）以及来访者与他人的关系，尤其是那些亲密关系。让我们先回到座机电话的时代，电话线可以用来比喻联系，没有电话线就没有交流。我们今天能找到的关于联系的最贴切的比喻是路由器。路由器的功能是连接网络信号和计算机（已经过时了），然而许多人仍然能够记起，每当路由器出现故障时，外界联系被切断是什么感觉。

自主神经系统：交感神经系统是自主神经系统中的兴奋系统，它的作用是对环境中的危险警报信息做出反应，并为身体做好行动准备，无论这个行动是逃跑、战斗还是冻结。副交感神经系统通过抑制功能对交感神经系统起到协调作用。交感神经系统支配身体活动（消化可以等待，血液流向主要肌肉群，离开皮肤和肠道，等等），副交感神经系统让人平静，让人恢复到平衡与和谐状态。这两个神经系统协同工作，共同支配人体活动，同时也负责让人恢复生理平衡，避免延长的、过度的兴奋给身体带来损伤。

大脑半球和平衡结构：大脑的进化是为了促进和强化其平衡状态，或者至少使它在一种平衡的状态下存在。大量的"流行心理学"和"流行神经科学"理论却在这个问题上试图夸大脑半球功能和结构的不对称性。然而，这些理论通过探索每个大脑半球对社会行为的影响，在人类情感和行为方面的研究中取得了更多的进展。

与此同时，大脑也在垂直方向上进化，人类大脑已经从只专注于反射性生存的爬行动物脑，垂直进化出古哺乳动物脑——拥有类似边缘系统的大脑结构，可以完成更为复杂的条件反射和关系；再到新哺乳动物脑，这个脑结构拥有可以进行某种意义上的元反射的前额叶皮质。然而，任何人离开任何一个层次或水平的结构都无法生存——无论是在相互依存方面还是在综合功能方面。存在主义疗法中出现的个人责任、自由以及选择，被整体的、经验的和现象学的格式塔观点所平衡。

会谈中的人本 - 存在主义疗法

迈克尔（七）

镜像神经元——现代神经心理学的证据。关于它的价值主张已经成为传奇；所以我在临床应用中一直态度谨慎，以免过分吹嘘其价值。在与迈克尔一起处理应激的过程中，镜像神经元可以帮助他（以及像他这样的来访者）在他的现象学应激中理解别人施加在他身上的影响，以及他的应激反应可能对周围人产生的影响。这些影响创造了一个无效应激反应的恶性循环。

咨询师：迈克尔，我们谈到过一点关于镜像神经元的知识，但我想尝试把它应用到你的治疗中。首先，让我们看看你在目前的环境中能找到哪些线索，以及环境会如何影响你的应激体验。

迈克尔：听起来不错。我们从哪里开始？

咨询师：你是否有过这样的体验，当你和某些亲属在一起时，你发现自己正经历着压力或焦虑，却没有明显的原因？（迈克尔在早先的治疗中稍微提及过这一点）

迈克尔：哦，当然——你是怎么知道的？

咨询师：我并没有真正了解，只是从你说过的一些事情中得到了提示。

迈克尔：好吧，我的家人实际上已经用不同的方式表达出来了。例如，在爸爸面前时，我总觉得自己是一个让别人失望的人；在妈妈面前时，我总是感到内疚或应该对什么东西负责。

咨询师：继续说下去。

迈克尔：奇怪的是，即使在我们谈论那些与失望或厌恶基本没有什么联系的话题时，我也会感觉到这些事情——就是这件事让我有了一种奇怪的体验。

咨询师：在这里，理解镜像神经元可能会对你有帮助。这里有一段非常简短的描述。镜像神经元实际上是运动神经元——是启动身体运动的脑细胞。当我们看到别人的动作时，它们也会"点燃"，就好像我们已经做了那些动作一样。如果它们是孤立的，就非常有趣了；它们可以帮助我们理解行为模式的建立。然而，它们又通过一处叫脑岛的结构与边缘系统相连。这表示我们观察到的动作会触发大脑中的运动神经元，并将它与情绪联系起来。

迈克尔：所以你的意思是，我在和父母交谈的时候，仅仅通过观察他们的某些行为就会让我有类似的感觉，即使他们说的话和情绪并没有多大关系？

咨询师：是的，就你目前对他们的理解而言。你认为这会如何影响你的压力体验呢？

迈克尔：让我想想……如果他们现在的行为与从前在表达失望或责备时表现出的行为相似，我会感受到和从前一样的情绪吗？

咨询师：这当然是理解镜像神经元的一种方法。

迈克尔：所以在我谈论对自己工作的不满意时，我实际上也在试着帮助他们，因为他们经历了对自己生活的失望和谴责……

咨询师：确切地说，你可能会发现自己既感受到了他们现在的感受，也感受到了你对他们的其他行为的反应。

迈克尔：哇！难怪我感觉有压力！我现在该怎么办？

咨询师：这是一个好问题！让我们讨论一下……

建构主义疗法对应激的解读

对于大多数读者来说，有一件事会变得清晰——但很可能会在他们的脑海中引起疑问——那就是治疗谈话的最后并没有重新回到迈克尔目前所面对的问题和情况。之所以有意这样做，主要是由于建构主义理论特有的优点。从这个角度讲，虽然迈克尔的应激反应完全可以被理解，并且那些感受都是真实存在的，但它们在很大程度上反映了他对自己经历的建构。这并不是说他父母的健康状况没有恶化，也没有说他在现实中不需要抚养两个年幼的儿子，更不会否定他目前正在面临职业上的选择。基于对建构主义的简单化理解，这通常基于对建构主义疗法的辩证的观点。个体的经历中包含客观事实；来访者为那些事实总结意义，而他们围绕这些事实所建构的现实以及对这些事实的反应却是主观的。因此，迈克尔可以自己选择如何理解他目前的处境。

从建构主义的角度与来访者一起展开治疗工作，有几个标准需要考虑。首先，如上文所述，现实中包括真实的现实和建构的现实。咨询师的角色是帮助来访者分清有哪几种现实，然后决定那些被建构的现实是否对他们起作用，以及他们是否想要改变这些现实。其次，如果现实是被建构的，它们就是容许被改变的。然而，我们并不需要探究那些对来访者没有帮助的现实是如何被建构的。因此，咨询师需要探究哪些现实是有效的，哪些现实是无效的，以及来访者想要如何重构他们的现实。最后，建构主义疗法对于那些处于危机当中或者感觉自己不知所措的来访者特别有价值。一旦和谐的关系被建立，那些消极的叙事和充满问题的故事就会变得非常具有可塑性。而这恰恰是我想要提出的最后一点：建构疗法与认知行为疗法中的自我对话一样，并不是心理治疗中的创可贴。这些方法不会让来访者进行积极思考，也不会让来访者笑对自己的问题——事实上，除描述治疗模型之外，建构疗法不会告诉来访者任何事情。相反，建构疗法会邀请来访者审视他们如何建构了自己目前所处的现实，然后探索自己想要以何种方式重写对自身经历的看法。

在实际应用中，倾听整合问题叙述（叙事疗法）、寻找例外、邀请来访者探索其他治疗方法（焦点解决疗法）是建构主义疗法的重要标志。奥康奈尔（O'Connell，2001）详细阐述了使用焦点解决疗法处理应激时需要考虑的几个要点：社会建构主义观点的现实观，以叙事作为治疗方式，关于事件因果联系的观点，个体作为社会人的形象，以及成为中心焦点的变化。我们将在与迈克尔的治疗工作中探索这些注意事项的部分内容。

会谈中的建构主义疗法

迈克尔（八）

语言至关重要。

咨询师：迈克尔，站在我们治疗工作的角度上，我们想看看你为自己创造的个人环境和社会环境。

迈克尔：好的，我们怎么做呢？

咨询师：嗯，理解这一点的最好方法之一就是通过人们讲故事时使用的语言。就像我们之前进行的谈话那样，我想挑几件事情和你谈谈。

迈克尔：（看起来有些不安。）

咨询师：别担心，我不是在评判那些陈述，我只是想试着理解它们和你的经历之间有何联系。当你描述目前的处境时，你使用了很多像"他们"这样的词语来描述自己为什么会感到压力非常大。

迈克尔：是的，的确如此。但我就是这样认为的。如果我的同事对我更尊重，我在工作中便会更加放松和满足。如果我的父母不是那么苛求，并且健康状况没有变差，我就可以把更多的时间和精力放在我的家庭上。这有什么错吗？

咨询师：这个问题问得非常好。你为什么不先试着回答这个问题呢？

迈克尔：我认为我看待事情的方式可能与我为什么感到压力大有关？

咨询师：也许是的。

迈克尔：我这样想对吗？

咨询师：就是这样。这是你对自己世界的看法——你的创造。如果你说它是，它就是，而不是问我。

迈克尔：（叹气）这有点让人困惑，我感觉你从来不会直接给我答案。

咨询师：谢谢你跟我分享你的感受，你说得对，让我们从你的角度出发看待这些问题。我们不妨用这种方式思考一下，你把问题的根源定位在了自身之外——你同事的态度、你父母和他们的健康，等等。这是你为自己建构的现实。

迈克尔：但这些事情都是真的！

咨询师：是的！从你的角度来看，这些是真的。如果这个现实起作用了，我们的工作就完成了。如果我能告诫你的同事、治愈你的父母并且改变过去发生的事，我就会变得非常富有，而你对现实的看法也会变得合理（并且有效）。

迈克尔：我想我明白你的意思了。只要我把这种情况看作"外在的"，我就很难控制自己的感觉以及接下来将会发生的事情。

咨询师：从你的话中能听得出，你自身的一部分似乎已经准备好要重写个人叙事了。当然，我知道从你打电话预约并来这里咨询时，你就已经迈出了重要的一步。现在让我们看看你想要建构的叙事。

迈克尔的应激：基于大脑的建构主义解读

想要从建构主义的角度理解应激，知觉对于我们来说是非常关键的。本书已经描述了两个与这种方法非常相关的领域：将人类的视觉盲点作为有限视角的隐喻，以及说明视觉如何在大脑中运作的"信之则见"现象。

视觉盲点：一个通俗易懂的镜子游戏正在流行。拿一面镜子，把它举到脸的垂直中线处，对着鼻子来回移动，看看镜中的形象发生了怎样的变化。

镜子里的面孔可能会变得扭曲，也可能会莫名其妙变得好看。你最终在镜子中看到的，或者是一张极度压缩或膨胀的脸，或者是一张非常匀称的脸。这些都是大脑补偿功能的产物，用以弥补信息空白。前面提到的生理学例子（见第一章和第六章）是视觉盲点，即眼球后部视网膜上的一点。人体通过两眼之间的重叠视野对视觉盲点进行补偿。从隐喻层面来看，人类总是做出类似视觉盲点的事情。我们经常用已知的结论来处理情况，并且经常在事后寻找证据支持那些结论。在搜索引擎的时代，这点尤其普遍：选择一个观点，然后用搜索引擎来搜索这个观点，便可以找到大量支持该观点的论据。人们几乎都会做这件事；因而来访者也会做这件事，直到生活变得难以掌控。

信之则见：大多数人面对的生活挑战是"生活是它本来的模样"和"生活会成为我们想要的模样"，尤其是中年人。许多理论家已经发现，来访者生活中一直存在的困难是事情的现状与他们的期待之间存在的巨大差距。在下文的语言环境中，视觉一词既有字面意义，又有比喻意义。从神经科学的观点看，视觉一词的含义更为复杂。如前文所述，眼睛吸收周围客观环境中的物体反射的光线，并通过客观的、真实的身体结构传输，并最终传达给真实的大脑。而大脑就是客观现实的终点。实际上，视觉过程在光线进入枕叶之前就已经结束了，原因就是杏仁核和海马已经对个体所经历的威胁进行了编码储存，大脑会匹配和识别这些威胁刺激，所以视觉信号在进行高阶处理之前的一瞬间就产生了分离，并且穿过边缘系统（尤其是杏仁核）。一旦视觉信号进入枕叶，由于海马记忆优先于杏仁核记忆，因此信号被施加了更多的认知控制。即便如此，视觉始终以情绪过程和调节能力为基础。因此，叙事被写在枕叶和边缘系统之间的空间里，而不是在周围的环境中。

会谈中的建构主义疗法

迈克尔（九）

咨询师：迈克尔，让我们从上次会谈结束的地方开始，通过探索某些观点的替代观点，来观察知觉如何影响事实。

迈克尔：好的，我们可以开始了吗？这周我过得很艰难。

咨询师：当然可以开始了。先告诉我发生了什么事？

迈克尔：没有什么特别的或戏剧性的事情发生，自从我们在治疗中讨论了那些话题后，我便对评论非常敏感。

咨询师：首先，治疗让你变得敏感是很自然的事情，尤其是那些你从前可能忽略或搪塞掉的事情。既然你已经拥有了自己的叙事，感觉就不一样了。能和我谈谈工作中发生了什么事情吗？

迈克尔：在一次小组会议上，有人对一个需要改进的项目发表了评论，而我就在那个小组里。我几乎立刻就产生了防御的念头，想要动手打对方，或者愤然离去。

咨询师：那你实际上是怎么做的呢？

迈克尔：我只是坐在那里，告诉自己要和你谈谈这件事！

咨询师：所以你在自己的行为反应上按了暂停键，因为你相信自己还有其他办法来应对这件事情，对吗？

迈克尔：我想是这样，是的。

咨询师：这的确是一段新的叙事。

迈克尔：所以，有了这段新的叙事，又会怎么样呢？

咨询师：好的，我听见了两种声音——"我在此处有选择"，以及"我已经不相信我的感觉了"。

迈克尔：是的，就是这样——在当时的环境下，我不太相信自己从那些对话中产生的观点，但我还是希望能够做出不同的反应。

咨询师：在我看来，你仅仅通过质疑大脑发出的威胁信号，便已经开始改变你的大脑了。你对"等待自己去反应"这件事感觉如何?

迈克尔:好吧,这很难做到。但我相信或许可以用一种让人感觉很好的方式看待这个情况——即便当时我没有想到。那么另一种看待它的方式是什么呢?

咨询师:我很高兴你能这样问。我们今天就来一起看看吧!

对迈克尔的总结

正如我们在本章中介绍的,治疗对于改变外在的、客观的应激源几乎不起作用。相比之下,咨询师在处理来访者主观的、生活经历中的应激体验时,却有许多选择。迈克尔在治疗的同时也认识到:在几乎不必考虑具体方法的情况下,他的力量来源于他对这些事件的反应,通常涉及对不健康的应激反应模式的再次习得。现实(reality)的力量存在于应激源和迈克尔对应激源的认知之间的空间中,他的心智对于这类现实是开放的。

解释你的大脑

长期应激给大脑带来的影响

当我们思考应该选择什么方式来治疗来访者的应激和应激相关障碍时,一个额外的、基于大脑的现象需要我们谨记于心:皮质醇。图 9.1 的模型中展示了应激、糖皮质激素的作用,及其对谷氨酸的影响,并以此揭示了应激和抑郁之间的神经生物学关系，如圣阿科拉、特雷卡尼和波波利（Sanacora，Treccani，& Popoli，2012）所讨论的。

皮质醇又被称为"压力激素"，因为它在帮助人类应对应激时扮演了重要角色。在图 9.1 中，从短期来看，它可以加强记忆，将能量注入行动，并在应激状态过后使我们恢复平衡（Cozolino，2010）。然而，在表 9.3 中，皮质醇的释放所带来的积极作用（第一行）很快就会转化为对大脑系统相应区域的破坏和瓦解。长时间的应激会带来持久的问题，甚至从童年早期就开始了（参见 Kindsvatter & Geroski，2014）。咨询师必须注意的是，那些自述承受着尚未解决的应激或承受着长期应激的来访者，其症结大多是在神经系统上，而不仅仅在他们所陈述的问题上。如下文所述，主要的影响似乎在海马的大小和功能方面。咨询师必须牢记这一点，因为记忆减退和注意集中问题不仅会导致来访者的依从性不足和治疗结果不理想，甚至可能导致误诊。

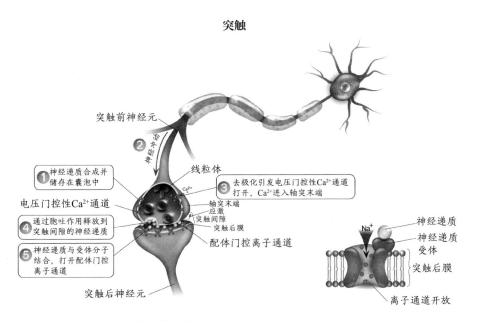

图 9.1　突触中的应激（Sanacora，Treccani，& Popoli，2012）

表 9.3　应激与海马

皮质醇的作用	分解脂肪和蛋白质，使人体立即产生能量
	抑制炎症过程
	抑制免疫系统中蛋白质的合成
皮质醇水平长期偏高	神经／树突可塑性降低
	树突退化
	髓鞘脱失
	细胞死亡
	抑制神经形成和神经生长
皮质醇水平偏高	与陈述性记忆和空间关系受损有关
海马损伤	难以获取新知识
	影响短时记忆和长时记忆
海马缩小的个体	经历早期创伤的成年个体
	应激后创伤障碍
	颞叶癫痫
	精神分裂症
	库欣病

来源：改编自 Cozolino（2010，p.251）

本章总结

　　应激是不可避免的，更确切地说，客观意义上的外部应激是不可避免的，因此一定不能把预防应激当作治疗的目标。应激可以是外部事件，如自然灾害、个人损失或者突发的转变，无论这种转变是好是坏。应激也可以是一个人的内部反应。对应激源的内部体验取决于个体。可这并不是说，如果一个人感觉有压力，就是他故意不去努力地、有效地处理应激。

　　正如我们在这一章中看到的，来访者在治疗中报告的应激源和应激反应是多种多样的。同样，这些应激源的来源及其发生前提也是多种多样的。简化和还原主义疗法在处理应激问题上显示出了前所未有的无效。而有神经科学意识的咨询师会明白，他们的来访者在经历应激状态时，大脑的生理机能可能会发生变化，从而限制了他们应对和解决应激的能力。神经科学与治疗方法的结合可以帮助我们理解来访者以及向来访者表达共情，还可以帮助我们根据每个个体的相关情况来制订治疗中的具体机制。

其中一种治疗方法是帮助来访者理解他们早年生活中的内隐记忆、外显记忆以及依恋关系，这些记忆和依恋关系形成了异常的应激调节模式。我们已经看到了应激反应——无论是战斗、逃跑还是冻结——都可以从适应状态转变为大脑所铭记的消极策略。应激和应激反应可以被关联性地推导出来，并且被社会性地建构。来访者的希望和治疗的力量在于关系的联结，这种关系联结可以让压力过大的来访者探索他们的依恋关系、回避行为模式、人际关系以及叙事。了解这些与脑科学相关的工作原理，可以使咨询师在治疗上具有自己的独特优势。

本章概要

在本章中，我们实现了以下目标。

- 从口头上和临床意义两方面入手，建立应激及其治疗的生物学和理论基础。
- 明确本书中涉及的四类治疗方法是如何处理应激（以及应激带来的痛苦）的。
- 描述这些理论与神经科学发现在治疗应激及相关症状方面是怎么整合的。

参考文献

American Psychiatric Association. (2000). *Diagnostic and statistical manual of mental disorders* (4th ed., text rev.). Washington, DC: Author.

American Psychiatric Association. (2013). *Diagnostic and statistical manual of mental disorders* (5th ed.). Washington, DC: Author.

Berne, E. (1961*). Transactional analysis in psychotherapy: A systematic individual and social psychiatry*. New York, NY: Grove Press.

Bowlby, J. (1973). Attachment and loss: Volume II: Separation, anxiety and anger. *The International Psycho-Analytical Library*, *95*, 1–429. London: The Hogarth Press.

Cozolino, L. (2010). *The neuroscience of psychotherapy: Healing the social brain*. New York, NY: W. W. Norton & Company.

Douthit, K. Z., & Russotti, J. (2017). Biology of marginality: A neurophysiological exploration of the social and cultural foundations of psychological health. In T. A. Field, L. K. Jones, & L. A. Russell-Chapin (Eds.), *Neurocounseling: Brain-based clinical approaches* (pp. 45–60). Alexandria, VA: American Counseling Association.

Enoch, M. A. (2011). The role of early life stress as a predictor for alcohol and drug dependence. *Psychopharmacology*, *214*(1), 17–31.

Garrett, B. (2011). *Brain and behavior: An introduction to biological psychology* (3rd ed.). Thousand Oaks, CA: Sage.

Garrett, B., & Hough, G. (2018). *Brain and behavior: An introduction to biological psychology* (5th ed.). Thousand Oaks, CA: Sage.

Hayes, S. C. (2004). Acceptance and commitment therapy, relational frame theory, and the third wave of behavioral and cognitive therapies. *Behavior Counselor*, *35*(4), 639–665.

Joëls, M., & Baram, T. (2009). The neuro-symphony of stress. *Nature Reviews Neuroscience*, *10*(6), 459–466.

Joëls, M., Karst, H., & Sarabdjitsingh, R. A. (2018). The stressed brain of humans and rodents. *Acta Physiologica*, *223*(2), R121–R130.

Joseph, S. (2004). Client-centered therapy, post-traumatic stress disorder and post-traumatic growth: Theoretical perspectives and practical implications. *Psychology and Psychocounselor: Theory, Research and Practice*, *77*(1), 101–119.

Kindsvatter, A., & Geroski, A. (2014). The impact of early life stress on the neurodevelopment of the stress response system. *Journal of Counseling and Development*, *92*(4), 472–480.

Lazarus, R. S., & Folkman, S. (1984). Coping and adaptation. In W. D. Gentry (Ed.), *The handbook of behavioral medicine* (pp. 282–325). New York, NY: Guilford.

LeDoux, J. (2003). *Synaptic self: How our brains become who we are*. New York, NY: Penguin Books.

LeDoux, J. (2012). Rethinking the emotional brain. *Neuron, 73*(4), 653–676.

LeDoux, J. (2015). *Anxious: Using the brain to understand and treat fear and anxiety*. New York, NY: Viking.

Luke, C., Redekop, F., & Jones, L. K. (2018). Addiction, stress, and relational disorder: A neuro-informed approach to intervention. *Journal of Mental Health Counseling, 40*(2), 172–186.

O'Connell, B. (2001). *Solution-focused stress therapy*. Thousand Oaks, CA: Sage.

McEwen, B. S. (2012). Brain on stress: How the social environment gets under the skin. *Proceedings of the National Academy of Sciences, 109*(2), 17180–17185.

McEwen, B. S. (2017). Neurobiological and systemic effects of chronic stress. *Chronic Stress, 1*, 1–11.

Meichenbaum, D. (2003). Stress inoculation training. In W. T. O'Donohue, J. E. Fisher, & S. C. Hayes (Eds.), *Cognitive behavior counselor: Applying empirically supported techniques in your practice* (pp. 407–410). Hoboken, NJ: Wiley.

Meichenbaum, D. (2007). Stress inoculation training: A preventative and treatment approach. In P. M. Lehrer, R. L. Woolfolk, & W. E. Sime (Eds.), *Principles and practice of stress management* (3rd ed., pp. 497–518). New York, NY: Guilford Press.

Meichenbaum, D., & Cameron, R. (1989). Stress inoculation training. In D. Meichenbaum & M. E. Jaremko (Eds.), *Stress reduction and prevention* (pp. 115–154). New York, NY: Springer.

Owens, E., & Parsons, R. (2018). *Crisis and trauma counseling: Unique forms of helping*. San Diego, CA: Cognella Academic Publishing.

Ratts, M. J., Singh, A. A., Nassar-McMillan, S., Butler, S. K., & McCullough, J. R. (2016). Multicultural and social justice counseling competencies: Guidelines for the counseling profession. *Journal of Multicultural Counseling and Development, 44*(1), 28–48.

Roth, S., & Cohen, L. J. (1986). Approach, avoidance, and coping with stress. *American Psychologist, 41*(7), 813.

Sanacora, G., Treccani, G., & Popoli, M. (2012). Towards a glutamate hypothesis of depression: An emerging frontier of neuropsychopharmacology for mood disorders. *Neuropharmacology, 62*(1), 63–77.

Saper, C. B., & Lowell, B. B. (2014). The hypothalamus. *Current Biology, 24,* R1111–R1116.

Searle, J. R. (2004). *Mind: A brief introduction.* Oxford, UK: Oxford University Press.

Searle, J. (2013). Theory of mind and Darwin's legacy. *Proceedings of the National Academy of Sciences, 110*(Suppl. 2), 10343–10348.

Selye, H. (1955). Stress and disease. *Laryngoscope, 65,* 500–514.

Shaver, P. R., & Mikulincer, M. (2005). Attachment theory and research: Resurrection of the psychodynamic approach to personality. *Journal of Research in Personality, 39*(1), 22–45.

Siegel, D. J. (2012). *Pocket guide to interpersonal neurobiology: An integrative handbook of the mind* (Norton Series on Interpersonal Neurobiology). New York, NY: W. W. Norton & Company.

Sommers-Flanagan, J., & Sommers-Flanagan, R. (2014). *Clinical interviewing* (5th ed.). Hoboken, NJ: Wiley.

Sue, D. W., & Sue, D. (2016). *Counseling the culturally diverse: Theory and practice* (7th ed.). Hoboken, NJ: Wiley.

Szabo, S., Tache, Y., & Somogyi, A. (2012). The legacy of Hans Selye and the origins of stress research: A retrospective 75 years after his landmark brief "letter" to the editor of Nature. *Stress, 15*(5), 472–478.

图表版权信息

图 9.1：Copyright © 2016 Depositphotos/megija.

第十章
成瘾和物质使用障碍与神经科学

· 开篇问题 ·

◇ 在你的生活中，哪些东西或事情是你无法放弃的？

◇ 有关大脑中的成瘾问题的相关知识是如何促进共情和治疗的？

◇ 咨询师该如何将神经科学的发现运用到心理咨询中，而不给有成瘾问题的来访者留下说教或强加压力的印象？

德文（一）

　　德文是一名24岁的男性，正在参加强化门诊（intensive outpatient，IOP）治疗项目。他报告自己从15岁就开始酗酒。大约也是在15岁的时候，他在一个关系亲密的朋友面前"公开"自己是同性恋。他从13岁就开始尝试使用酒精、大麻以及母亲的地西泮。他认为自己现在是一个酒鬼和瘾君子，原因如下：（1）他觉得自己长期饮用各种酒类，直到喝醉为止；（2）他在专科学校只完成了三个学期的学业，之后便退学了。在后来的4年里，他一直"吃盐酸氢考酮和盐酸羟氢吗啡酮"，以及他能弄到手的其他东西。德文曾经因为药物使用过量而接受了为期8天的住院治疗（那是他第三次住院），他也是从那时起开始接受强化门诊治疗的。第一次住院是由于他在家人面前承认自己是同性恋（并因此生活在罪恶感中）后企图自杀，最后两次住院则是由于"意外"的药物使用过量。德文自述在应对成瘾问题和生活规划问题上感到无力且无助。他说他感到空虚、羞愧，对于改变毫无希望，甚至没有方向；他生命中的大部分时间都生活在"使用—清醒—寻找—使用"的循环中，并且完全不知道应该从哪里着手建立新的生活。他极度渴望和家人建立一种爱的关系，尽管他的家人仍然难以接受他作为同性恋的生活方式以及成瘾问题。他也想要一个稳定的、支持他的伴侣和他一起生活。然而，他现在几乎没有不"嗑药"的朋友。因此，尽管建立一个不使用违禁药物的社会支持系统重要且必要，但目前的状况让他沮丧和退缩。

文化考量

酒精使用障碍是最常见的成瘾问题（American Psychiatric Association，2013），但在世界各地的发病率各有不同。此外，不同文化背景对酒精使用障碍的理解也有所不同，因为某些符合酒精使用障碍诊断标准的症状在特定文化背景下未必被人们视为问题。虽然有一些客观的标准可以帮助咨询师呈现来访者的酗酒问题，但咨询师必须在文化背景下评估酗酒问题对来访者的影响。同时，有一件事情对咨询师来说非常重要：我们要接纳和理解物质使用障碍可能是个体及其上几代人生活中人际间暴力和系统性强迫的结果。DSM-5 还指出，个体的酒精代谢酶在种族和民族之间存在遗传差异。这意味着每个人将酒精转化为糖进一步分解的能力不同，因此让一个人醉了的等量的酒精可能不会让另一个人醉。

简介

是什么让改变如此困难？这个问题自古以来就一直被人问起，可大多数答案都难以令人满意。改变已经被应用到生活中的各个领域，从改变饮食方式，到戒断物质滥用和虐待行为，一直到宗教皈依，等等。在成瘾治疗领域，人们已经为这个问题提供了许多答案：道德缺失、遗传、家族史、未处理的创伤，以及我们将要在下文中描述的其他原因。尽管从神经科学的角度来解释这个问题很可能引来质疑，但神经科学领域确实有一些有价值的东西可以为个人、家庭以及临床医生提供参考，并帮助他们应对成瘾问题。（在这一章中，我会引用各种定义成瘾问题的学术名词，为了通俗易懂，我在多数时候依旧使用"成瘾"一词。但在我看来，用"成瘾"一词来为求助的人贴标签与许多支持类工作的宗旨相违背，因而我会在咨询工作中尽量避免使用这种说法。与此同时，DSM-5 收录了"成瘾"，这标志着精神医学对于成瘾问题看法的巨大转变。）

成瘾从行为开始，并且所有的成瘾都是行为上的（Winger，Woods，Galuska & Wade-Galuska，2005）。即使你是一个"我的基因让我这么做"的人，是世界上最具有遗传易感性（如果这项指标可以衡量）的人，如果没有发生某些行为，那你也永远不可能出现成瘾问题，毕竟有很多东西可以代替那些让人成瘾的东西，我们将在这一章着重介绍几个替代物。无论你接受哪些特定的解释性假说——包括神经科学领域的研究发现——无论遗传学、生物学或神经病学对成瘾问题如何解释，如果个体并没有从行为上表现出这种嗜好，我们就很难确定这个个体患有成瘾问题。温格（Winger）和他的同事（2005）从神经科学领域的研究结果出发，将成瘾视为行为问题进行研究，并提出了一些见解。尽管有人断言成瘾只是一种大脑疾病（如，White，2002），但依旧有一些人认为行为强化成分——尽管存在于大脑中——对于成瘾问题的解释更具有说服力（Weiss & Porrino，2002；Winger et al.，2005）。还有一点很重要，作者在与本章类似的章节中提出了通用语言——操作定义。随着新版《精神障碍诊断与统计手册》（DSM-5：American Psychiatric Association，2013）的出版，诊断方法发生了变化，临床医生用来讨论成瘾问题的语言也发生了变化。首先需要特别注意的是，DSM-Ⅳ-TR（American Psychiatric Association，2000）中并没有出现"成瘾"一词。可有意思的是，在 DSM-5 中，物质相关障碍被归入一个新的类别名下：物质相关及成瘾障碍，也许是为了突出越来越多的关于成瘾的神经机制的研究。正如我在这里使用的术语，成瘾是指物质障碍和行为障碍（例如，化学依赖和强迫性赌博）的一般动力。正如我们将会在下文中看到的，成瘾有多种定义，包括让人感觉不舒服的术语。

对于大脑而言，成瘾是什么……

这是一个非常难以回答的问题。目前，已经出现了许多关于成瘾的定义和治疗方法。在这部分的讨论中，我提供了几个表（表 10.1—表 10.3），以方便读者对一些观点进行快速查阅。建议咨询师和来访者一起发展一种有实证支持的、能够在咨询师和来访者之间产生内部共鸣的理解和方法。

表 10.1　成瘾的定义

什么是成瘾？
一般定义：根据成瘾和成瘾行为百科全书，它是"情感，或者通常是身体，需要执行某种行为，无论是饮用大量酒精，服用违禁药物，还是采取其他强迫行为。一些专家使用'依赖'一词代替了'成瘾'。大多数成瘾行为都有生理和心理两个维度"（Gwinnell & Adamec，2006，p.2）。
匿名戒酒者互助会的定义：从第一步开始，我们承认自己对酒精无能为力，我们的生活已经变得无法掌控。
DSM-5 的定义：在 DSM-5 中，诊断标准和定义略微做出了改动。第一个变化是物质使用障碍的定义，它要求症状至少符合 11 项行为或冲动中的 2 项标准。严重程度分为轻度、中度、重度，以及物质引起的障碍（包括中毒、戒断和药物等引起的各类精神障碍）。

续表

行为神经生物学对酒精成瘾的定义：与酒精中毒相关的成瘾行为，其特征为强迫性地摄取酒精，失去对酒精使用的控制，对酒精的耐受性和依赖性的发展，社会功能受损及职业功能受损。与其他成瘾障碍一样，酒精中毒的特征是停止饮酒后长期易复发（Weiss & Porrino，2002）。

阿尔伯特·埃利斯的定义："当你让自己……成瘾……你就放弃了自己对于健康的人生目标的追求和渴望（如成功、认同、舒适和快乐），并且把成瘾变成强大的、坚实的、必需的和命令的。你和其他人一样，容易犯错且并不完美。由于别人和外在世界的环境经常阻碍你的宏伟目标，你才让自己陷入不必要的痛苦"（Ellis & Velten，1992，p.6）。

神经科学的定义："大多数神经科学家认为，药物成瘾是一种行为障碍。他们通常将人类的成瘾定义成一种随时间推进的行为，从偶然的药物摄取转变为强迫性药物摄取，并失去对药物摄取剂量的控制。成瘾进一步被视为一种持续存在的慢性疾病，容易复发（'渴望'），即使一个人已经在相当长的时间内放弃了使用药物"（Winger et al.，2005，p.670）。

这些定义的共同之处在于它们对个体的聚焦和关注。而对咨询师来说，重要的是需要牢记这一点：当你在咨询室里治疗一名来访者的时候，那名来访者只是整个系统的一部分。例如，奥斯滕和斯威策（Osten & Switzer，2014，p.63）强调，"成瘾是一种家庭疾病"，这个观点给治疗增加了另一个维度。我们在这里列举这些不同概念的目的并不是想要将它多样化。事实上，正是定义和理解方式的丰富多样加强了成瘾问题的治疗效果。而你又如何将自己的方法与本章提到的有效改变了成千上万人生活的方法结合起来呢？表10.2从另一个角度展示了成瘾概念的多样化。这里需要注意的是，来访者对自身行为也带有自己的理解，这可能是一个更好的起点。

表 10.2　成瘾是什么？

理论	格言	分支	相关主题
精神分析视角	心理病理学是基于历史的	弗洛伊德学派	将冲突管理从自我中移除
	心理病理学是基于社会的	阿德勒学派	掩饰对社会责任的逃避
	心理病理学是基于发展的	埃里克森学派	每一个选择都是错失的发展机会

续表

理论	格言	分支	相关主题
认知行为视角	心理病理学是基于回避的，也是基于强化的	认知学派	功能失调和非理性的思考导致的相似行为
	心理病理学是基于感受回避的	行为学派	强化不可避免地改变了大脑
人本-存在主义视角	"抵抗是徒劳的"……随波逐流	以人为中心疗法，动机式访谈	咨询师强加的期望再造了导致问题的有条件的接纳
	心理病理学是基于经验的	格式塔学派	不要和我讲触发和应对技巧，展示给我看
建构主义视角	"抵抗是徒劳的"……不情愿是可控的	叙事，焦点解决	承认所有人都存在矛盾状态，至少，对于改变是矛盾的。只需要从习惯和赫布定律的角度观察大脑

成瘾在哪里……在大脑中吗？

　　和其他章节的这部分内容一样，这个问题的答案是多种多样的。表 10.3 提供了来自费廷（Fetting，2011）的总结，其中列举了很多解决成瘾问题的疗法。我们看到，该总结将治疗成瘾的方式按照成瘾所在的位置进行了分类，从个人特质（以及未来与大脑特质的潜在关联）到基因，再到环境。图 10.1 对成瘾在大脑中的位置进行了图解，它和抑郁以及 5 - 羟色胺一样，存在于神经递质多巴胺中，多巴胺作用于整个大脑的多巴胺受体，特别是在大脑的激励系统中（Taylor et al.，2014）。我们还可以认为成瘾也存在于家庭系统当中。正因为家庭是成瘾的始作俑者，因此家庭对于治疗来说也是至关重要的（Vogel-Scibilia et al.，2009）。

表 10.3　十种治疗模式

单一焦点模式（成瘾从单一源头发展而来）

- 道德模式——成瘾是由性格缺陷或道德缺失导致的
- 习得模式——成瘾作为习得性行为，产生于社会环境、认知以及其他模式
- 疾病和医学模式——针对成瘾这种疾病，节制是唯一的治疗方式
- 自我医治模式——成瘾由未经过（医学）治疗的心理障碍发展而来
- 社会模式——类似于女权主义或多元文化的治疗模式，社会模型解释了成瘾是社会因素的结果，如压迫、资源有限等

多焦点模式（成瘾由多种因素促成）

- 匿名戒酒者互助会模式——认为成瘾是上述各个因素的结合，包括使用康复文化作为支持（比如 90 天内的 90 次会面）
- 双重诊断模式（同时发生的）——认为成瘾和与之并存的心理障碍是分离的
- 生物心理社会模式——将处于社会环境下的基因基础、心理学因素作为成瘾问题的解释
- 减害模式——对完全禁欲模式做出反应，将成瘾问题视为正常欲望的结果，因此目标是尽量减少负面影响
- 多变量模式——成瘾是单焦点模式和多焦点模式中各元素的结合

来源：Fetting（2011）.

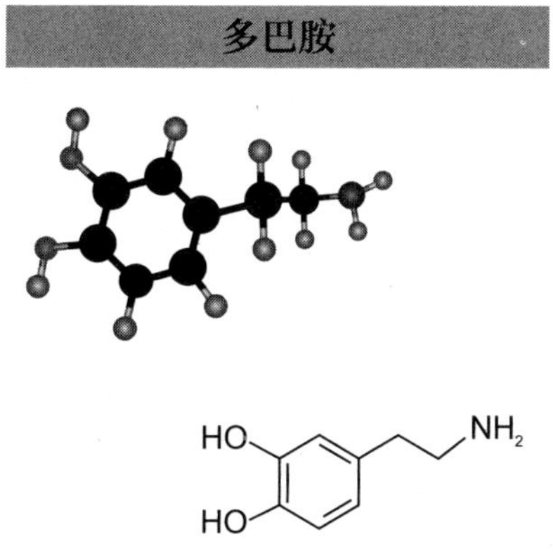

图 10.1　大脑中的成瘾

整合

在第一章中，我提供了一个非常简单的框架供咨询师在治疗中参考。每

一位与成瘾问题来访者一起开展工作的咨询师，都必须在一定程度上应对和处理来访者的思维、感受和行为（虽然并不一定按照这个顺序处理）。成瘾问题的来访者前来接受治疗时，也会带来自己的基因组成、生物因素、个人经历以及瘾生成的环境。这些因素导致了成瘾问题，瘾也会对上述因素施加影响——并且，成瘾问题对这些因素的影响还在继续——虽然社会文化背景促成了成瘾问题及上述各个因素。因此，我附上了表10.4，并在后面进行了讨论，概述了一种通过这些因素来看待成瘾的方式，以及它们各自的相关神经关联或类比，视情况而定。

基础：有关成瘾的理论

尽管表10.4使用了概括性语言，但其内容依旧非常详尽具体。现在让我们看看以下八种因素如何影响来访者德文的咨询过程。

表 10.4 成瘾问题的八个维度

维度	描述	神经关联	例子
关系	早期关系会变成滋生成瘾问题的温床，而关系剥削会加重成瘾问题	健康的早期关系会帮助大脑完成压力接种，并在日后成为保护伞。当压力应对系统出现问题甚至损害时，成瘾问题的易感性会增加	德文的成瘾问题可能源于他动荡的早期关系，而当他对药物成瘾后，周围的社交圈子又开始疏远他，成为他建立稳定关系的阻碍。科布（Koob，2013a）为成瘾问题提供了一个视角：大脑中的化学物质一旦发生改变，不仅会堵塞奖励回路，还会增加压力易感性

维度	描述	神经关联	例子
思维	包括不使用成瘾物品就缺乏应对能力的错误信念；元信息说明这些渴望是真实且不可避免的	元认知和决策主要存在于前额叶皮质，但可以被情绪或环境覆盖；在成瘾方面的思维可以变成无意识的，并且脱离意识进入幕后的潜意识	德文的问题并不在于缺乏进行思考的智力和能力；而是和中脑的奖励系统以及右脑在维持生命活动时的支配地位有关
感受	成瘾的前期情绪包括丧失、忧伤、焦虑、抑郁、悲哀等；后期的情绪包括罪恶感、释放、恐惧、羞耻等	当大脑边缘系统的奖赏通路将渴望理解为生命威胁而非愉悦时，感受就从对现实的情感体验变成现实本身	德文的大脑将快乐重新定义为痛苦回避，因为大脑将缺乏奖励（通过成瘾）与生存威胁联系在一起：快乐被定义成非死亡
行为	情绪开始与痛苦相伴，因此成瘾者以一种可操作性的方式觅药；痛苦导致了药物使用，药物使用导致了释放（短期），用经典行为主义的方式强化了这一过程	大脑一直在学习，并且通过记忆储存将它转化为长时记忆；记忆是由情绪和情境共同编码的，这样的编码方式让学习和非学习变得同样重要，就像在治疗成瘾的过程中那样	德文创造了一张有关情感逃避、行为暗示以及引起困难学习的关系情境网，即使在物质脱离他的系统之后（生物学，非神经学）
环境（过去和现在）	应激和创伤可以导致成瘾，它们同样也是物质使用和成瘾复发的导火索和触发器	学习是记忆——记忆被储存在大脑的各个部分，将我们同情绪、事件和关系连接起来；因此，来自外界环境的任何事物都有可能和成瘾联系在一起	德文的大脑记得他在什么地方（情境中的暗示和线索），当他的成瘾问题严重时——他的原有环境是维持他成瘾和成瘾行为的关键
经历	创伤、回避、行为模式的建立都是影响成瘾问题发展的关键经历，或者通过学习本身，或者通过基因表达	基因表达（在这个案例中是成瘾问题的基因）发生在蛋白质生成被经历和行为激活，并影响突触和神经网络时	对于德文来说，其成瘾问题是否由遗传易感性引发目前尚无定论；他所处的环境通过他的经历对他产生了影响，这些经历增加了他回避情绪的可能性，并影响了他的行为模式，进而重新创造负面的强化体验

维度	描述	神经关联	例子
生物／遗传	总体健康状况、疾病，以及伤害会引发成瘾问题；遗传易感性	从生物学角度看，大脑可能会与身体纠缠在一起，无法区分"真实"的疼痛和想象的疼痛	德文再也无法相信他的身体向大脑发出的疼痛信息了。而这些信息在很大程度上已经与大脑无关了，因为疼痛被作为信号，并在大脑中被翻译和"感觉"，而不是在现场被感觉（无论我们在发出动作的那一刻在思考什么）
社会文化背景	家庭出身、学校、社区、种族／民族和性取向都会对思维和行为产生影响	如上所述，社交内容强化了某些行为（如回避），同时也抑制了其他行为（包括对情绪痛苦的谈论），把大脑塑造成一个回避机器	德文所处的环境对其成瘾问题的启动和延续产生了巨大的推动作用，而他的成瘾行为又把他留在了这些环境中，创造了一个相互促进的循环

　　德文生来就带着自己的遗传密码，这完全超出了他的掌控。部分遗传密码包含了他的气质类型和性格模板，这些都是生物学因素所决定的。气质类型和性格指某些思维方式、情绪方式以及行为模式等方面的倾向——这一切自他出生的时刻起就开始伴随着他。同样，他出生在一个自己无法选择的早期成长环境中，并且基本上在那个环境中度过了他生命的前 20 年。他所处环境的细节可能会改变（居住地、养育者、学校，等等），但它们仍然会在环境中留下痕迹。随后在这个情境中，他体验了世界，世界同时也赋予他经历。德文会把他所处的环境作为镜头，并通过它重新审视这些经历，而这个镜头又被他生活的社会文化背景塑造。这些经历和环境有效地开启和关闭了某些基因，并将影响后续的基因表达。这是德文的思维、情绪和行为形成的更广义的背景。（虽然我们会忍不住套用那些有关思维、情绪和行为的相关心理学模型，但为了将此处阐述得透彻，我将它们视为一个整体，因为已经有许多研究表明了思维、情绪和行为三者之间的相互联系和双边性）。他的思维、情

绪和行为是相互促进的，是由他的遗传基础、环境和经历塑造的。它们也通过基因表达和经历来塑造德文的基因。例如，他对外界环境和某些经历的思维和情绪会影响他后续的思维和情绪，但同时也会强烈影响他用以对环境和经历做出反应的那些行为（做或不做）。这六个因素都发生在大的文化背景下，但这些也同文化背景结合在一起，创造了德文个人的社会文化现实。

成瘾的神经生物学基础

本节材料引自（Luke，Redekop，& Jones，2018）共同发表的一篇论文，该论文指出了压力、创伤、人际关系和成瘾三者之间的关系。无论是合法药物还是违禁药物，都会通过模仿神经递质（激动剂）或阻断神经递质（拮抗剂）的功能作用于大脑中的神经传递（Garrett & Hough，2018；Kalat，2019）。同样，当个体滥用药物时，无论是违禁药物还是处方药物，都会作用于大脑中的相关受体，导致大脑依赖这些物质进行神经传递（如果是外部供应的，大脑就不需要产生特定的物质）。虽然这是对成瘾过程的一个高度简化的描述，但我们仍然可以描绘出成瘾在大脑中是如何运作的。尤其容易成瘾的系统是中脑边缘多巴胺系统（Garrett & Hough，2018）。中脑边缘多巴胺系统包括杏仁核、海马、伏隔核和腹侧被盖区，并且影响多巴胺的产生和功效。卢克、雷德科普和琼斯（Luke，Redekop，& Jones，2018）对这些结构在成瘾中的作用进行了如下描述。

杏仁核是情绪记忆中心，并在风险评估时为大脑翻译感官输入信号（Garrett & Hough，2018）。海马掌管记忆的储存和提取，包括短时记忆，这一点在物质使用障碍的治疗中经常被提及（Bickel & Marsch，2001；Bickel，Yi，Landes，Hill，& Baxter，2011）……伏隔核与奖励路径以及欲望和后续行为之间的联系有关（Tops，Koole，IJzerman，& Buisman-Pijlman，2014）。腹侧背盖区包含与奖赏处理和寻求相关的多巴胺能神经元（Everitt & Robbins，2013）。支持中脑边缘多巴胺系统的研究认为，物质使用障碍不仅基于奖励，还是从正强化过渡成负强化的过程（Salamone & Correa，2012，pp.173–174）。

熟悉这些结构和功能可以帮助咨询师理解物质使用障碍的来访者，并且能够在工作中取得更好的成效（Feldstein Ewing & Chung，2013；Fisher & Berkman，2015；Top et al.，2014；Volkow，Fowler，& Tomasi，2012）。例如，由于中脑边缘多巴胺系统的激活以及多巴胺的作用（引起了我们俗称为"嗑药"的行为），使用物质带来的真实愉悦感（快感）可能被过度解读了（Luke et al.，2018）。当中脑边缘多巴胺系统和大脑普遍依赖于一种被滥用的物质时，一旦这种物质缺失，就会从对物质的渴求变成疼痛的存在——如果个体缺乏这种被选定的药物，在身体、情绪、情感甚至精神上都会受到极大的折磨（Fisher，Xu，Aron，& Brown，2016；Rosenberg & Feder，2014；Koob，2013b；Tops，2014）。这种基于神经生物学的理解可以帮助咨询师评估自己对来访者的判断，并在满足物质使用障碍来访者的咨询需求的同时，增强对这些来访者的共情。尤因等人（Ewing et al.，2016）在关于潜在的改变游戏规则的研究发现中，也提到过这些观点。研究人员曾经做过有关咨询师对酗酒青少年的反应的调查研究，他们比较了两组青少年来访者一个月内的随访情况。在第一组中，咨询师在会谈中使用了技术性更强的咨询方式：提出开放式问题，并引导来访者进行更为深刻的反思；而在第二组中，咨询师使用封闭式问题。接受更多技术性谈话的青少年喝酒的天数呈下降趋势，且酗酒的天数也明显减少。除此之外，磁共振成像结果显示，

无论是深刻反思还是封闭式问题，都会对颞中回上部和颞中回产生影响（多重比较误差校正，$p < 0.05$）。而双侧前扣带回在来访者进行深刻反思时所产生的反应比回答封闭问题时更为强烈。此外，

顶叶的血氧水平依赖效应在遇到封闭问题时相对较强，这种现象归功于来访者饮酒次数减少。最后，楔前叶在来访者进行深刻反应和回答封闭式问题时会产生较低的血氧水平依赖反应，这与来访者在治疗后对酒精依赖程度降低有关。这项研究的目的是初步了解部分咨询师的行为表现如何影响青少年的大脑发育；以及在成瘾治疗过程中，神经反应与治疗结果的关系如何。

（p. 359）

当我们考虑到咨询师所谓的高技能行为来自一种来访者、共情、以人为中心的治疗取向时，这一发现令人震惊。封闭式问题，除非能被有意且明智地使用，否则将在咨询过程中埋下祸根。尤因等人的工作也表明，咨询——尤其是咨询师的行为——会改变来访者的大脑，既有积极的一面，也有消极的一面。

心理动力学／精神分析对成瘾的解读

心理社会性发展理论认为：努力解决危机可以增强个人的力量，使人能够胜任下一个任务。走捷径或者中断正常咨询过程会阻碍个体发展（Marcia & Josselson，2013）。在治疗那些沉迷于物质成瘾或行为成瘾的来访者时，我会故意使用带有挑战色彩的语言。然而，由于管理式医疗的限制，或者更像是由于来访者在治疗中难以坚持到底，这让找出药物使用或强迫行为的形成原因变成了咨询师难以负担的奢侈品。相反，我更多地关注"什么"是他们的行为和目标，比如在传统的现实疗法中的"你在做什么？"以及"你想要什么？"等问题。更多关于现实疗法对成瘾问题的治疗将在下文加以介绍。

与其说把过多的精力集中在我们无法证明（也可能永远无法证明）的假设上，我倒是很想描述一下关于强迫和滥用行为的启发性话题。埃里克森（Erikson，1968）描述了一个渐次生成模型，即个体通过遇到和解决每个阶段的任务而发展进步（见表 10.5）。每一个阶段的危机解决都会产生一种自我适应的能力，这种能力可以让个体更好地驾驭下一个更为复杂的人生阶段。解决危机或任务失败会导致个体的内在异常状态。然而，即使不会引发异常状态，也会令个体难以顺利进入下一个阶段，并且为后面所有的发展阶段设下障碍。这些危机发生在社会环境下，这个社会环境影响着系统对角色和危机的容忍度——回到早期阶段／危机弥补加重了社会／家庭系统的负担（Marcia & Josselson，2013）。

假设心理社会性发展恰好在急性和／或慢性药物使用开始时，或者接近急性和／或慢性药物使用开始时明显停滞，你认为德文目前处于什么发展阶段？又是如何体现出来的呢？关于这个问题的另一种提问方式为：从自我适应和内在异常的维度来看，德文目前正偏向于哪一端？或许最重要的是，由于这些阶段都发生在社会环境中，有一定的学习空间（Marcia & Josselson，2013），因而成长和矫正过程在社会层面上会是什么样子？

表 10.5　埃里克森发展阶段总结

发展阶段	危机	积极品质	消极品质
出生—2 岁	信赖—不信赖	希望	悲观
2—4 岁	自主性—羞耻和怀疑	意志	被动
4—6 岁	主动性—罪恶感	目的	压抑退缩
6—12 岁	勤奋—自卑	能力	自卑
12—18 岁	团体同一性—异化	对他人忠诚	冲突、分裂
18—24 岁	自我同一性—同一性混乱	对价值忠诚	不合群
24—34 岁	亲密—孤独	爱	自我中心
34—60 岁	繁衍—停滞	关怀	自私
60—75 岁	圆满—失望	智慧	蔑视、不屑
75 岁—死亡	永恒—消亡	信心	悔恨、胆怯

来源：改编自 Newman & Newman（2014）.

会谈中的心理动力学疗法

德文（二）

咨询师：那么，德文，这条线是一个时间轴，左端代表你出生的时刻，右端代表现在。你从哪个时间点上开始意识到生活和你期待的不一样，或者比你想象的更复杂？可以指给我看吗？

德文：我不太明白你的意思……比如，生活从什么时候起开始变得艰难？

咨询师：当然，这也是一种回答方式。你只需要回想一下自己从什么时候开始意识到生活和以前不一样就可以了。

德文：（思考片刻）我想这有点难，因为我真的从很早的时候起，就已经看到了生活的艰辛，尽管我那时并没有这么认为。比如，我记得在穿尿布的时候，就试着自己去找吃的。我想要周围的大人们帮助我，但他们通常会忽略我或者告诉我自己去拿。有时我只是饿了而已。

咨询师：然后发生了什么呢？

德文：嗯，我记得自己好像曾经哭过，但也被忽略了。我之所以会记得这件事是因为我曾经去过姑姑家很多次，她家有许多食物，并且姑姑家的人可以给我吃的！我想我就是从那时起开始意识到家里的生活比外面艰难的，那时我四五岁。你指的是这个吗？

咨询师：我认为这是关于你观点转变的一个明显的例子。因此，如果让你来猜，你觉得自己当时作为一个蹒跚学步的孩子都学会了些什么呢？我知道在相当长的时间里，你都是从这个角度来思考事情的。

德文：我想我从那时起就明白了没有人会照顾我，我必须靠自己得到所需要的东西。我也明白了有的人不需要这样做。

咨询师：这真的是让人忘不掉的一课，即使你当时并没有意识到。你如何将它们与你想要治疗的行为联系起来呢？

德文：我不知道……当你那样说时，我想我在成长过程中总是想着"这是我的"，因为任何事情都没有保障，这其中还包括我想要的感觉。吃药变成了解决这些问题的捷径。

咨询师：这样说出来之后，心里感觉怎么样？

德文：（沮丧地低着头）我对此有很多不满——对我的家庭环境感到愤怒，对我的选择感到失望，对以这种方式长大感到悲伤。并且，我觉得自己根本没有办法去改变其中的任何一件事。

咨询师：谢谢你跟我分享这么多！让我们开始看看有哪些事情可以做出改变，就从你童年早期的信任问题开始。

德文的成瘾：基于大脑的精神分析解读

德文的大脑现在已经处于"电线短路"的状态，为了避免发展危机而采取阻力最小的解决方式。这意味着他的问题解决、批判性思维、社交技能也在萎缩，使他越来越容易复发。此外，德文的奖励回路，中脑边缘多巴胺系统已经为即时满足做好了准备，而药物耐受性是由于该系统的反应能力迟钝造成的。面对从外部涌入的大量药物，他的中脑边缘多巴胺系统已经减少了自身生成的多巴胺和其他神经递质。在这段时间里，德文的记忆被记住，而且反复被记住，并根据对负面影响的过滤以及被创造出的情感高涨的记忆，重新创造出一些从来没有发生过的事情——在治疗中，这或许可以被称作"药物沉迷"。从大脑重建这一点上看，随着中脑边缘多巴胺系统变得迟钝，他的情绪记忆可能试图（徒劳地）重新创造他第一次亢奋的经历，或者可能只是寻求与奇特感觉相联系的"愉悦感"。于是为了避免痛苦和不适，快乐开始被重新定义。此外，他也许是在家人的要求下接受治疗的，并且家人强调这是"德文自身的问题"，因此他必须要被治一治。

基于以上描述，让德文认为未来充满希望并坚信自己是一个不需要毒品的、完全适应环境的人，可能会有些困难。从某种程度上讲，希望存在于神经可塑性的概念中。咨询师描绘了一幅关于成长和发展的图景，在治疗中的每一步中都需要这样做。这就是为什么我几乎从不建议咨询师采取大脑损伤治疗法（参见 Flore，2007）：首先，大多数咨询师都不会为来访者做脑部扫描；其次，来访者需要一个理由去支持自己心中关于改变的希望。思考一下埃里克森的观点，发展过程中的弥补并不需要花费与原来发展阶段同等长度的时间。这意味着德文并不需要花费一两年的时间来发展基本信任，因为从许多方面来看，人不可能回到从前。但如果假设来访者在信任与不信任的危机阶段发展受限（表 10.5），那么治疗则可以着眼于解决希望与悲观、自我适应以及核心病理之间的问题。"希望"可以被发展为一种右脑对右脑的互动（Badenoach，2008），咨询师可以借助这个模式，从人际关系角度入手，开始和德文"接触"。对于德文来说，这种治疗方法也许会给他带来一段奇怪的甚至不舒服的经历，因为他在人际关系中缺乏真实性。在这里要注意的是，尽管"讲故事"已经被普遍使用，并且是治疗物质使用障碍的特有疗法，但咨询师可能不会去听取德文如何从充满希望变为悲观消沉的那段故事。然而，通过不断的复述来对事件进行回顾，将使德文远离与咨询师的有意识接触，并且会根据当时的感觉去反复回忆过去那一刻，这样反而更容易证明德文对自己无助的、绝望的身份认同。相反，无论是在治疗中，还是在德文的日常生活中，咨询师都应当关注德文从满怀悲观到充满希望的叙事，看看它们对于德文来说意味着什么。随着他与咨询师在一起继续展开治疗工作，他可以开始想象自己能够过上什么样的生活，并且很有可能创造出新的、健康导向的自我同一性，尽管这个同一性刚刚开始发展。

会谈中的精神分析

德文（三）

德文已经在自己和药物之间创造了一种爱的关系，导致在他的生活中不允许其他的爱继续存在。药物使用让他产生了对无生命体的依赖，这些无生命体以一种比任何人际关系都更容易被依赖的方式，满足了他的（感知到的）需求。然而同人际关系不同的是，物质使用的结果从长期来看通常都是负面的，并且几乎都是能预测的。德文的物质使用行为的前因和后果持续发挥作用，不断加强了他的使用乃至滥用行为。而事实上，物质使用的发展和结果在很大程度上是必然的，人类几乎无法与之一争高下，因此会导致排他性的核心病理。与这种情况截然相反的是与真正的、人类的爱建立关系。

咨询师：我想回到一个特别的时间点上，在那一刻，你定下目标、想要变好，并且打算建立一种充满爱的关系的生活。在你的意识中，吃药这件让你痴迷的事已经存在于你所创造的生活中了，你的生活中还有其他人或者东西能取代吃药吗？尤其是你在早期经历中建立起的信任关系？

德文：（看起来有点吃惊。）

咨询师：这似乎是一个很难回答的问题。

德文：好吧，坦诚地讲，没有人能像吃药或者喝酒那样可靠——它们是如此值得信赖。（听起来似乎是错误地信任了不该信任的东西。）

咨询师：你的大脑已经为了应对这种模式而发生了变化。若无一个和大脑有关的概念，我可能要担心你做出改变的能力。

德文：好，你引起我的兴趣了。是哪个关于大脑的概念呢？

咨询师：就像大脑的变化已经将你束缚在不健康的行为中那样，你也可以开始通过神经可塑性的概念来改变自己的大脑。你已经初步了解了这个过程的一部分，通过参加治疗，也通过你的意愿——想要回顾自己人生的早期思维模式和行为模式是如何产生的。

德文：听起来不错，但是我到底该如何改变呢？

咨询师：正如我所说的那样，部分改变已经开始了；你不可能直接看到大脑内部。下面的治疗主要靠我们的关系。在这里，你可以和我在一起，无论你想成为谁，或者需要成为谁，而你依旧会感受到我对你的接纳。接下来，我们将要开始帮助你重新调整自己的方向，从逃避痛苦转向追求关系（不仅仅是同其他人的关系，也是同自己的关系）。你并不需要回到生命的起点去重新体验每一件事，所以改变是可能的，并且是有希望的。让我们从你想要的东西开始。

德文：我想要拥有一个健康的人际关系。

咨询师：非常好！那样的人际关系，看起来是什么样子的？

德文：不知道。

咨询师：好的。让我们先来看看你的早期关系，以及你所形成的关于未来关系的经验。然后，我们再去看一下你现在的关系，并且确定哪些关系是健康的，哪些关系是不健康的，随后再探索一下你从这些不健康的人际互动中得到了什么。大脑，像大自然一样，不喜欢被掏空，因此在我们拿走什么东西之前（比如毒品），需要准备一些东西去代替那些被拿走的东西（比如，有意义的关系）。

认知行为疗法对成瘾的解读

人喝酒，

酒喝酒，

酒喝人。

在20世纪60年代，沃尔特·米歇尔（Walter Mischel）通过一组有趣的实验对延迟满足这一现象进行了研究（参见 Mischel & Metzner，1962）。他把年幼的孩子单独留在房间里，房间里还有一个放着棉花糖的盘子（这只是这一系列研究中的一个实验变式）。一位老师告诉孩子们，他们随时可以将棉花糖吃掉。然而，如果等老师回来时再吃，他们就会得到另一块棉花糖。前提很简单：要么现在吃，只吃一颗棉花糖；要么等到晚点再吃，那样就可以吃到两颗棉花糖。不出所料，实验结果好坏参半：大约一半的孩子选择吃棉花糖，另一半孩子选择等待。让人觉得出乎意料的是，研究人员对这群孩子进行纵向随访后发现：相比当年没有延迟满足（或者不能让自己延迟满足）的孩子，那些具备延迟满足能力的孩子在学习和工作上表现得更加成功（Mischel，Shoda，& Peake，1988）。这一系列研究的众多结果之一就与行为强化有关：感知到的奖励是否值得付出代价去等待？

研究人员认为，那些选择等待第二颗棉花糖的学生展示出了延迟满足的能力（自我控制）。他们相信未来的回报值得等待。其余的孩子表现出了所谓的延迟折扣（Bickel，Yi，Landes，Hill，& Baxrwe，2011）。延迟折扣从本质上看是延迟满足的反面：未来的潜在回报被最小化，这样一来，即时行动被认为更有价值。在成瘾个体的大脑中，那些促进延迟满足和预先阻止延迟折扣的神经回路弱于没有成瘾问题的大脑（Bickel et al.，2011）。事实上，比克尔的团队将这一缺陷与记忆受损联系在一起，通过训练成瘾个体的记忆系统来对此进行证明，并发现延迟折扣可以得到缓解。换言之，记忆训练可以支持信念系统，并以此促进延迟满足，引导个体在那一刻做出更为健康的决策。

然而，难点就在这里。波滕扎、索富奥卢、卡罗尔和朗萨韦尔（Potenza，Sofuoglu，Carroll，& Rounsaville，2011）指出，"从认知的角度看，控制或消除成瘾行为的意图通常会被药物使用的延迟负面后果激发。个体对这些不良后果的认知可能会导致他们试图促进自身态度的改变以及药物使用行为的改变"（p.696）。这一点让人觉得充满希望，除非我们考虑基德、帕尔梅里和阿斯林（Kidd，Palmeri，& Aslin，2013）对棉花糖实验的重新研究。在这些研究中，研究人员将社会经济地位也纳入考虑之中。那些社会经济地位较低的孩子明显不太可能延迟满足，相反，他们选择了和使用了延迟折扣。为什么呢？当个体经历了一个不确定的环境时，该环境会导致不稳定的需求满足，这就让摆在他们面前的那颗有保证的棉花糖看起来相当好。有成瘾问题的来访者可能也有类似的信念系统，使得他们的即时满足得到了行为上、环境上以及关系上的强化。因此，试图将来访者的注意力集中在物质使用的后果上，其强化效果可能并不如预期。

会谈中的认知行为疗法

德文（四）

咨询师：德文，我想让你来尝试做些事情……请签上你的名字。

德文：（看起来有些怀疑，但还是照做了。）

咨询师：这样做有什么感觉？

德文：你的问题是什么意思？这种感觉就像签我自己的名字一样。

咨询师：好！我们继续。现在把你的名字再签一次……这次用你的另一只手。

德文：（尝试去做，但是有些吃力；完成了这个任务。）

咨询师：这次有什么感觉？

德文：感觉有点怪，而且比我想象的难。

咨询师：这件事可能有所不同，而且有些难，因为需要思考和努力；虽然困难，但并非不可能。

德文：好的！

咨询师：这就是性格和气质类型。它们既从生物学的角度解释了我们如何喜欢某类事物胜过其他事物，也是关于行为改变的隐喻。我们仍然有选择，但我们必须努力改变这些选择。

德文：我想我能明白你的意思。改变不会让人感觉自然而然，因为它不是自然而然就能实现的，但这并不意味着我做不到。

咨询师：是的。所以当你怀揣改变的念头时，你所感受到的不确定性或不适感也是意料之中的。感受它们，不要因为它们而感到恐慌。

德文：我想我明白了。

咨询师：当我们以某种方式行动了一段时间后，我们的行为就可以是无意识的，或者感觉起来是无意识的，就像我们的思想一样。当我们试图改变，哪怕只是思考时，我们的大脑／心灵都会告诉我们出问题了。听从这些信息就会终止改变。你能想出一个最近发生在你生活中的例子吗？

德文：有很多例子……我曾经试图阻止自己，让自己不要对别人伤害我的话反应过激。可我依旧会非常敏感，并且随后便爆炸了。

咨询师：嗯，所以你想要试着改变什么呢？

德文：反应过激的部分。

咨询师：你的大脑有没有告诉你，不反应就会感觉不好？

德文：我想是这样的。可这太难改变了。

咨询师：我想知道在治疗中改变你的反应是否有点迟了，几乎就像让你在签名的过程中换手一样。让我们来看一些目标，这些目标和让你改变敏感的情境和环境有关。可以吗？

德文：可以。

德文的成瘾：基于大脑的认知行为解读

赫布定律，如表 10.2 所示，以发现该定律的研究者赫布的名字命名。赫布发现了大脑神经元现象及其状态，"当 A 细胞的轴突足够接近并可以激发 B 细胞，且反复或持续参与 B 细胞的激发过程时，一些生长过程或代谢变化将会发生在一个或两个细胞当中，即 A 细胞的效能会随着它对 B 细胞的激活而同时增加"（Hebb，1949，p.62）。神经元负责我们所有的思维、感受和行为，这一点是至关重要的。举个简单的例子：一个来访者在过去的 20 年里每天沿着相同的路线从家里走到工作地点。也许他偶尔会因为道路泥泞而去尝试其他路线，但最后发现自己又回到了原来的路线，甚至会感到比从前更加喜欢这条路线（赫布定律）。也许来访者只是想等到遇见"最差情况"时再改变路线；也许他已经确信自己别无选择，只能选择这条路线——那样的话，他将一直是一个循规蹈矩的人。但是如果有一天来访者让大脑知道自己从前学到的东西是不正确的（大脑实际上会相信你告诉它的大多数事情），结果又会怎样？如果来访者意识到真正的脑科学可以帮助他理解（1）为什么改变路线会这么困难，以及（2）为什么会有改变路线的希望，那么来访者愿意尝试不同的行为吗?

这就是赫布定律——是我们难以做出改变的原因,或者说部分原因。只要来访者真的打算改变,情况就是好的。这就是我们想要参与的亲社会行为。现在,让我们依照上述观点来看待滥用行为。假设一个来访者不喜欢自己感受事物的方式,而其目标是想从某样事物中得到不同的感觉。于是,来访者就会决定采取某种方式来回应这种愿望。比如,假设你决定喝一杯(或者吸上一口毒品、吃点药,等等)。嘭! 你确实感觉不一样了(因为前所未有的体验、麻木、欣快以及其他的感觉都是各种方式的感觉"不同")。你会意识到还有其他的方式可以让你得到不一样的感觉,比如努力工作、和朋友会面或者当志愿者等。然而,第一种方式似乎更快、更直接。你将这种方式重复进行(人喝酒),并且你会再次重复。从某种程度上讲,在这个追求—体验—强化的过程中,你的大脑决定选择这条路径并且绕开了你的神经元"地图"(酒喝酒),而恰恰是这张地图可以提醒你还有其他的路径可以选择。在你意识到成瘾之前,你的行为已经激活了让你容易产生强迫行为的基因。此外,神经元地图已经被强有力地抹掉了,取而代之的是无意识的行为(酒喝人)。

这种情况是无法避免的,因为你天生如此,对吗? 如果不是这样,又如何呢? 如果在大脑中有另一个过程与赫布定律相对应,但与之相平衡呢?

希望就在这里:前文介绍过神经可塑性原理,即大脑确实可以从生理学上进行自我改变! 你也许会问,如何去改变呢? 大脑会随着我们的行为模式和思维模式的变化而变化——实际上是神经元将自己重新进行连接,并以不同的方式发挥功能——从而回应……等待……我们的生理、环境以及经历。这就是前文提到的比克尔记忆研究的理论基础(Bickel et al., 2011)。

会谈中的认知行为疗法

德文（五）

咨询师：德文，我们之前已经讨论过，哪些事情会让你变得敏感和反应过度。现在，让我们试着用改变神经回路的方式来改变你的大脑。你参加过很多次匿名戒酒者互助会和匿名戒毒者互助会，对吧？

德文：是的，很多次。

咨询师：你可能在这些会议上看到过"HALT[①]（停止）"这种字母的缩写。

德文：是的，我可能在无意间看到过。

咨询师：好，让我们来看看"HALT"是如何影响你清晰思考、准确感觉以及有意识发出行为的能力的。

德文：你能再告诉我一次它代表什么吗？

咨询师：我们很快就会谈到它。想想最近有没有哪件事情让你感觉自己太敏感，并且反应过度。如果有，请让我了解一下。

德文：（思考）想到了。

咨询师：好的，想想在事情逐渐变得糟糕之前，你对自己的体验是什么样的？你是不是正处于饥饿、愤怒、孤独或疲惫的状态之中呢？

德文：（使劲点头表示认可。）

咨询师：我看得出来刚才的话让你产生了共鸣。

德文：的确如此。我经常感到身体疲惫，毫无疑问，这是我吸毒等问题的副作用，所以我经常很累。一般来说，我的矛盾与我感到孤单、感觉被孤立，或者害怕独处有关。

---

① hungry（饥饿）、angry（愤怒）、lonely（孤独）、tired（疲惫）的缩写，合起来（halt）意为停止，经常用于成瘾康复，提醒人们停下来，花 1 分钟评估一下自己的感觉是如何引发对药物的渴望或冲动的。这样的了解有助于人们在冲动出现时抵制它。——译者注

咨询师：让我们先花点时间来体会一下那种感受……嗯，所以你把疲惫和孤独定义为事件的触发器。让我们思考一下你的大脑中发生了什么，无论是在你感到疲惫和孤独时，还是在习惯性的行为上。

德文：哦，说到这个问题，其实我想不起自己的哪次矛盾处境是与疲惫和孤独无关的。

咨询师：有一部分原因可以被说通了，因为你曾经说过，使用和寻找药物这件事浪费了你很多时间，并且让你变得落魄，所以你并没有太多的空间去真正地照顾自己。

德文：是的，我更多的是在照顾即时需求，这使我陷入了成瘾的怪圈。

咨询师：至于你的孤独体验，使用药物只是掩盖了那种体验，而你并未采取行动去改变它，这种情况同样是由于你的大脑被困在了回避模式中。实际上，正是因为这种缺陷，你才人为地增加了会因为敏感和过度反应而变得孤独的可能性。

德文：这正是我在过去 10 年中所过的日子。

咨询师：让我们看看下面的治疗步骤，然后运用它们来帮助你的大脑，使大脑更容易接受改变的过程。

人本－存在主义对成瘾的解读

对于咨询师来说，成瘾治疗是最困难的工作，同时也是最有意义的工作。正如上文所述，咨询师在处理这些行为时要面临许多挑战。神经科学为咨询师提供了许多支持资源，包括隐喻。

"但这是合法的（或将要变成合法的）！"我在这一章中加入了一个我喜欢的隐喻，因为美国"大麻合法化"将在未来几年中成为一个颇具争议的话题。人们对禁欲模式和禁止非法物质／行为这两件事最常见的抱怨便是，"欲望和需求都是自然存在的""它们即将变得合法"，或者"我应该可以使用我想要的东西"。这个主题有许许多多的变式。在这一点上，以激励式访谈为基础的人本主义观点可能会出现一个与抵制有关的隐喻。

假设不管出于什么原因，你做出了一个决定，打算开始健身，所以你加入了一个新开张的高科技健身馆。这家健身馆为每一位顾客提供了一套新健身服，可以起到液压外骨骼的作用，并辅助你完成健身运动。换言之，你不需要教练就能安全健身。在经过简单的培训后，你开始穿着这套衣服做运动。由于你从前有过几年的健身经历，所以身着这套衣服健身比你记忆中的健身困难得多。甚至毫不掩饰地说，你并不感到舒服。一名工作人员看到你的处境后提供了一条建议，"我本来不应该把这件事告诉任何人，这件衣服实际上是可调节的，它所能提供的支撑远远大于你目前了解到的，它会为你做所有的工作，让你的运动更轻松，还能帮助你快些达到健身效果"。由于你正处于疲劳和挫败的状态，便试着调节那件衣服。随后，你立刻发现自己的感觉不一样了。于是，你认为这就是你一直在期盼的健身工具。你甚至还非常配合那名让你穿上这套戏法的员工，让他帮你再另外买一套健身服在家里穿。带着对这项技术革新的新鲜感，你坚持穿着健身服锻炼了 18 个月，然后去找医生做检查。但是，你十分震惊地听到医生对你说：你不但没有减掉任何脂肪、增加任何肌肉，肌肉质量反而一直在下降。带着疑惑和气恼，你把这件健身服的事告诉了医生。医生解释说，他听说过这类事情，健身服销售员的工作方式就是抑制一个人发展力量和技能，使这个人的目标要求降低到生存水平，而不是让自己精力充沛。销售员之所以很容易让人信服，是因为他们的工作做得很好，以致顾客不想过没有健身服的生活；过了一段时间，顾客离开它就不能生存了。

动机式访谈

对于来访者来说，问题的关键不在于一种物质或行为是否合法或是否可以获得，而在于这种物质和行为是否允许他们成功地发展出生活所必要的认知和情感技能（发展危机）。动机式访谈（Miller & Rollnick，2012）是以人为中心疗法的自然延伸，也是成瘾治疗中不可或缺的一部分。如第五章所述，动机式访谈有四个步骤：表达共情，处理矛盾和差异，接受阻抗，以及唤起自我效能。

表达共情　斯莱特里和帕克（Slattery & Park，2011）讨论了在这个步骤中被重复使用的两步共情法：共情体验和共情表达。咨询师对来访者的理解程度并不重要；如果咨询师不能接纳一个完整的来访者并对他表达共情，就会削弱治疗的效果。相比之下，如果咨询师"先看到"来访者，"后看到"瘾君子，而不是反过来，他就能更有效地与这个被困在"思维－感受－行为"牢狱中的人建立真正的联系。而共情的联结会出现在成瘾来访者提出的第一个问题中："你吸过毒吗？"。这里隐含的实际问题是：我如何能相信你会理解"改变有多困难"？我如何能相信你不会对我进行武断的评判，就像我对自己的评判那样？

处理矛盾和差异　没有人喜欢改变，特别是必须的改变，而不是想要的改变。即使你认为你喜欢改变，改变也会伴随着成本。在与来访者共同进行的治疗中，我们所能期盼的最好状况就是来访者正处于矛盾状态——一方面因为知道后果而需要改变，另一方面却不情愿改变，因为在大多数情况下，他们所做的事情都产生了影响（依赖，当然是基于"起作用"的定义）。动机式访谈利用差异（比如，存在于来访者的陈述之间的差异，或者存在于来访者的陈述与行动之间的差异），邀请来访者审视并且承认他们在面临改变时的矛盾是一种常态。有经验的咨询师在面对那些有强烈改变动机的成瘾来访者时感到不安，因为这不是改变的自然方式。

接受阻抗　接受阻抗需要认识到治疗中有两种动力。第一种动力是，无论来访者如何对待你，他们对于改变的态度或倾向与你的"咨询师"身份毫无联系。第二种动力存在于咨询师对第一种动力的各种应对方法中：想象一个来访者走到咨询师面前，侵入了这名咨询师的个人空间；在尝试口头解决来访者的问题失败后，当来访者问"你吸过毒吗？"时，咨询师（至少）还有三种行为选择。

1. 前进，使用类似"治疗不是关于我和我的行为，而是关于你和你的行为"的语句，将话题"推回去"。
2. 防守撤退。"没有，我从来没有碰过毒品，但在我的家人中有人吸过毒，并且我以前也接触过有成瘾问题的来访者。"
3. 移开，既不前进，也不后退，但是要意识到来访者的行为只是关于来访者的。"我听说你想要和一个能够理解你的艰难处境并且不评判你的人进行治疗，这样的咨询师可以带给你希望。是这样吗？"

唤起自我效能　有成瘾问题的来访者前来接受治疗时，都曾经把大量时间花费在过度关注他们的失败和不满上，甚至（或者特别是）那些对自己的能力略有信心的人也会认为"只要我想就随时都可以戒掉"。自我效能感是对自己有能力完成某一项任务的信心（Bandura，1986），所以对于那些发誓自己能够并且想要戒毒却屡屡失败的来访者，咨询师可以考虑"使用自我效能感来戒断药物"。实际上，在成瘾治疗中最可行的方法就是不谈论成瘾，而是关注来访者所拥有的优势和积极资源，进而激励来访者真正地发挥自身优势（而不是咨询师经常看到的那种夸张的表现）。

> ## 会谈中的人本－存在主义疗法
> 德文（六）
>
> 　　咨询师：（早在第一次会谈的时候）德文，我从你的提问中可以看出，你很想知道我的药物使用史。从你的角度看，这个问题的答案会对你有什么

帮助呢?

德文:你的话是什么意思?我只是想知道你是否有过使用药物的经历。

咨询师:好。这个问题的答案对我们的治疗工作有什么帮助吗?

德文:我不知道。只有瘾君子才能了解瘾君子。你是一个瘾君子吗?

咨询师:嗯,我明白了。答案会帮助你判断我是否能理解你的成瘾问题。如果我能理解你的成瘾问题,这对你来说又会有什么帮助呢?

德文:如果你没吸过毒,你就不会理解我的处境,所以你也就帮不了忙,甚至你可能还会对我评头论足。

咨询师:听起来你似乎有过被误解、被评判的经历。那么,在我们一起开展治疗的时候,你想让我了解你的哪些事情呢?

德文:我是一个"人"。

咨询师:这句话很有力量,而且我也很感激你能和我分享这样的话。当我看着你时,你想让我看到德文这个有血有肉的人,而不是那个叫德文的瘾君子,对吗?

德文:是的,这就是我所希望的。治疗中心的很多人都看不起吸毒的人。

咨询师:嗯,我明白了。你感觉那些本应该帮助你的人不能很好地理解你,甚至还对你妄加评判。听到你有过这样的经历,我感到很难过。

德文:这不是你的错。

咨询师:我想表达的是,我们之间在开始之前就有了一点隔阂,这点让我感到有些遗憾,但我很感谢你能跟我分享如此重要的信息。随着治疗的深入,如果你仍然想要通过我的用药史来确定我是否值得信任,那么请你告诉我。

德文:这样很公平。我需要将自己的用药史告诉你吗?

咨询师:事实上,我希望我们能从你擅长的事情开始……

德文的成瘾：基于大脑的人本－存在主义解读

人们常说，为了能让物质使用者改变，必须让他们跌入谷底。虽然我们知道关于这个隐喻的一些含义，却很难用一种可以适用于所有或者大多数物质使用障碍个体的方式给"跌入谷底"下一个操作定义：第一，很不幸的是，对于许多有物质使用障碍的人来说，谷底便是死亡——这时再想改变，为时已晚；第二，谷底的概念并不适用于所有人，不同的人有不同的谷底；第三，许多人在跌入谷底之前就已经改变了。关于上文提到的第二点，我们还知道一些其他事情：对于很多深陷毒瘾的人来说，再多的痛苦或负面后果也不会让他们改变。与此同时，许多人却说顿悟让欲望／思维／行为发生了根本改变。虽然这种戏剧性的转变看起来像是凭空而来的，但它们通常被归结于一个人的外在因素。

人们之所以会把转变归结为外界因素，是因为成瘾的个体并没有试图去改变自己的思维、感受或行为。此外，改变也并非因为他们只是"生病了或者厌倦了生病，甚至只是厌倦了"。那么，是什么引发了这种变化呢？毫无疑问，医学界和科学界能够或者可以将这种变化归因于看不见的电化学（神经科学）过程，但这种解释尚未得到证实。而这种改变也很可能会被归结为物质使用行为所导致的痛苦和负面后果的长期累积效应，以及多年的治疗所产生的影响。但对于很多人来说，无论相信与否，这种变化还是发生了，尽管他们的想法／行为很好，但改变并非出于上述原因。许多匿名戒酒者互助会和其他康复团体的人都认为这是一种外部影响，尽管这些说法看起来很有道理，但其有效性难以论证。然而，这并不是一种无形的意念或力量，它提出了一些耐人寻味的问题让人思考。

赫布定律本身就给陷入强迫行为（行为成瘾）和物质使用的人描绘了一幅相当暗淡的画面。咨询师在临床上会经常遇到这样的来访者，因为他们大多数是由于法律强制、家庭压力和自身的绝望而前来治疗的。他们来治疗时虚弱且脆弱，并且对自己和自己的行为感到愤怒，甚至还质疑努力改变的意义，我们坦诚地说，这种情况主要是由于他们能够试着改变，却经历过失败，并体会过痛苦，甚至感觉自己像一个失败者；否则，他们就会跳过那个位于中间的谷底期，直接陷入痛苦。这就是为何那些有物质使用障碍或强迫行为问题却状态矛盾的来访者找到我时，我总是会和他们一起庆祝他已经达到了想要做出改变的功能水平！而在探索来访者心理矛盾的过程中，恰恰正是这一点突出了咨询师帮助来访者将其语言风格从抵制转变为不情愿的价值所在。这一观点与米勒和罗尔尼克（Miller & Rollnick，2012）在动机式访谈中的方法不谋而合。该方法后来又被普罗查斯卡和诺克罗斯（Prochaska & Norcross，2014）更为正式地系统化为跨理论模型。

这些模型通过让来访者评估自己所处的改变阶段，使来访者明确自己对于变化做出了何种程度的准备。本书对此模型仅仅进行了简要介绍，读者可以参考米勒和罗尔尼克（Miller & Rollnick，2012）关于动机式访谈的文献，或者瓦格纳和英格索尔（Wagener & Ingersoll，2012）的著作《团体治疗中的动机式访谈》（*Motivational Interviewing in Groups*）。此处强调动机式访谈的目的是确定一种理论方法，这种方法使我们能够从发展的角度探讨神经科学的含义。

会谈中的人本－存在主义疗法

德文（七）

咨询师：德文，我想这就是目前为止我对你的了解。你在药物戒断上花了很长时间，你感到孤立和孤独，并开始越来越能感觉到目前的生活和生活方式所带来的后果，是这样吗？

德文：是的。当你把所有的东西用这种方式拼凑在一起的时候，一切听起来简直糟透了！

咨询师：尽管对你来说那似乎真的很糟糕——你相信自己需要接受任何你能够欺骗和操纵的事情，即使它们让你感到孤独，并且真的让你陷入了孤独。

德文：（叹气。）

咨询师：我想让你抬起头看我一会儿。

德文：（努力抬起头。）

咨询师：我并不想过多地关注你在咨询室外面做的事情。我的目标是让你在这段关系中体验到我把你当作一个完整的人来接纳。我也真诚地希望，你在做好准备之后能够有所成长。

德文：我过去一直会带着羞愧的感觉脱离治疗，因为我知道我可能会像从前那样继续使用药物。我还会忽略那些人为我做过的一切。

咨询师：这听起来很痛苦，因为治疗里夹杂了许多遗憾和羞愧。

德文：你说得太对了！我现在完全不知道该怎样去期待改变。

咨询师：我们先把"期待改变"这件事放在一边。如果你可以在这里、在我们的关系中加以练习，结果又会怎样呢？

德文：你不想让我戒掉毒品吗？

咨询师：德文，我想要看到的是你希望自己做到什么。然而，既然你并不确定改变会是什么样子的，那么能有这样的机会和你体验一段真诚的关系，我不胜感激。

这位有神经学意识的咨询师在治疗中引入了一些人本主义治疗方法的操作，并且从动机式访谈的角度理解了德文当时已经跌入谷底。否则，他要么不想再接受治疗，要么根本不会还活着。咨询师并没有给他施加更多的价值条件，而是在治疗过程中回归到最强大却容易被忽视的工具上，即关系。咨询师知道德文的镜像神经元会与她的行为和情绪调节协调一致，因此她的一致性体现在与德文进行身体和神经上的交流时，她一直在使用关系性语言和德文对话。德文也许不会精确地理解到为何这位咨询师会让他感觉与众不同，但随着时间的推移，这种关系将使他的大脑在关系层面上意识到，他的新经历能给他带来新的体会。通过这样的治疗过程，德文也会拥有一套系统方法，这套系统方法可以用于解决个人生活、家庭、朋友和至交等方面的关系问题。

建构主义疗法对成瘾的解读

如果不通过考察变化阶段去了解来访者对于改变的准备，那么任何关于成瘾治疗的讨论都是不完整的（Prochaska & Norcross，2014）。表10.6使用一个许多人都能认同的例子总结了这些阶段。当你阅读这张表时，考虑一下德文在这个过程中可能处于什么样的位置。在思考自己生活中发生的变化时，你还可以用什么来代替表10.6中所提到的甜甜圈呢？

表10.6 改变的阶段：甜甜圈的爱情故事

阶段1（前预期）：来访者不知道问题的存在，尤其还不知道自己在其中扮演何种角色
"甜甜圈怎么了？如果我想吃了，我就可以吃它；我没有伤害任何人！"

阶段2（考虑）：来访者已经开始意识到出现了问题，但他们对于承担责任解决问题或做出改变，充其量只是抱着矛盾的态度

"也许我已经离不开甜甜圈了，但这实际上不算什么问题；另外，这些甜甜圈不是我自己做的，它们简直太好吃了！"

阶段3（准备）：来访者已经更加明确了问题和自己在问题中扮演的角色。来访者开始探索各种改变方式

"好吧，也许我是不得已才买了'甜甜圈裤子'，并且我已经不能像从前一样走路了；可我怎么能拒绝这么好的一个朋友呢？"

阶段4（行动）：顾名思义，来访者正在积极地采取行动，做出改变，并且意识到自己需要对于选择承担责任

"我不得不和甜甜圈分手；虽然现在的感觉简直太好了，可它在许多方面造成了破坏；是时候扔掉甜甜圈去散散步了。"

阶段5（维持）："在一个特定的时间进行改变，并和一直呼唤你的甜甜圈说再见"是一件事；"承诺随着时间的推移做出改变"是另一件事（当甜甜圈总是跟着你时，你不得不一次又一次地说"不"）

"我现在必须坚持每天散步，可甜甜圈希望我和它在一起，这样的请求我怎么能拒绝呢？这件事做起来太困难了！"

阶段6（复发和复发预防）：针对物质成瘾和行为成瘾的群体，在这一阶段承认重新参与了旧行为是发展过程的一部分
"甜甜圈找到我了！我们共舞，我沉醉其中。该死的甜甜圈！该死的我！我必须弄清楚究竟是什么事情让我在和甜甜圈的旧关系中变得脆弱。"

这个表与德文的状况匹配吗？它和神经科学的理论整合有什么关系？让我们来看问题的第一部分。

- 他承认问题的存在，并且承认自己本身就是问题的关键组成部分。
- 虽然有一些矛盾，但他表示自己想要的生活与目前的生活是矛盾的，因此他打算改变。
- 他详细地讨论了那些没有起作用的事情，因此，他带着开放的态度看待咨询师对于他个人情况的看法。
- 他已经连续7次接受强化门诊治疗，至少在这一点上可以表明他正在坚持治疗。
- 他承认自己在治疗的第三阶段和第四阶段之间开始饮酒，而这个习惯伴随他进入了本次疗程，所以他还是没能坚持下来，现在又复发了。

让我们再来看看德文的会谈过程，观察一下咨询师是如何帮助他度过这个阶段的。

会谈中的建构主义疗法

德文（八）

咨询师：德文，我听你说了很多关于自己使用药物的事，可每当我提出想要先了解一下你的其他经历时，你似乎很惊讶。我想知道你怎样描述自己13岁以前的生活经历？对于你来说，不吃药的生活是什么样的？

德文：（努力思考）嗯，那是孩子的生活。

咨询师：你可以说得再详细一点吗？

德文：我去上学，和朋友玩，看电视；做一些孩子该做的事。

咨询师：很好！可你那时候并没有使用药物，是什么事情在帮助你呢？

德文：我不知道。13 岁吃药真的是太早了。

咨询师：的确很早。可你 13 岁之前一直生活得很单纯，但那时的情况对你来说也很困难，你当时是如何应对的呢？

德文：我从来没有把它当作一种成就，我认为那似乎是一件很尴尬的事。

咨询师：所以你很难去考虑其他的方式。让我们一起试一下……在你使用药物之前，你的生活或行为中有哪些事情是积极的？

德文：我想不起来有什么积极的事情。

咨询师：你刚刚就分享了一些听起来很积极的东西。

德文：是吗？

咨询师：你说你会和朋友一起玩，这一点表明你还是有朋友的。同时，你参加了一些活动，比如体育或游戏，而且你还有看电视的习惯。这些听起来都很积极，对于我来说也是很积极的事情。你认为它们是如何帮助你去维持一种积极的生活状态的？

德文：嗯，我从来没有这样想过……我想这些积极的东西让我少惹了些麻烦，让我可以和（不吸毒的）人一起闲逛，让我摆脱了压力，让我为不如意的生活找到了一个出口。

咨询师：哇，这些听起来都是很积极、很值得鼓励的事情！

德文：但那些事情都是我小时候做的。它们和我现在的生活有什么关系呢？

咨询师：我很高兴你能这样问我。我想先告诉你一些关于大脑的事情，再一起讨论你的问题。好吗？

德文的成瘾：基于大脑的建构主义解读

我们已经在第三章中讨论过使用这类应对方法的第二个原因：记忆的重建和记忆的回忆。人们每次讲述自己的经历时，描述的版本都会略有不同。

记忆的工作方式之一就是通过海马巩固大脑中不同区域的记忆片段，包括情感方面的记忆片段——存在于杏仁核中，起到自我保护的作用。这些情绪记忆与事件真相交织在一起，创造出一种混合的记忆。比如，你也许曾经注意到，当有人跟你讲述关于牺牲和英雄主义的故事时，他每次描绘的细节似乎都会被略加改动。在关于牺牲的叙述中，旁人对叙述者犯下的错误会被描述得越来越恶劣；而英雄事迹似乎建立在高度重复的叙述之上。我们可以借助这一点去理解人们关于一条鱼的传说：随着复述故事的次数和听众人数发生变化，离开水面的鱼听起来会被描述得越来越大。在治疗当中，类似的事情也会发生。当来访者反复叙述他们与成瘾做斗争的故事时，这些故事就会在他们的脑海中变得更加鲜活。依照来访者群体的特点，他们还有一种倾向：要么砍掉故事的某些部分，要么修饰故事的某些部分，这取决于他们是否有意让别人觉得他们比实际上做得更好。这样做的目的在于博得团队成员的同情，或者"超过"团队中的其他成员。无论来访者讲故事的原因是什么，无论来访者在治疗中表现出怎样的智慧，反复叙事似乎就会分散治疗工作的重心，并让咨询师把时间过多地花费在处理来访者讲述故事的细节上。

强迫行为和物质滥用以可测量的方式塑造着大脑。与此同时，有大量的研究强调了大脑的可塑性和适应性。这些研究以神经可塑性为基础，包括第四章讨论过的神经生成和突触生成。我选择突触生成作为我的教学和实践内容。

我还认为，伴有强迫行为的成瘾问题会搭建起成瘾网络，并让来访者深陷于网络之中。停止使用药物只是问题的一部分。来访者的某种行为，或者说某一系列行为，包含了对权威的抗拒，这一点经常在来访者对咨询师的提问中表现出来。而来访者和咨询师之间还会经常以一种消极的方式互换角色，即来访者占据了治疗的主导位置。从治疗的角度看，考虑到来访者在治疗工作中所起的作用，他们似乎需要被放置在主导位置上。然而在治疗过程中，咨询师才是过程的驱动者（过程专家），出于这个原因，来访者关于咨询师过往经历（"资格"）的提问和了解只适用于非主流的治疗方式。而在有关成瘾行为的典型案例中，尽管来访者有时会显得过分挑剔，但他们会通过检验治疗结果的方式来关注咨询师，并以此将自己的治疗责任具体化。基于以上原因，德文案例中解决问题的重点转向了他在吸毒以外的经历，而不是反复讲述他关于吸毒的叙事。让我们继续看德文的会谈过程。

会谈中的建构主义疗法

德文（九）

咨询师：德文，我花了很多时间去关注你的生活，尤其是你刚刚开始使用药物的那一段经历。我过多地关注了你所建构的那个关于你"使用药物"和"你是谁"的叙述——这些都是相当负面的。

德文：你说得对！

咨询师：这段叙事让你感觉相当真实。部分原因是此前我们曾经提到过的：你的大脑会相信心智告诉它的任何东西。

德文：这听起来很深奥，不是吗？

咨询师：毫无疑问，你的成长过程很艰辛，并且为生活做出了一些错误的决定，但如果你不愿意，这些都没有必要成为故事的一部分。我们的大脑创造了我们所相信的既定事实。你的事实有些像"我是一个瘾君子，我从未做过任何正确的事情，并且我永远是孤单的"。

德文：是的，这是很沮丧的事情。

咨询师：的确如此。但如果我们可以在不忽略你过往经历的情况下，开始建构一段新的叙事呢？一段建立在游戏、关系、满足行为中的叙事？

德文：那太棒了，可是我感觉那像是一个幻想。

咨询师：我想打个赌。你眼睛所见的都是你的大脑让它看见的，而并不是真正存在的事情。让我们回到你做了一些正确事情的时刻，比如玩耍和建立亲密关系时。将你的眼睛闭上片刻，想象着 13 岁时候的你。你正在做什么？

德文：从妈妈身后跑出来，想要跑出家门！

咨询师：非常好——这是旧的叙事。如果从新的叙事角度看，你正在做什么？

德文：（毫不犹豫地）和我的朋友们在街上打曲棍球。

咨询师：那是什么感觉？

德文：自由。

咨询师：非常好，那个玩曲棍球的孩子在想什么？

德文："我很擅长这个"和"我可以来个破门！"。

咨询师：太好了！在你今天的生活中，"破门"会是什么样子？我们假设这个破门和药物毫无关系。

德文：这是一段非常有意义的关系！

咨询师：那么，我们现在从两段相互矛盾的叙事入手——"关系是虚幻的"或者"关系是可以被训练的"。你可以随时在二者之间做出选择。同样，你每天都可以在心智告诉大脑的事情中做出选择。

德文：这绝对是我没尝试过的事情。

咨询师：你愿意在这周试试吗？

德文：当然！

咨询师：好，让我们再看一看……

对德文的总结

和许多在治疗和康复中心接受治疗的人一样，德文也遇到了类似的情况：一个（可能的）基因基础导致他在"使用"药物之前就已经"生病"很久了。

他以安全型依恋和信任为基础，描述了早年生活中所丧失的亲密关系。这种状况形成了他关于行为和风险承担的回避模式，并且导致了对这些行为的强化。总体来说，随着时间的推移，他已经为自己创造了一段关于回避性无助的叙事，这段叙事进一步强化了他的成瘾模式。治疗必须从关系开始，无论是重新体验，还是随后的早期关系修复，都会推动当前关系的重新形成。随着时间的推移，他的边缘系统和大脑右半球开始对咨询师给出的安全的、有保障的和可预测的共情做出积极的回应。这种积极的回应将在我们的终身叙事中，为探索环境强化刺激、信仰系统和关系奠定坚实的基础。

解释你的大脑

我不想纸上谈兵地总结成瘾问题的神经生物学模型，因此我引用了乔治和沃尔考（George & Volkow，2017）关于成瘾三阶段的模型以及附加的注解［图 10.2（彩）］。关于成瘾已经有无数的研究和论文，所以这个模型只是该领域众多研究中的冰山一角。虽然我很喜欢这个模型，但我也不希望读者过于推崇它：咨询师在处理物质使用障碍和成瘾障碍时必须了解这些问题的全貌，而不是单纯减少来访者对于瘾的渴求；在来访者成功战胜成瘾问题时，咨询师尽量不要只着眼于"避免来访者跌入谷底"（Luke，Redekop，& Jones，2018）。此外，这段模型还告诉我们另一件重要的事情：从神经生物学的角度看，成瘾问题远比咨询师想象的复杂。乔治和沃尔考的研究证明，成瘾过程的不同阶段发生在大脑的不同部位。最后，来访者可能会从关系、价值、道德、行为等多方面理解自己的生活是如何被"瘾"绑架的，因此在治疗的前期和中期，咨询师可以将工作重心放在来访者的应激耐受性上。

本章总结

　　成瘾问题是复杂的，并且需要咨询师在自己的位置上表现得非常谦恭。让人印象深刻的咨询师往往会认识到自己距离成瘾问题只有一步之遥（遗传、环境、家族或者情境）。这让他们能够与来访者保持密切接触——近到可以站在来访者的角度，对每个个体的经历和痛苦感同身受。就像甜甜圈的隐喻中所描述的那样，我们都有需要放弃、改变或者增加的东西，这样才能让我们的生活更成功。实际上，我们每个人都处在不同的准备阶段。

　　同时，我们也看到成瘾问题是复杂且多层面的。言外之意，传统疗法并不能提供足够长期的支持来应对所有与成瘾相关的问题和变化。遭受物质成瘾或行为成瘾折磨的来访者不太可能通过每周 50 分钟的会谈来改变他生活中的一切。因此，采用某种单一的治疗方法都是不现实的，更别说单纯使用神经科学疗法。相反，我们需要一种多学科的、多层面的治疗方法。换言之，将神经科学的发现与个体治疗、团体治疗和家庭治疗结合在一起使用，可以帮助来访者及其家庭更加深刻地理解他们陷入成瘾周期的机制；与此同时，这种治疗方式也可以给未来的改变带来希望。若是没有治疗同盟、家庭、朋友和社区等社会关系的支持，我们所能获得的成功可能是非常有限的（Osten & Switzer，2013）。

　　上文所体现的谦恭态度源自神经科学对成瘾问题的精神动力学解释。因此，正如我在早年从事咨询工作时遇到的那些成瘾案例，成瘾问题来访者经常会问咨询师"你开始康复了吗？""你用了多久才治愈？""你喜欢的毒品是什么？"。咨询师应当带着共情去倾听来访者想问的真正问题："你可以理解我的经历，并且不对我的过去做出评判吗？""我能在这一点上信任你吗？"，或者更令人心酸的是"你能给我希望吗？"。今天的神经科学为我们提供了一些关于与强迫行为和物质使用的有趣观点，我们需要满怀希望地看待这件事。

　　针对那些认为自己物质成瘾或者物质依赖的来访者，咨询师的工作目标是理解他们的经历，并且不带入咨询师的个人经历和治疗经验。从心理治疗和神经学的角度来看，分享有关吸毒的各种故事，甚至是与毒瘾做斗争的"战斗故事"，效果也会适得其反。正如前面所提到的：成瘾问题的运作机制既是奖励，也是挑战。神经科学提供了更多关于成瘾问题的理解方式，以及各种可以陪伴来访者走过戒断过程的创造性干预方式。

本章概要

在本章中，我们实现了以下目标。

● 建立成瘾及其治疗的生物学和理论基础。
● 明确本书中涉及的四类治疗方法是如何处理成瘾的。
● 描述这些理论与神经科学发现在治疗成瘾方面是怎么整合的。

参考文献

American Psychiatric Association. (2000). *The diagnostic and statistical manual of mental disorders* (4th ed., text rev.). Washington, DC: Author.

American Psychiatric Association. (2013). *The diagnostic and statistical manual of mental disorders* (5th ed.). Washington, DC: Author.

Badenoch, B. (2008). *Being a brain-wise therapist*. New York, NY: Norton.

Bandura, A. (1986). *Social foundations of thought and action: A social cognitive theory*. Englewood Cliffs, NJ: Prentice Hall.

Bickel, W. K., & Marsch, L. A. (2001). Toward a behavioral economic understanding of drug dependence: Delay discounting processes. *Addiction*, *96*(1) 3–86.

Bickel, W. K., Yi, R., Landes, R. D., Hill, P. F., & Baxter, C. (2011). Remember the future:

Working memory training decreases delay discounting among stimulant addicts. *Biological Psychiatry*, *69*(3), 260–265.

Ellis, A., & Velten, E. C. (1992). *When AA doesn't work for you: Rational steps to quitting alcohol.* New York, NY: Barricade Books.

Erikson, E. H. (1968). *Identity: Youth and crisis.* New York, NY: W. W. Norton & Company.

Everitt, B. J., & Robbins, T. W. (2013). From the ventral to the dorsal striatum: Devolving views of their roles in drug addiction. *Neuroscience & Biobehavioral Reviews*, *37*(9), 1946–1954.

Ewing, S. W. F., Houck, J. M., Yezhuvath, U., Shokri-Kojori, E., Truitt, D., & Filbey, F. M. (2016). The impact of therapists' words on the adolescent brain: In the context of addiction treatment. *Behavioural Brain Research*, *297*, 359–369.

Feldstein Ewing, S. W., & Chung, T. (2013). Neuroimaging mechanisms of change in psychotherapy for addictive behaviors: Emerging translational approaches that bridge biology and behavior. *Psychology of Addictive Behaviors*, *27*(2), 329–335.

Fetting, M. (2011). *Perspectives on addiction: An integrative treatment model with clinical case studies.* Thousand Oaks, CA: Sage.

Fisher, H., Xu, X., Aron, A., & Brown, L. (2016). Intense, passionate, romantic love: A natural addiction? How the fields that investigate romance and substance abuse can inform each other. *Frontiers in Psychology*, *7*(687).

Fisher, P. A., & Berkman, E. T. (2015). Designing interventions informed by scientific knowledge about effects of early adversity: A translational neuroscience agenda for next-generation addictions research. *Current Addiction Reports*, *2*(4), 347–353.

Flores, P. (2007). *Group psychotherapy with addicted populations.* New York, NY: Routledge.

Garrett, B., & Hough, G. (2018). *Brain and behavior: An introduction to biological psychology* (5th ed.). Thousand Oaks, CA: Sage.

George, O., & Koob, G. F. (2017). Individual differences in the neuropsychopathology of addiction. *Dialogues in Clinical Neuroscience*, *19*(3), 217.

Gwinnell, E., & Adamec, C. A. (2006). *The encyclopedia of addictions and addictive behaviors.* New York, NY: Facts on File.

Hebb, D. O. (1949). *The organization of behavior.* New York, NY: Wiley.

Heilig, M., Epstein, D. H., Nader, M. A., & Shaham, Y. (2016). Time to connect: Bringing social context into addiction neuroscience. *Nature Reviews Neuroscience*, *17*(9), 592–599.

Kalat, J. W. (2019). *Biological psychology* (13th ed.). Boston, MA: Cengage.

Kidd, C., Palmeri, H., & Aslin, R. N. (2013). Rational snacking: Young children's decision-making on the marshmallow task is moderated by beliefs about environmental reliability. *Cognition*, *126*(1), 109–114.

Koob, G. F. (2013a). Addiction is a reward deficit and stress surfeit disorder. *Frontiers in Psychiatry*, *4*(72).

Koob, G. F. (2013b). Theoretical frameworks and mechanistic aspects of alcohol addiction: alcohol addiction as a reward deficit disorder. *Current Topics in Behavioral Neurosciences*, *13*, 3–30.

Luke, C., Redekop, F., & Jones, L. K. (2018). Addiction, stress, and relational disorder: A neuro-informed approach to intervention. *Journal of Mental Health Counseling*, *40*(2), 172–186.

Marcia, J., & Josselson, R. (2013). Eriksonian personality research and its implications for psychotherapy. *Journal of Personality*, *81*(6), 617–629.

Miller, W. R., & Rollnick, S. (2012). *Motivational interviewing: Helping people change.* New York, NY: Guilford Press.

Mischel, W., & Metzner, R. (1962). Preference for delayed reward as a function of age, intelligence, and length of delay interval. *Journal of Abnormal and Social Psychology*, *64*(6), 425–431.

Mischel, W., Shoda, Y., & Peake, P. K. (1988). The nature of adolescent competencies predicted by preschool delay of gratification. *Journal of Personality and Social Psychology*, *54*(4), 687–696.

Newman, B., & Newman, P. (2014). *Development through life: A psychosocial approach.* Stamford, CT: Cengage Learning.

Osten, K. A., & Switzer, R. J. (2013). *Integrating 12-steps and psychotherapy: Helping clients find sobriety and recovery.* Thousand Oaks, CA: Sage.

Potenza, M. N., Sofuoglu, M., Carroll, K. M., & Rounsaville, B. J. (2011). Neuroscience of behavioral and pharmacological treatments for addictions. *Neuron*, *69*(4), 695–712.

Prochaska, J. O., & Norcross, J. C. (2014). *Systems of psychotherapy: A transtheoretical analysis* (8th ed.). Belmont, CA: Cengage.

Rosenberg, K. P., & Feder, L. C. (2014). An introduction to behavioral addictions. In K. P. Rosenberg and L. C. Feder (Eds.), *Behavioral addictions: Criteria, evidence, and treatment* (pp. 1–17). New York, NY: Elsevier.

Salamone, J. D., & Correa, M. (2012). The mysterious motivational functions of mesolimbic dopamine. *Neuron*, *76*(3), 470–485.

Sarnyai, Z., & Kovács, G. L. (2014). Oxytocin in learning and addiction: From early discoveries to the present. *Pharmacology Biochemistry and Behavior*, *119*, 3–9.

Slattery, J. M., & Park, C. L. (2011). *Empathic counseling: Meaning, context, ethics, and skill.* Belmont, CA: Brooks/Cole.

Taylor, S. B., Anglin, J. M., Paode, P. R., Riggert, A. G., Olive, M. F., & Conrad, C. D. (2014). Chronic stress may facilitate the recruitment of habit-and addiction-related neurocircuitries through neuronal restructuring of the striatum. *Neuroscience, 280,* 231–242.

Tops, M., Koole, S. L., IJzerman, H., & Buisman-Pijlman, F. T. (2014). Why social attachment and oxytocin protect against addiction and stress: Insights from the dynamics between ventral and dorsal corticostriatal systems. *Pharmacology Biochemistry and Behavior, 119,* 39–48.

Vogel-Scibilia, S. E., McNulty, K. C., Baxter, B., Miller, S., Dine, M., & Frese, F. J., III. (2009). The recovery process utilizing Erikson's stages of human development. *Community Mental Health Journal, 45*(6), 405–414.

Volkow, N. D., Wang, G. J., Fowler, J. S., & Tomasi, D. (2012). Addiction circuitry in the human brain. *Annual Review of Pharmacology and Toxicology, 52,* 321–336.

Unterrainer, H., Hiebler-Ragger, M., Koschutnig, K., Fuchshuber, J., Tscheschner, S., Url, M., . . . Fink, A. (2017). Addiction as an attachment disorder: White matter impairment is linked to increased negative affective states in poly-drug use. *Frontiers in Human Neuroscience, 11,* 208.

Wagner, C. C., & Ingersoll, K. S. (2012). *Motivational interviewing in groups.* New York, NY: Guilford Press.

Weiss, F., & Porrino, L. J. (2002). Behavioral neurobiology of alcohol addiction: Recent advances and challenges. *Journal of Neuroscience, 22*(9), 3332–3337.

White, F. (2002). A behavioral/systems approach to the neuroscience of addiction. *Journal of Neuroscience, 22*(9), 3303–3305.

Winger, G., Woods, J. H., Galuska, C. M., & Wade-Galuska, T. (2005). Behavioral perspectives on the neuroscience of drug addiction. *Journal of the Experimental Analysis of Behavior, 84*(3), 667–681.

图表版权信息